桥本甲状腺炎90天治疗方案

HASHIMOTO’S PROTOCOL

〔美〕伊莎贝拉 · 温兹◎著　刘晓江◎译　王树岩◎审订

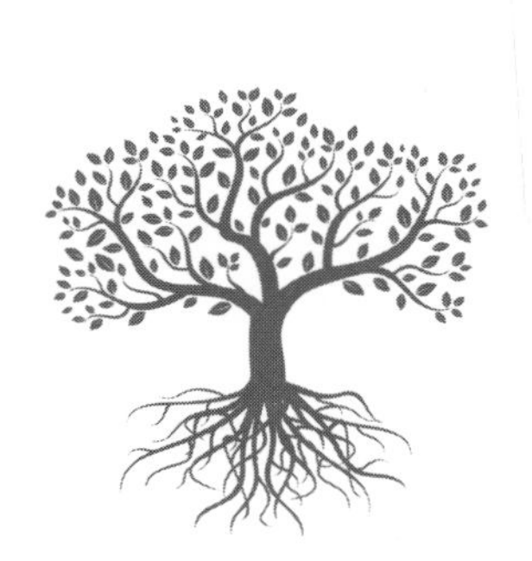

北京科学技术出版社

读者须知

医学是随着人类的科研成果与经验积累不断发展的。本书中的所有建议均是作者结合自身临床经验审慎提出的，虽然如此，你在采纳之前还是应考虑自身情况与医生的建议。此外，如果你想获得详尽的医学建议，请向有资质的医生咨询。因本书相关内容造成的直接或间接的不良影响，出版社和作者概不负责。

著作权合同登记号　图字：01-2017-5303

图书在版编目（CIP）数据

桥本甲状腺炎 90 天治疗方案 /（美）伊莎贝拉 · 温兹著；刘晓江译．—北京：北京科学技术出版社，2018.6（2025.3重印）

书名原文：Hashimoto's Protocol：A 90-Day Plan for Reversing Thyroid Symptoms and Getting Your Life Back

ISBN 978-7-5304-9454-7

Ⅰ．①桥… Ⅱ．①伊… ②刘… Ⅲ．①甲状腺炎—治疗 Ⅳ．① R581.405

中国版本图书馆 CIP 数据核字（2018）第 031860 号

策划编辑：刘　超
责任编辑：刘　超
责任印制：张　良
封面设计：异一设计
图文制作：天露霖文化
出 版 人：曾庆宇
出版发行：北京科学技术出版社
社　　址：北京西直门南大街 16 号
邮　　编：100035
电　　话：0086-10-66135495（总编室）
0086-10-66113227（发行部）
网　　址：www.bkydw.cn
印　　刷：保定市中画美凯印刷有限公司
开　　本：720mm × 1000mm　1/16
字　　数：210 千字
印　　张：18
版　　次：2018 年 6 月第 1 版
印　　次：2025 年 3 月第19次印刷

ISBN 978-7-5304-9454-7

定价：69.00 元

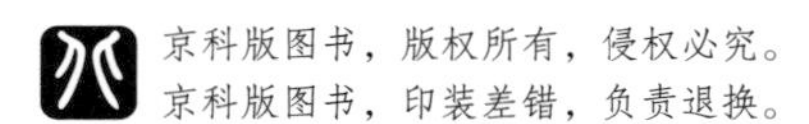

致我亲爱的读者、寻求健康的人们以及疾病根源反抗者的群友们，

愿你们恢复健康，继续追寻梦想的脚步，

并以你们希望的形象展现在世人面前！

致读者的信

亲爱的读者：

如果你拿起了这本书，很可能是因为你正在为了自身的健康而斗争，并且你已经知道或者察觉到你目前的健康问题与甲状腺有关。可能你刚刚得知自己患上了桥本甲状腺炎（又称慢性淋巴细胞性甲状腺炎）这种自身免疫性疾病，并且正在努力寻找恢复自身健康的方法。也可能你已经服用了数年的甲状腺激素类药物，听说存在其他让你感觉更好一点的治疗方案——你已经做好了接受它的准备。

对许多人来说，你们来到这里是由于令人困惑的症状越来越多，而这些症状很可能源自甲状腺功能的紊乱。相关的症状包括脱发、焦虑、关节疼痛、肠胃不适、极度疲乏、过敏以及反酸等（仅列举几种可能的症状）。

不论你的桥本甲状腺炎的故事是怎样的，你现在已经来到了正确的地方，我将在此为你提供帮助。我曾经有桥本甲状腺炎的症状超过 10 年，并且在那些岁月中我一直在追寻一个诊断结果。我非常理解因传统西方医学不能提供相应的解答和帮助所产生的挫败感。我也知道，当你认识到你可能需要依靠自己来解决每一件事情时是什么样的感受。

在我申请了药剂师培训、投入了数千小时用于研究，并将自己作为实验对象之后，才有了这套治疗方案的问世。我恢复了健康，并且成功指导了成千上万的患者改善了他们的健康状况，获得了更为幸福和快乐的人生。

无论你处在人生旅程的什么位置，我想告诉你的是，只要你努力为自己的健康负责，并积极在生活中做出改变，一切都会好起来，你会变得更健康。得到这本书你已经出色地迈出了第一步，我很高兴你选择了《桥本甲状腺炎 90 天治疗方案》这本书。能够成为你人生旅途中的一部分是我的荣幸！

伊莎贝拉·温兹，药学博士，美国顾问药剂师学会专家会员（FASCP）

前　言

“你的命运不是基因决定的”是我深信不疑的指导原则。我会告诉我的患者，基因只是给枪上了膛，扣动扳机的是环境。你的进食方式、运动量的多少、管控压力的方式以及生活环境中的毒素状况等，这些都是促进慢性疾病形成和发展的推手。

超过1.3亿的美国人在经受慢性疾病的煎熬，其中患有某种形式的甲状腺疾病的人可能达到两千万。桥本甲状腺炎和甲状腺功能减退的影响远不只会造成精力低下，其对自身健康的冲击和影响是灾难性的。甲状腺腺体决定了每一种身体功能的运行速度，并可增强身体活力。它决定了你的心情、皮肤与毛发的健康、心脏功能、血糖水平、生殖能力、体温、肌肉功能以及激素功能，特别是与月经前综合征和绝经症状相关的激素功能。

当伊莎贝拉·温兹博士被诊断为桥本甲状腺炎时，她很快发现，针对桥本甲状腺炎患者的生活方式干预的相关知识严重缺乏。面对自身的疾病，她系统地研究并测试了自己的治疗方案，用以缓解她的病情。紧接着，她勇敢地和世界分享她的历程，并引领其他的桥本甲状腺炎患者跟随她的脚步前进。不仅成千上万的患者阅读并成功运用了她的首部作品《桥本甲状腺炎：通过改变生活方式消除病症》中的成功经验，而且她也在医学界发出了强有力的声音，建立了对桥本甲状腺炎的全新认识，并倡导功能医学的治疗策略。

作为着眼于疾病根源而不是症状的功能医学的坚定支持者，我是温兹博士提出的基础治疗方案的推崇者，该方案通过关注三个关键领域来帮助你了解自身疾病的根源所在。

首先，温兹博士的肝脏支持方案将为你提供减少毒素负荷的相关建议，支持强化机体自身的解毒途径，使你在对抗环境中的化学物质时更加强韧。环境毒素能通过炎症、氧化应激以及线粒体损伤等途径加剧甲状腺功能紊乱和相关的健康问题。

我们周围的环境影响我们的基因表达。基因的遗传编码本身可能没有改变，但是我们周围的世界高度影响着基因的表达方式。在过去的100年中，我们的环境发生的改变远远超过之前的人类历史。肝脏支持方案向你展示了行动方案。通过添加超级食品、补剂以及增加运动来提高自身的解毒效率，以降低身体的毒素负荷，温兹会引导你去除家中和食品供应中的所有毒素。

其次，肾上腺恢复方案将通过恢复肾上腺的平衡来改善甲状腺的功能。作为一名功能医学医生，我知道任何一位存在甲状腺功能问题的患者都必须解决慢性应激带来的影响，并作为治疗过程的一部分为肾上腺提供支持。温兹通过她的肾上腺恢复方案引导你提高自身的抗压能力，该方案通过休息、减少应激和炎症、平衡血糖以及补充关键营养素等有利康复的方式指导患者进行调节。

最后，肠道平衡方案为桥本甲状腺炎患者提供了治愈小肠肠黏膜渗透性改变和恢复最佳健康状态所需的武器。伴有肠易激综合征或肠漏症的患者常常需要与腹胀、胃痛、腹泻和便秘等症状做抗争。温兹所建议的方案与我在绝大多数患者中使用的用于消除肠易激综合征和恢复健康肠道功能的方法一致，其中包括避开触发因素、平衡肠道菌群以及通过补充酶和营养素以滋养肠道等方法。

我同样为高级方案中所分享的创新性研究成果感到兴奋，它们为患者识别和移除触发因素以阻止自身免疫性疾病的发展提供了手段，这样患者不仅能够通过适当的药物治疗优化其甲状腺激素水平，而且能够逆转持续产生的自身免疫性甲状腺损伤，使众多的患者可以在医生的监督下逐渐减少药量，重新回归快乐的生活状态。

《桥本甲状腺炎90天治疗方案》这本书同时为患者和医生提供了改变其对桥本甲状腺炎治疗和康复方式的思考机会。通过一种普遍适用的方法从消除疾病的根源，而不是简单地消除表面症状着手，温兹已经为你在最为可行的时间框架内恢复健康铺平了道路。通过提供将治疗付诸行动所必需的工具和知识，本书为你提供了管控自身健康的机会！

温兹博士还提醒患者，在有功能医学医生指导的情况下，患者可以采取一种更为积极主动的方式来纠正他们的甲状腺问题，并缓解他们的自身免疫性疾病的症状。

马克•海曼（Mark Hyman），医学博士

10次荣获《纽约时报》（*New York Times*）最佳畅销书作者

克利夫兰功能医学临床中心（Cleveland Clinic Center）主管

绝对健康中心（The UltraWellness Center）创始人兼主管

编者按

本书旨在使桥本甲状腺炎患者了解这种疾病的本质，并为其提供一种服用激素药物之外的、不同以往的治疗方法。

桥本甲状腺炎本质上是一种自身免疫性疾病。对所有饱受折磨的患者来说，了解这一点非常重要。

作者从干预生活方式的角度出发，整理出一套行之有效的治疗方案。这样的疗法属于功能医学的范畴——一种西方新近兴起的医学分支，与中医整体施治和注重调理的理念非常相似。虽然作者结合自己的经验、研究成果和读者反馈形成的这套治疗方案是完整的、普遍适用的，你可以直接拿来用，但更重要的是，本书提供的方法是开放性的，你可以遵循其指导原则量身定制属于自己的治疗方案，创造属于自己的成功范例。本书中提到的食物和品牌补剂只是一种参考，你同样可以根据作者提供的指导意见，寻找类似的食物和补剂的替代品。

此外，如果你的身边有其他自身免疫性疾病的患者，你可以把这本书推荐给他们，这本书的治疗方案和指导原则对他们同样适用，因为所有的自身免疫性疾病本质上是相同的。

这本书将带给你信心和希望，帮助你重获健康快乐的生活。

编者

引　言

也许桥本甲状腺炎听上去像是一种罕见、奇异的疾病，但实际上桥本甲状腺炎是美国和世界范围内最为常见的自身免疫性疾病，全世界 13.4%～38.0%的人受其影响。过去 3 年中，人工合成的甲状腺激素连续蝉联了美国药物畅销榜的榜首，绝大多数服用甲状腺激素类药物的患者患有桥本甲状腺炎。

桥本甲状腺炎的发病率每过 10 年都会有显著增长。保守估计，每五名女性中就会有一名在人生某一阶段受到桥本甲状腺炎或者其他甲状腺疾病的困扰。许多患有甲状腺疾病的人可能没有意识到自己已经得病了，不管是因为他们没有得到正确的检测，还是因为他们只是被告知他们的甲状腺有些“迟缓”或“功能减退”（事实上他们患上了桥本甲状腺炎）。不管你患有桥本甲状腺炎或者怀疑自己患有此病，你绝不是孤单一个人。

如果你患有桥本甲状腺炎，免疫系统会将甲状腺识别为外来的入侵者并启动针对它的免疫反应，就像免疫系统对待入侵的病毒、细菌或其他病原体那样。这种免疫反应对甲状腺的破坏最终会导致甲状腺无法合成足量的甲状腺激素，进而引发甲状腺功能的减退。

你患有桥本甲状腺炎、甲状腺功能减退或同时患有这两种疾病吗？

按照定义，甲状腺功能减退，是一种体内甲状腺激素水平降低的临床状态。导致甲状腺激素水平低下的原因很多，比如说碘缺乏、手术摘除甲状腺腺体、过量使用甲状腺抑制药物、垂体功能抑制或者甲状腺损伤（物理损伤或者疾病诱发所致）。

在美国、加拿大、欧洲国家和一些食用碘盐的国家中，绝大多数甲状腺功能减退的病例是由桥本甲状腺炎造成的。依据相关信息，估计在美国被诊断为甲状腺功

高危人群

桥本甲状腺炎具有家族遗传性，女性的发病率通常是男性的5~8倍，青春期、妊娠期和更年期的女性尤甚。如果你已经被诊断为桥本甲状腺炎，我建议你敦促自己的女儿、姐妹、母亲、姨妈和外祖母去接受检测，特别是如果她们正处于甲状腺激素容易出现异常的上述三个年龄段的话。此外，即便这种疾病在女性中相对常见，也并不意味着男性或儿童不会患病。

能减退的患者中，有90%~97%患有桥本甲状腺炎。

尽管桥本甲状腺炎是甲状腺功能减退的潜在原因，但许多患者在被诊断之后只是会被告知他们的甲状腺“功能不足”“反应迟缓”，或者他们“只是甲状腺功能减退”。很少有人会被告知，为什么他们的甲状腺不能继续生成足够的激素或者他们患上的是一种自身免疫性疾病。患者们通常被告知的内容是，只要他们记得在今后的每天早晨服用人工合成的甲状腺药物，他们的生活就不会有问题。大多数患者从不会去想这样一个问题：为什么我的免疫系统会攻击我的甲状腺。因此，他们从不知晓要解决免疫系统的失衡问题，也从未有机会去预防或逆转这种疾病的进展。医生只是简单地治疗症状，患者则只是准确地按照我们被培训的那样：听取专家的建议，继续我们的生活。

事实上，你还可以有另外一种方法。

很多医生从不为他们的患者诊断桥本甲状腺炎。那是因为传统的西方医学模式应用同一种方法来治疗所有的自身免疫性甲状腺疾病，正如它还可以用来治疗营养缺乏诱发的甲状腺疾病、甲状腺腺体先天缺陷或缺失的患者以及甲状腺摘除或接受了放射性碘剂治疗的患者。传统西方医学应用人工合成甲状腺激素来治疗所有的这些疾病。但对所有忍受桥本甲状腺炎煎熬的患者来说，这是一个足以改变人生轨迹的遗憾。

我对桥本甲状腺炎的体会

我与桥本甲状腺炎的“缘分”始于2009年我被诊断患上此病的那天。我对该病有所了解是因为在药学院时学习过与甲状腺疾病相关的内容，但是当时我并没有对这个主题给予特别的关注。我们曾上过一堂简短的讲座，我从中了解到甲状腺激素失衡的一些症状。讲座也指出了，女性随着年龄的增长更可能出现甲状腺功能减退，可行的治疗方式就是使用人工合成的甲状腺激素。讲座的确提到，大多数甲状腺功能减退的病例是由桥本甲状腺炎造成的自身免疫性疾病，但是除此之外，我的课堂笔记里再也找不到任何实质性的信息了（尽管我通常会记录大量的课堂笔记！）。

我对桥本甲状腺炎的兴趣是被自己的诊断激发的，当时我只有 27 岁，这明显超出了我对桥本甲状腺炎是一种老龄化疾病的认识。得到确切的诊断并不容易。在最终被确诊之前，我出现了各种奇怪的症状，并用了几乎 10 年的时间去造访了很多医生（我会在第 1 章中详细讲述自己的故事）。甚至在我确诊之后，那些善意的医生们所提供的帮助看上去也是苍白无力的。我的医生所提供的唯一建议就是，用一种处方药来替代我的、受到免疫攻击的甲状腺不能再生成的那部分激素。这种处理方式就像是往一个漏水的篮子里倒入更多的水。我的逻辑告诉我，为什么不试着让针对甲状腺的免疫攻击停下来？我知道肯定有一条更好的途径。于是我决定将克服桥本甲状腺炎作为我的一个人生使命，第一步就是设计针对自己的治疗方案。

最后，我制订了一项用于解决我的潜在病根并且包含具体的饮食变化、战略性的补剂成分和创新性药物的方案，它使我开始感到好转并于 2013 年 1 月症状得到了缓解。

整个过程中，我记录了详细的日志，其中包括我的研究进展。这些日志成了我的处女作《桥本甲状腺炎：通过改变生活方式消除病症》的基础。该书的成功——成为纽约时报畅销书——令我清醒意识到，存在很多像我以前那样寻找桥本甲状腺炎解决方法的读者。

我开始为患有桥本甲状腺炎的人们以及他们的治疗医师提供咨询服务。自那时起，我积累了超过 500 件的成功案例，它们来自读者、客户，甚至健康护理专家——这些专家在应用我的治疗方案后，患者的症状、甲状腺自身免疫标志物水平以及实验室数据都得到了巨大的改善。

我有幸见到了功能医学与自然健康领域最卓越的人们，并就创新型治疗方案进行了引人入胜的探讨。在为超过 1000 名桥本甲状腺炎患者提供咨询之后，我开创了一种简化的方法，用来帮助人们增强体魄，并引领他们穿越认识的迷雾，识别自身免疫性甲状腺疾病是如何触发的。

DIG–AT–IT 方法

在我的第一本书中，我介绍了用来识别桥本甲状腺炎触发因素的 DIG-AT-IT 方法。

缩写字母 DIG-AT-IT 分别代表：

D：耗竭（Depletions）、消化（Digestion）

I：碘（Iodine）、炎症（Inflammation）、感染（Infection）、免疫失衡（Immune Imbalance）

G：消化道（Gut）、谷蛋白（Gluten）

A：肾上腺（Adrenals）、碱性磷酸酶（Alkaline Phosphatase）

T：触发因素（Triggers）

I：不耐受（Intolerances）

T：毒素（Toxins）

帮助桥本甲状腺炎患者不仅成了我的个人爱好，而且成了我的全职工作和人生使命。在处理客户工作之余，我也是一名宣传桥本甲状腺炎疾病康复知识的热心倡导者。此外，我还运营着一个网站、一个脸书（Facebook）社交平台以及一个致力于分享桥本甲状腺炎治疗的创新方案的热门简报。迄今为止，我已在脸书上完成了超过 25 万份关于桥本甲状腺炎的问卷调查——在消除致病原因的干预措施中，哪一项对他们的帮助最大。

尽管我并没有解决桥本甲状腺炎的所有答案，但我已经有了用以帮助自己并指导其他桥本甲状腺炎患者增进健康、减轻症状的大量成功经验，而且在某些案例中，患者不仅消除了自身免疫对机体攻击，同时摆脱了对药物的依赖。

桥本甲状腺炎可以治愈吗？

桥本甲状腺炎不能治愈，但在本书中我将为你提供如何在 90 天内逆转甲状腺炎进程、消除病症的详细信息。

我将会讨论消除你的所有症状、使你恢复精力水平、获得一定的健康体重、重新生出头发并帮助你再次焕发生机的相关方案。你会了解导致桥本甲状腺炎的潜在触发因素以及清除它们的方法。你会学习如何补充营养、提高甲状腺激素水平，以及如何使自身免疫停止对身体的攻击。

一旦实施了本书中的建议，你们当中的很多人会看到自己的自身免疫标志物水平出现下降，而且其中一些人的桥本甲状腺炎检测结果将不再显示为阳性。一小部分人甚至可以获得甲状腺组织的再生并停止服用甲状腺激素药物（须在医生的监督下实施）。

科学家已经宣称桥本甲状腺炎是不能被治愈的，但是我相信，我们有能力和知识让大多数患者的病情得到缓解。每种自身免疫性疾病都有各不相同的关于缓解的定义。

对我来说，我倾向于把缓解过程当作是一段旅程，而并非终点。

以下是这段缓解旅途中的一些“观景点”。

- 主观感觉好转
- 所有症状得到消除
- 甲状腺抗体水平出现下降
    - 首先低于 100 IU/ml
    - 然后低于 35 IU/ml
- 甲状腺组织再生
- 功能性治愈（甲状腺功能恢复）

功能性治愈桥本甲状腺炎应当是一个循序渐进的过程。如果你感到身体不适，你首先要关注的可能是主观感觉是否好转！在很多情况下，这需要使用正确类型、正确剂量的甲状腺激素类药物。

当你已经消除了自身的症状，使甲状腺抗体的水平降低到了正常人的范围（＜35 IU/ml），甲状腺组织得到再生的时候，你是否还患有桥本甲状腺炎呢？为了回答这个问题，我们需要考虑到自身免疫性疾病的起源。

最新的医学进展已经明确了自身免疫反应发展所必需的三个要素：

- 基因遗传的倾向
- 启动基因表达的触发因素
- 肠道渗透性的改变

显然我们不能够改变我们的基因，但是我们能够应对触发因素和肠道渗透性的改变。更为令人兴奋的是，我们能够通过消除触发因素和肠道渗透性的改变来关闭基因的表达，进而缓解症状。

我们不会再表现出疾病的症状，也不再有针对我们甲状腺的自身免疫反应。在一些患者中，甲状腺功能出现了自发性的恢复，而其他人则得益于第 8 章讲述的创新方法，我们现在有办法恢复 50%的桥本甲状腺炎患者的甲状腺功能。

当我们不再有症状，不再存在对甲状腺腺体的自身免疫攻击，并且我们的甲状腺不再需要药物就可生成甲状腺激素的时候，可以说我们已经达到了功能性的治愈。到达这一步之后，我们将不再表现出任何疾病的迹象或症状。

一些人会认为你仍然会患上桥本甲状腺炎，而且从基因遗传角度讲，这是事实。你存在再次患上这种疾病的风险，特别是如果你遇到了目前的研究认为可以启动相关基因表达的特定环境触发因素的话。反复暴露于触发因素中可能会启动桥本甲状腺炎的致病基因，并重新激起自身免疫对甲状腺的攻击。但是，基因并不决定我们的命运。

传统西医会坚持认为减轻对甲状腺腺体攻击的方法是不存在的，但是我的经验——包括我自身和患者们的——以及我的人际网络中的众多功能医学医生和整合医学医生的经验，都显示并非如此。

在我被诊断为桥本甲状腺炎时，我曾经与慢性疲劳、体重增加、脱发、肠易激综合征、腕管综合征、关节痛、反酸、脑雾、慢性咳嗽、多重过敏、腹胀、焦虑、心悸、皮肤苍白、畏寒、痤疮以及更多的症状进行过斗争。我很乐于向大家逐个进行汇报，我所有的症状都已经消失了。我的大多数日子是在秀发满头、头脑灵活且思维敏捷的状态下度过的。我很快乐、健康、冷静且充满活力，我终于可以追求生活的激情了。

通常，专家们会说，一旦你得了桥本甲状腺炎，你将一直患有桥本甲状腺炎，但是这就好像是在说一个曾经尿路感染的患者将会一直患有尿路感染一样。尿路感染是可治疗的，当然你也可能再次患上这种疾病，如果你再次被细菌感染的话。拥有尿路系统与身为女性使得我们处于罹患尿路感染的危险之中，就好比拥有甲状腺腺体与存在发生自身免疫性甲状腺疾病的遗传倾向会让我们处于患上桥本甲状腺炎的危险中一样。

当然，就像我们能采取措施预防尿路感染——比如酸化我们的尿液、使用诸如 D-甘露糖或者蔓越莓提取物这样特定的预防性补剂、练习正确的尿路清洁方法以及应用可破坏生物膜的酶来摧毁导致慢性反复性尿路感染的尿道菌落——那样，我们也能用靶向策略来预防桥本甲状腺炎的发作。记住，基因并不代表我们的命运。我在本书中推荐的根除疾病的干预方法不仅可以指导你避开触发因素，而且还能帮助你变得更有韧性。

为什么我的方法与众不同?

尽管医疗护理模式依赖于患者生病的状态（其实，这才是让我们月复一月往返于医院和药房的原因），但我的目标是向你展示如何经由生活方式的调整让你的感觉好转，以及通过解决患病的根源减少你对医疗系统的依赖。毕竟，虽然药物可以治疗一种疾病，但是生活方式的干预才是通往终身健康的康庄大道。

我对自己第一本书最深切的期望是，它可以给人们带来希望并帮助他们恢复健康。当获悉成千上万的患者在读了这本书之后感觉好转、症状缓解并重拾健康时，我感到非常兴奋。

我撰写这本你正在阅读的书的决定是在 2014 年我遇见特蕾莎之后做出的。那时我正在芝加哥做讲演。她是一位非常出色的读者，在阅读了《桥本甲状腺炎：通过改变生活方式消除病症》这本书后，特蕾莎见证了自身健康的巨大改善，但是她向我提出了一个特别的请求："我非常感激你的著作，并且我乐于深入挖掘影响健康的触发因素。但是如果你能给我制订一个具体的方案，我就可以节省大量的时间并且操作起来更容易。我应该服用哪种特定的补剂？你能否考虑为桥本甲状腺炎患者制作专门的补剂说明？你能告诉我究竟什么应该吃什么不可以吃吗？"

特蕾莎的请求反映了很多读者的意见。尽管一些人表示他们乐于学习桥本甲状腺炎的一切以及如何应用 DIG-AT-IT 方法来找到自身的疾病根源，但是仍有很多人对深入寻找自身病因感到不知所措——他们想要一个方便操作的、简化的方案。这就是本书诞生的由来。

我之前一直非常谨慎，不会建议使用特定品牌的补剂或特定的饮食，而是让患者自己选择。我一直是一个喜欢专心做自己的研究并对所有人彬彬有礼的人。但是，遇见像特蕾莎这样的读者以及与客户一对一交流的经历让我意识到，尽管很多人乐于学习关于自身所患疾病的任何知识，并热衷于应用 DIG-AT-IT 方法来寻找自身的疾病根源，但是仍有很多人会无所适从。

作为一个医疗卫生专业的书呆子，理解这一点是有一些挑战性的。幸运的是，我参加了一位非常热情的教练所开设的普拉提课程，这次经历促成了我认知的觉醒。这位女士很聪明，并且看上去知晓关于运动和人体生理的一切，然而她的知识让我感到困惑。在我们的第一堂课上，她告诉了我每个动作用到的每块肌肉的各种知识，甚至给了我一个文件夹的普拉提家庭作业，让我在业余时间去完成。但是我想要的只是在穿上泳装后身材可以显得更好一些。我并不在乎达成这一目的或者我所做的活动是否会对腹直肌或臀大肌起作用背后的科学知识。我并不想成为一个普拉提专家！

我现在能够理解，为什么特蕾莎和那么多人要求一个计划了。事情变得明朗起来，为了帮助尽可能多的患者，我必须发展和完善我的治疗方案。你们手中的这本书就来自经年的培训和临床研究的成果。它包含了最新且最为尖端的科学研究成果以及前沿的桥本甲状腺炎治疗手段——这本书是我的激情和毕生事业的巅峰，我在此与你一起分享。

具体的方案、成功的案例以及可以用来让你恢复健康的食谱是本书的特色。本书在很大程度上是基于我的“消除桥本甲状腺炎致病因素”社群创作的，因为当中的许多人慷慨地提交了自己的成功案例，并希望这些范例可以帮助那些尚未发现自身疾病根源的人们。你会感受到，这本书中处处闪耀着他们的领悟与励志故事！

除了提供给你一个计划并通过寻找个人触发因素让你感觉好转之外，本书也会致力于使你变得更为坚强，使你在突然得知自己患有桥本甲状腺炎乃至面对额外的触发因素时可以处变不惊。

本书致力于帮助你达成以下目标：

- 最终感觉好转
- 减少自身免疫对身体的攻击
- 确定疾病的触发因素
- 逆转你的病情

对那些科学和医疗卫生领域里想要更深入地理解“是什么”背后的“为什么”的书呆子们，我在书中纳入了科学讲解的部分以及综合性方案和检测指南，为你进行更深层次的探索提供便利，如果你希望的话。

我非常高兴你能阅读这本书，我为你将通过掌控自身的健康状况而获得的健康以及整个人生层面的改善与提高而感到激动。让我们开始着手创造属于你的成功故事吧！

目　录

第一部分　了解桥本甲状腺炎和疾病根源分析方法　1

第 1 章　我的成功案例——如何创造出属于你自己的成功范例　3
第 2 章　了解桥本甲状腺炎的症状、诊断和起因　21
第 3 章　疾病根源分析法如何帮助你恢复健康　39

第二部分　基础方案　51

第 4 章　肝脏支持方案　53
第 5 章　肾上腺恢复方案　101
第 6 章　肠道平衡方案　133
第 7 章　高级疾病根源评估　155

第三部分　高级方案　163

第 8 章　优化甲状腺激素的治疗方案　165
第 9 章　掌控营养与营养素的方案　185
第 10 章　克服创伤性压力的方案　203
第 11 章　用于解决感染的方案　221
第 12 章　清除毒素的方案　239

作者的话　257
致　谢　259
参考书目　263

第一部分

了解桥本甲状腺炎和疾病根源分析方法

第1章

我的成功案例——如何创造出属于你自己的成功范例

当我于2009年被诊断为桥本甲状腺炎时，我正作为一名咨询药剂师在南加州的一所病例管理机构工作。这所机构致力于帮助残疾患者享受最为充实的人生。

我曾经是这个团队中的一员。团队中包含内科医生、护士、心理学家、病历管理员以及一位行为学家或精神病专家。团队的任务是了解是否存在医疗的、情境的、行为的、药学的或者心理上的问题，对客户关注的健康问题提供帮助。

大多数客户由于残疾的缘故无法清晰地表达他们经历的痛苦，很多时候，我们只能通过他们变得具有攻击性、言语激动或者不给予配合的表现知晓这一点。我曾是团队中唯一的药剂师，并在工作的那段时期完成了数以千计的案例审查。

尽管我正式的职务头衔是咨询药剂师，但我切实感觉到我工作中最重要的部分是为每位不擅表达自身健康关切的残障人士提供辩护。我要让他们从服用的药物中获得最大的益处，并避免用药过量，让他们获得能够对自身有帮助的药物，并享受应得的正确护理。

我的许多客户都有过被给予大量精神病类药物的经历，比如当医护人员认为他们不够配合、具有攻击性或者吵闹的时候。我们的工作就是防止这类事情发生。

我热爱我的工作，并为每个清晨开启新一天的工作而兴奋。为其他默默忍受病痛煎熬的人们提供辩护让我践行了帮助他人的终生目标。然而，与我的客户一样，我也一度承受痛苦的折磨。

我也曾遇到过不想与生活中的任何人分享痛苦的尴尬：在可能是最糟糕的时刻（与客户会面时或者开会时）发生以慢性咳嗽为表现形式的反酸症状、出现了让卫生间成为我“第二办公室”的肠易激综合征，轮到我在小组会议发言时浑身冒冷汗和每当有人敲我办公室门时会把我吓得从座位上跳起来的极度情绪焦虑、持续的腿部痉挛以及肌肉疼痛。最糟的是，我出现了短期内由双手迅速升至臂部的腕管综合征，症状糟糕到我需要穿戴手臂固定装置才能完成我的工作，并最终发展到需要使用口述软件来处理我的所有电子邮件和报告。

此外，每周 40 小时的工作和通勤时间让我感到筋疲力尽。我梦想与我的丈夫一起去跳舞、与朋友在洛杉矶闹市区聚会、学习一门新的语言，并在我的业余时间写作，但是当我回到家后，我所能做的一切仅仅是吃饭、看电视，并在沙发上沉沉睡去。

我不能理解，那些身患残疾的客户是如何能够每周坚持 40 小时的日常工作的。作为一名“身体健全”的年轻女性，我需要每天晚上 9 点就寝，这样我才能够于翌日早上 8 点醒来并开始朝九晚五的工作。

当然，我看起来气色很好。尽管我自己感觉腹胀并且身材走样，但我运用技巧使体重没有超重或过轻，而且我也不需要拐杖来辅助走路。我的头上依然有头发，并且我的身上没有任何可见的伤疤、皮疹或者绷带，可以“提醒”其他人我其实很痛苦。

与残障患者打交道的经历让我对自己所拥有的健康充满感激，与此同时，我对他们的同情最大限度地减轻了我自身的痛苦。我一直是一个优先考虑他人的需求，然后才考虑自己的人，于是我很自然地埋头于专业医疗工作当中，但是令人遗憾的是，我对他人的关心延误了对自己的照顾。

我尽可能地尝试忽略自身的健康问题，然而事实却是我每天都处于痛苦之中，并且这种状态开始干扰我热爱的工作、我为人妻的能力以及我想对这个世界产生积极影响的梦想。

我的病情在恶化。我开始变得对一切过敏，包括对我的爱犬以及加州所有本地的树木和灌木。我总是感觉很冷。我发现自己开始服用难以计数的药物——止咳药、抗酸剂、非甾体抗炎药以及抗过敏药——并理所当然地出现了大量副作用！

最糟糕的是，我开始出现失忆的症状。在高中、大学和研究生院期间，我曾经开玩笑说，我只需看上一眼就能记住一页纸上的全部内容。我一直是一个头脑与思维极其敏锐和迅捷的人，而且我能够记得发生在多年前的对话细节。

但是现在，我出现了严重的脑雾症状。我会走进一些房间并忘记了为什么要进去。我会在言语中忘掉一些常用词汇（“你知道，那种身上有毛的动物吗？哦对了，是一只猫！”）。这真是一种可怕的感受，而且已经糟糕到需要去进行评估以排除痴呆症的地步了。试图对周围的人隐瞒我那令人尴尬的记忆力减退问题也让我非常疲惫。我曾以为我的隐藏工作做得非常好，直到有一天，我的丈夫这样评论说：“好吧，亲爱的，我知道你的记忆力是什么样的情况，所以我决定为你把所有的事情写下来以便你之后能看到它们。”我彻底绝望了。我感觉自己以及我的理智正在迷失，而且现在其他人都注意到了这一点。

“好吧，你只是正在变老罢了……”

我曾抱着获得一些答案的期望造访过许多医生，但是大部分人都对我说，所有我正在经历的症状都是“正常的”“不是大问题”，而且一些人还暗示说，“也许它们只存在于你的意识里”。他们给我开了很多处方药用于治疗过敏、反酸，甚至针对我“焦虑”开了一种抗抑郁药。

我得到的一个最好笑的回答是“好吧，你只是正在变老罢了。随着我们变老，我们就会出现记忆力衰退、变得更易疲劳以及身体发福”。难道我没有提到过，我只有 26 岁吗？

经历了这一切，我认为自己可以作为一个很好的健康榜样。我几乎从不外出吃饭，并且我的大多数饮食都是自己做的，选择的食材是全麦、低脂乳制品以及最低限度的红肉。我经常带着自制的乳蛋饼以及烘烤的松饼和派与我的同事一起分享，而且我喜欢为我的丈夫烤制全麦饼干，甚至为我们的爱犬制作特制的全麦零食。

为了健康我非常努力。在午餐后我会和同事们出去散步，或者跟随视频做运动，而且我经常在下班回家的路上去健身房锻炼（但是这一切都让我更为疲惫）。我不吸烟，并限制自己在社交场合（已经少得可怜）的饮酒量。然而，我实在是太累了，以至于不愿再参与任何的社交活动，因为日复一日的跑腿以及打扫房屋的生活已经让我筋疲力尽了！

我开始思考，这就是我的生活，我不得不去接受它。我变得习惯于自身的肠易激综合征、腹胀和疲乏。我变得习惯于醒来、上班、回家、吃饭和睡觉的生活节奏，我已经没有精力去追寻旅行、写作、结识不同的人、参加学习以及改变这个世界的梦想了。

27 岁的时候，我的症状已经伴随了我将近 10 年，并且还在不断恶化。最初作为次要症状出现并对我的日常生活影响极小的一些症状也变得足以改变我的生活了。我已经放弃了咨询医生——他们中的大多数人要么是说我抑郁、焦虑，要么就是说我正在承受肠易激综合征的折磨，而我能学到的只是忍受存在于我身上的所有症状。其他人会说所有这些症状都只存在于我的意识里。我知道自己并不抑郁，但是我意识到，也许是时候去接受肠易激综合征、慢性疲乏、记忆力衰退以及其余种种难以理解的病情作为我命运的一部分这一事实了。我停止继续寻求帮助，开始默默地忍受。

之后，事情变得愈发糟糕了。我开始出现心理恐慌。如果我的丈夫出门慢跑超过了 15 分钟，我就会开车去寻找他，我担心他会遇到意外，或者他会遇见另一个女人并和她私奔！当然，我知道自己很不理智，但是我就是不自禁地感到害怕。

我的头发失去了光泽并开始一缕缕地脱落。这对于一个每每经过镜子都要查看自己秀发的狮子座女性来说是非常残酷的。我的皮肤看起来显得非常干燥，我开始出现皱纹和肿眼泡，并且我的面容看上去经常是浮肿的。我正值本应是盛年的 20 多岁，但我感受到的却只有衰老和疲倦。

我好像已经变得对任何东西都会过敏，而且每个晚上我的慢性咳嗽都会让我咳醒并令我感到抓狂。我必须全天候地戴上腕管支架并彻底停止做瑜伽这项我最大的爱好。我不得不削减需要大量书写和文案记录的案例审查数量，这些一直都是我最喜爱的工作部分，因为我能当面会见我的客户并完成对他们健康需求的一次综合性审查。

最终，我实在是受够了。我刚刚结婚却感觉我的健康和生活要彻底崩坏了。我的丈夫和家庭成员想知道为什么我看起来变得越来越糟。慢性的咳嗽快让我发疯了。我曾向我的同事倾诉，“我都已经做好把脑袋切下来的准备了，如果这样能让咳嗽停下来的话”。我开始不顾一切地寻求答案。

你能理解吗?

我决定再次去“逛医院”了，但是这次我已经能够应用正确的方法更为熟练地应对医疗体系了。我作为一名咨询药剂师以及患者代表的经历让我意识到这样一个事实，即医生们——尽管大多时候都是非常善意的——并不通晓关于我身体的一切。为了探求健康状况最深处的真相，我需要为自己提供辩护。

我拜访了形形色色的医生并请求进行诊断性检测，基于我自身的症状寻找答案。部分医生表现出了极度的关切和同情，有些医生则完全不屑一顾，但是我没有退却，直到我找到答案。

终于获得了诊断

最终，我了解到，我患上的是自身免疫性疾病桥本甲状腺炎，其会导致亚临床性的甲状腺功能减退，亦称为轻度甲状腺功能衰竭。我总算找到了我为何脱发、情绪失衡、焦虑、疲乏以及其他大多数自身症状的源头。我的内心为获得了诊断而释怀，但是同时我也感到非常失望。我是一名年轻的医疗卫生专家，我尽我所能去保持健康，然而我的身体却背叛了我。毕竟，依据传统的西方医学知识，是我自己的身体在进行自我攻击，而非一些神秘的昆虫在攻击我，并且没有任何方法可以阻止这种攻击。

最初的几个星期我充满了悲伤的情绪。我向我的丈夫、妈妈和最好的朋友哭诉，并表达了我对自己可能再也无法好转、不能怀孕生子或者再次体会到漂亮美丽是什么感觉的忧虑（我已经失去了超过三分之一的头发，也不能再将其染成金色，只能理一个波波头试图遮住头发中间的斑秃，但是在我看来它们仍然是清晰可见的）。

但是有一天醒来后我想起了自己的客户们。如果他们能够快乐地对待他们遇到的所有限制并坚持下去，那么我同样也能做到。我下了决心，如果我只能作为一个桥本甲状腺炎患者生活下去，那么我要成为其中最健康的那个。

那段时间，我花费了大量的时间泡在“医学图书馆”（PubMed）网站上，因为那里拥有最大的临床试验和医学研究文献数据库。我的许多客户曾患有罕见的疾病，而且没有一个明确的最佳医疗方案，这通常意味着唯一能够获得有用信息的途径就是分析案例和研究论文。我运用了同样的方法去研究桥本甲状腺炎和自身免疫性疾病。

我也开始参加一些病友论坛，因为患者们通常是最先报道各种疾病治疗方法正面与负面经验的群体。我切身体会到患者自身始终拥有最具价值的见解，有时这样的领悟甚至在其成为医学事实多年以前就出现了。

带着对患病经历的感激，我开始着手于桥本甲状腺炎的研究。在“医学图书馆”和病友论坛，我希望能找到创新性的治疗选择以及生活方式干预方法的信息。在药学院期间，我的老师们一直强调，对待慢性疾病时，生活方式的干预应当用在轻症患者给药之前以及进展期患者用药的过程之中。这也是我成为一名咨询药剂师时所用的方法。我的团队坚持在为患者斟酌一个处方之前询问其日常生活方式等方面的信息。

在抑郁症的病例中，在给患者开具选择性5-羟色胺再摄取抑制剂（Selective Serotonin Reuptake Inhibitors，简称SSRIs）以前，我们会询问患者咨询和治疗的结果如何；如果一个人已经在服用药物，我们会询问他是否能够从心理治疗中获益。在2型糖尿病的病例中，在给患者开二甲双胍之前，我们会问他有没有进行过营养咨询。

你应当明白我的意思了。几乎每种常见疾病都有针对生活方式的建议……但是，我当时无法找到任何关于桥本甲状腺炎和自身免疫性疾病生活方式的建议。我甚至试图求助于我所信赖的医学书籍和相关主题的文章，但是它们没有任何帮助。任何一位我的同事、我的医生甚至于我咨询过的内分泌学专家都对此爱莫能助。

大多数医生的回应是，“如果你因为桥本甲状腺炎而出现了甲状腺功能减退，你应该服用人工合成的甲状腺激素类药物来替代身体不能再生成的激素。然后，随着你自身的甲状腺受损更加严重，我们会增加你的药量。由于你现在正处于其他自身免疫性疾病高发的风险之中，我们将监控你的健康状况。患有一种自身免疫性疾病，发生另一种自身免疫性疾病的风险就会增加”。

疾病根源的思索：有时候患者才是懂得最多的人

2006年，在我作为一名社区药剂师工作期间，我的一名患者报告说，抗抑郁药安非他酮（Wellbutrin）的仿制药不像其品牌版本那样有效。我将该仿制药更换为其品牌版本并向美国食品和药品管理局（Food and Drug Administration，FDA）打了一份报告。当月又有2名患者因为同样的问题来找我，我每次都向食品和药品管理局提交报告。

直到3年后的2009年，这个信息才进入了临床数据库；直到2012年10月，食品和药品管理局最终决定召回这种药品的仿制药，该信息才进入主流通道。

这意味着，主流医学界花了6年时间才接纳了这样一个一位患者仅仅在服药数日之后就已经意识到的简单问题。这只是一个小例子。想要在医疗系统这样的层次做出改变是需要时间的。

你们所注意到的关于自身健康的一些事情中，有哪些被主流医疗体系忽视了呢？

尽管这些人都很善良（他们中的一些人是我亲爱的朋友和同事），但是他们关于桥本甲状腺炎生活方式方面的知识存在巨大的缺口。这就是我为什么打算着手改变这一体系的原因。

继续寻找生活方式的干预方法

我不相信关于桥本甲状腺炎的生活方式干预的内容只有这些。作为一名健康顾问，我已经亲眼见识了医生并不通晓一切这个真相。在众多例子中，有一位因突发暴力倾向和惊声尖叫而交由我们团队处理的脑瘫小姑娘——她的医生试图使用抗精神病类药物，但是我的团队发现她实际上正处于痛苦之中并建议首先进行物理治疗。几个星期后，她恢复了以往甜美和快乐的举止。突发的暴力行为是她表达自身痛苦的方式，而药物可能只是会让她安静下来！或许，桥本甲状腺炎也存在着这样一些普通的医生和患者并不了解的新信息。

我投入到研究当中，去寻找一套能够对我的甲状腺功能紊乱有所帮助的生活方式干预方法。我很快找到了一篇将乳糜泻与桥本甲状腺炎关联起来的有价值的文章，我很想知道，改变饮食能给我带来改变吗？我带着这篇文献去约见一位内分泌专家（为了见到他我等待了 2 个月之久），以确保我正在做的一切都是我可以为自己做的，并且我正朝着正确的方向前进。

这位内分泌专家非常友好，但是我又一次被告知，我所能做的一切就是服用药物来替代不足的那部分甲状腺激素。他甚至说我的大多数症状，包括脱发和情绪的波动，与甲状腺并没有关系，而且疾病的发展路线已经被设定好了——我的免疫系统会持续攻击我的甲状腺，我需要不断增加用药剂量，直到我的甲状腺被完全破坏。我会处于发生另一种自身免疫性疾病的更大风险当中，可能会像红斑狼疮或者多发性硬化症患者那样变得非常衰弱，他肯定地告诉我，饮食对缓解症状毫无作用，而且已经没有任何我能做的事情可以令病情好转了。他告诉我这不是我的过错，这是我唯一能感激和确信的事，但是同时，被告知只能眼睁睁地等待，并任由我的免疫系统对自己的身体进行攻击而不能做任何事情着实令人难以接受。

就这样，我带着专家开给我的处方药回到了家中并痛哭了一场。我想象了一番自己患上红斑狼疮（我曾在药学院花大量的时间研究它）、变成秃顶以及不能生孩子的情景，我感到彻底没有希望了。

当然，我仍然没有放弃。我继续着我的研究，并将自己作为实验的对象，尝试着各种可替代的、创新的生活方式和功能医学的干预手段。我跟踪记录自己的成果，包括主观的症状和客观的甲状腺标志物，比如心率、血压、甲状腺抗体以及促甲状腺激素（TSH）的水平。对自身的生理状况进行破解。

2010年我的大部分时间都用在了尝试各种干预方法上，包括低剂量的免疫调节药物纳曲酮、复合型甲状腺药物、脱氢表雄酮（DHEA）、孕酮以及孕烯醇酮（你可以在我的第一本书《桥本甲状腺炎：通过改变生活方式消除病症》中了解更多我用到的干预方法）。我的部分甲状腺症状在应用了这些干预方式后得到了缓解——毕竟南加州是一个温暖的地方，我的记忆力和精力也开始显现出改善的迹象，但是我仍在与反酸、肠易激综合征、腹胀、腕管综合征、头痛以及过敏进行着斗争。在那一刻，我意识到，我需要运用功能整体性的方法。我的好转不是仅靠一种干预措施取得的——而是应用众多的干预方法获得的！

在2011年，我终于看到自己的健康状况出现了显著的改善。我的新年愿望就是尽全力恢复健康。我开始与一名鼓励我把谷蛋白和乳制品从饮食中去除的全科医师合作，随之而来的改变十分明显。只用了3天，我的反酸、腹胀和肠易激综合征就消失了。通过我自己的研究以及其他专家提供的深入指导，我开始使用补剂，并进一步调节自己的饮食。腕管综合征在几个星期内得到了解决，而我的焦虑症状也在短短数月中得到了缓解。我有了继续坚持下去的动力。

一路走来，我将自己的研究笔记和健康的改善整理成了一本详尽的日志。毕竟，脑雾让我很难记住一些事情，所以我要确保自己没有重复阅读同样的内容。

欢迎来到这里，试图了解疾病根源的读者们

如果你读过我的第一本书，我很荣幸你再次来到我的身旁，并相信我能够为你提供更多具有针对性的指导，通过为你的肝脏、肾上腺和肠胃提供支持来改善健康状况。我希望这本书可以给你带来用于解决你正在面临的其他问题和健康挑战的饮食指导、补剂方案（包括具体的品牌推荐）以及生活方式的调节方法。像我的大多数群友一样，你会发现，即使你已经遵循了我的第一本书中的计划，也依然可以从本书的“基础方案”部分“完整的90天治疗方案”中获益。如果在执行了基础方案之后你的症状仍然存在，那么你需要转向“高级方案”部分，它们可以帮你解决潜在的感染、用药问题以及其他未解决的触发因素。我很高兴能够继续为你的康复旅程提供帮助！

最终，我汇集了关于如何解决桥本甲状腺炎的大量资料，这些资料太有价值了，我不能私自保留它们。在我的母亲和丈夫（我的最忠实的支持者）的鼓励下，我决定把我的笔记和日志整理为一本患者指南。我的丈夫曾经写过两本书，详细介绍他参加超级马拉松比赛的经历，他鼓励我把我的亲身体会写出来。

我的母亲是一位来自波兰的内科医生，她对医学进步保持着持续的兴趣和关注，并为我撰写此书提供了帮助。她热情地推动此书的完成，以便我们能够把它翻译成波兰语，与同样患有桥本甲状腺炎的我的表兄弟和姨妈们分享。

2013 年 1 月我进入了缓解期，同年 5 月 31 日，《桥本甲状腺炎：通过改变生活方式消除病症》这本患者指南也出版了。此时，我感到我为自身健康所做的种种抗争有了更深层的意义。我能够恢复健康，我同样可以把过去遇到的挑战转变为我毕生的事业，引导越来越多的患者重获健康。

现在，我希望通过向你介绍可以帮助你减少并消除症状的相关步骤，帮助你迎来生活的转折点。但我只能尽我所能把我的体会写出来，我无法替你做出改变——你必须自己付诸行动。事情会好起来的，但是这种改变来自于你自己。让我们来看看，你要如何准备才能去创造属于你自己的成功范例。

掌控你的健康

掌控自身健康的第一步就是要有远大梦想并设定目标。然后关注你所处的阶段——现在，让我们将焦点放在你需要达成的目标上。如果你还没有一个健康日志，那现在就是开始记录的大好时机。日志是追踪你自身的进步、记录任何挑战和成功经验的最好的方式之一。如果你是技术人员，你可能喜欢用电脑记录日志。如果你像我一样守旧，你可能更喜欢把它记录在纸质的笔记本上。无论哪种，你都要选择一种你喜欢的记录方法并坚持下去。

让我们从思考下列问题并写出你的回答开始。

- 你的健康目标是什么？
- 你想拥有更充沛的精力吗？
- 你想减掉 20 lb 的赘肉吗？
- 你想重新长出头发吗？

受伤医者的道路

在我还是小女孩的时候，我就梦想着去帮助其他人。在小学接触到科学方法之后我就迷上了科学，并常常思考将我的一生投身于科学事业，就像我的偶像、首位获得诺贝尔奖的女性——玛丽•居里那样。

高中的时候我开始对药理学感兴趣，并经常在业余时间阅读母亲的医学教科书。我梦想着找到一种治疗疾病的药物，这样我就可以帮助他人，于是我决定成为一名药剂师。最初，我本想专注于研究心理健康（因为在年少时受到甲状腺疾病的困扰，我经历过抑郁），但是在突然发作了一次令我精疲力竭的传染性单核细胞增多症之后，我变得非常沮丧，无法再专心于自己的研究。

自从那次感染后，我的健康每况愈下，我则时常抱怨自己，为什么是我?为什么我不得不承受和经历这么多痛苦?

我一直沉浸其中难以自拔，直到有一天我与一位经验丰富的退休内科医生谈论我的过去。他告诉我，在他的职业生涯中，曾为许多之前没有从其他人那里得到帮助的患者提供帮助。他并没有将在患者身上取得的成就归功于自己的才智，而是归功于自己所承受的痛苦与煎熬。这份痛苦迫使他去学习一切所能学到的知识，并给予患者更深切的关怀。

对某些人来说，这可能会令人沮丧——但对我而言，他的经历具有启发性。从那时起，我意识到，我拥有目标，我患有健康方面的问题，我能够战胜它们并帮助像我一样的患者。这就是我的道路，一名患病医者的道路。我经历的煎熬和痛苦引导我找到了解决方法，并且这份痛苦提醒我要想着我的患者和读者正经历着痛苦和煎熬，帮助我成为一名更好的医者。神奇的是，当我欣然接受自己作为一名患病医者去战胜病魔并帮助他人时，这增加了我的幸福感并加快了自身的恢复。

当你思考你当前的健康状况和自身的桥本甲状腺炎时，你能看出它对你的人生有何意义吗？也许，你的疾病是一个身体的信号，告诉你需要慢下来并花更多的时间陪伴你的孩子或年迈的父母。或者，它是一个信号，提醒你并没有践行自己的人生目标。

认真地想一想，为什么你想恢复健康。可能你的理由很具体。你想重新长出头发，以使你在堂兄的婚礼上看起来光彩照人吗？你想拥有足够的精力，使你能够和你的孩子一起玩耍 15 分钟而不会感到疲倦，或者进行健身后不会连续数天无精打采吗？

不要自我批判，也不要为自己的回答感到懊恼。想要拥有漂亮的秀发，或在购物中心疯狂购物时精力充沛而不知疲倦，抑或是终于能够打扮得性感靓丽，这些都没有问题而且非常正常。当你康复时，你不必怀有拯救世界的宏愿。从自身做起并让自己变得更好，很快你就会发现，你渴望为这个世界做更多有益的事情。

为自己留出时间

现在的大多数人都比过去更加忙碌，这意味着我们用来照顾自己的时间变得更少了。比如，绝大多数的妈妈们没有时间进行自我护理。她们很早就起床为孩子们做好上学的准备，催促他们，给他们喂奶喂饭；她们尽力让对自己重要的人、父母和公婆感到快乐；她们对自己的老板、客户和同事提出的要求（无论多么困难）从不拒绝；即使她们已经疲惫不堪并且饿着肚子，她们也会参加孩子们的活动以及朋友的聚会。

在这些妈妈们耗尽精力瘫倒在床上之前，她们的“空闲时间”被用在了清洁房间上，如果足够“幸运”，她们还会为了让自己在他人眼中看起来体面而梳妆打扮，并且上述过程在第二天还会重演。

但事实是：无论你已婚或者单身，有或者没有孩子，如果你时常处于空腹的状态，病情是不会得到缓解的，而且饿着肚子活动最终不仅会干扰你的健康，并且会影响你照顾他人的能力。当你的丈夫、孩子、朋友、老板或者父母需要什么东西时，你会感到烦恼或不知所措，这些细微的迹象就是你没有照顾好自己的征兆。

记住，一只空杯子是无法填满另一只杯子的，你必须首先装满自己的杯子。我鼓励你通过非常多的自我护理来装满自己的杯子，这样当你花时间去照顾他人时，你会将杯中满溢出来的内容给予他人，并且你会明白，原来给予也可以毫不费力地做到。这就是为什么随着你阅读本书，特别是当你开始实施这些方案时，我希望你每天至少为自己投入 1 小时。我知道，这并不容易，而且 1 小时听上去似乎很遥远，但你要尽最大的努力争取。让这段时间属于你自己以及你想做的事。但你可能会问，要怎么做呢？首先，列出你在忙碌的一天中要做的所有事情，寻找其中任何耗时低效的事情。然后回答以下问题。

- 你会因为没有制订一个 4~7 天的购物清单和餐饮计划，忘记了某样东西而每天去逛杂货店吗？

- 你会因为没有在周末用 4 个小时分批次制作食物，而每天花 2 个小时做饭和打扫卫生吗？
- 你有没有因为沉溺于电视或网络 4 个小时，而忽视了对自己的关注？
- 你有没有对所有账单逐一付款，而没有将其设定为自动结账？
- 你有没有拆封邮件，而不是使用无纸化签名？
- 你有没有整天都在检查自己的电子邮件，而不是每天在固定的时间段内分批检查电子邮件？
- 你有没有自己打扫整栋房屋，而不是雇用一名钟点工或者请家庭成员一起帮忙？
- 你有没有每天开车上下班，而不是乘坐公共交通工具或申请弹性工作时间？

我还可以继续问下去，希望你能够明白我的意思。通过这样的练习开始将你置于首先要为自己考虑的思维框架中，或者至少将其放在列表的顶部位置。开始把自己想象成一个亲爱的朋友或者家庭成员，一个你总是愿意花时间放下一切来帮助的人。你愿意为自己做同样的事吗？

共情与逻辑

另一个为取得健康好转需要准备的重要步骤是解决你与悲伤情绪的关系。你有为自己的诊断结果而忧伤吗？你是否长时间沉溺于悲伤之中？尽管在得到自己的诊断后感到悲伤是正常的，但研究显示，长时间自怜自伤会有碍自身采取适当的、有逻辑的行动。2012 年，来自美国凯斯西储大学的研究发现，共情与逻辑思考二者之间存在着相互遏制的关系。这意味着，如果你沉浸在自我悲伤中，你可能无法对自己的健康做出最符合逻辑的决定。你可能会做出一些对自己造成潜在伤害的危险举动，或者，你可能认为没有人能够帮助自己，并认为尝试任何其他饮食、补剂或者方案都是没有用的。抑或你会感到无能为力，期待一位救世主的出现，却完全没有意识到自己的力量有多么强大。

另外，对于任何一位患者而言，共情同样重要。所以，无论你是在昨天，还是 20 年前得到的诊断结果，我都会鼓励你花一些时间感伤自身的病情，而不是压抑自己的情感。你要对自己表现出同等程度的同情，就像你对待你的妈妈、女儿，或者亲密朋友时展现出的同情一样——你配得上它的。在这一段即将展开的全新旅途中，你要花些时间来安慰自己、抚慰自己并拥抱自己，然后让自己轻松地做好付诸行动的准备。

我知道，把自己的感觉和病情分开是很困难的，但有时候这样做是有帮助甚至必要的。如果你已经给了自己充足的时间去感伤，我会鼓励你像一名客观的科学家那样，根据“旅途”的需要努力创造条件、完善治疗方案、追踪取得的进步，并做出任何必要的调整。继续向着获得好转的方向努力，你会如愿以偿的。

你会塑造一个成功范例吗？

在过去几年与患者的合作过程中，关于谁最终会成为战胜桥本甲状腺炎的成功范例，谁会继续承受煎熬的问题，我发现了一些共同点，可以用来做预测。在痛苦中挣扎的人通常会有以下表现。

- 教条主义阻止他们取得好转（我不会去改变我的饮食、使用药物、服用补剂，或者做任何检测！）
- 不愿意为自己投入，或者不愿意为必需的治疗方案投入（我不会去一个不是我的保险范围内的，需要支付昂贵的检测、补剂费用的医生那里看病。）
- “逛”医院（他们从多名医生那里得到了多种建议，但是却不遵从这些建议，或者尝试同时采纳多种相互矛盾的建议。）
- 完美主义和不切实际的期望（在罹患桥本甲状腺炎 20 年后，我希望在这 1 个月的改变阶段内彻底摆脱药物并让甲状腺抗体水平变为零。）
- 将“生病”视为自己身份的一部分，并将其作为从他人那里获得关注或满足自身其他需求的一种途径
- 分析与行动力脱节（指那些花费了大量的时间研究自身病情却不采取行动的人。这些人了解所有关于原始饮食、硒的功能以及肠胃感染的知识，但是从未尝试调整饮食方式、购买补剂，或者做肠胃检测。）
- 社交隔离以及缺乏社交网络

相比之下，获得成功健康转变的人拥有以下共同点。

- 有一个积极的、勇往直前的态度
- 愿意接受来自配偶、朋友、家庭成员或者社交网络的帮助（我们在一起，亲爱的！）
- 对小小的收获和进步充满感激，并庆祝点滴的成功（太棒了！我的头发停止脱落了！）

- 怀有远大梦想（我必须尽快好起来；我还要写书、爬山、抚养孩子，以及保护小狗。）
- 有缓解压力的兴趣爱好（瑜伽、写作、健身、编织）
- 愿意为自己投入，因为它们值得做!
- 不会因为患有桥本甲状腺炎而放弃生活的希望
- 向他人寻求帮助
- 为了控制病情牺牲习惯性的需求
- 该休息的时候一定要休息

我的社群成员向我展示了取得成功另一个关键要素，即要拥有正确的思维方式，这是一种反抗权威的思维方式，而非战士的思维方式。二者的区别是什么呢?让我来解释。

做一名反抗者，而非战士

我经常看到人们使用这样的语句——“我正在承受某某病的折磨”“我是一个某某病的患者”，甚至于“我正在与某某病抗争”。这些表达非常令人沮丧。毕竟，像一名战士一样战斗意味着不断的斗争。

相反，我更愿意把自己以及不断壮大的甲状腺疾病社群成员当作“疾病根源反抗者”看待。疾病根源反抗者会为自身健康挺身而出，并做那些对自己最有利的事情，而不会顾及社会、反对者以及传统西医的陈词滥调。

疾病根源反抗者明白，他们是特别的群体，为了自身健康的好转，他们需要做出改变。他们明白，身体的每个系统都经过了完美的设计，并且能够获得需要的结果，而改变必须来自于他们自身。他们是制定医疗护理决定和改变生活方式的领导者，他们不会随波逐流。在相关的认知、治愈的需求以及决心上，他们不会向任何人妥协。

疾病根源反抗者可以是被诊断为桥本甲状腺炎的人，或者是有其他的自身免疫性疾病症状想要搞清楚病因的人。疾病根源反抗者也可以是医疗工作者，他们知道，对桥本甲状腺炎和自身免疫性疾病患者，除了给他们开药之外还有更多方法，他们明白生活方式的干预和功能医学对于恢复健康的价值所在。

疾病根源反抗者愿意面对现状挺身而出并呐喊。

“我不会像其他人一样进食，也不会做其他人正在做的事……因为我想获得与其他人不一样的结果。”

“我想变得身型匀称、健康且快乐。我不会受商业广告的驱使去吃垃圾食品。”

“我不会因为没有在脸蛋和身体上涂抹化学制品而被告知我不够出色。”

寻找正确的医生

如果我们能找到一位给我们一粒魔法药片就能够让所有问题消失的医生，这难道不令人惊奇吗？我们会让体重减轻、让头发再生并再次充满精力……这听上去也许像个童话，但这是可能发生的，并且在许多开始以正确的剂量使用甲状腺激素类药物的患者身上发生着。（想了解更多关于药物优化的指南请阅读第 8 章。）

我建议每个桥本甲状腺炎患者都定期咨询健康护理专家。即使你对桥本甲状腺炎非常了解，或者你本身就是一位健康护理专家，与一位富有见解的、认识客观的人交流彼此的观点也是有益的。我们所有人都存在偏见和倾向性，这可能会妨碍我们对自身健康状况的判断——因此我鼓励你找一位愿意与你合作并帮助你辨别和解决自身的潜在触发因素的健康护理专家。这样的专家与一个给任何提出要求的患者开管制药品且对你的治疗进程毫不关心的无良医生是不一样的。

为了获得最佳的效果，我建议你与一位功能医学医生合作。功能医学医生将身体视为一个整体，他们不会将注意力集中在甲状腺激素上。许多患者经常在看完传统西医之后感到失望，因为这些医生告诉他们，对于甲状腺的自身免疫性攻击，他们没有任何可以做的事情，而且这些医生只会给他们开出一种甲状腺激素，并不给予正确的服药量指导，这让患者们感到很痛苦！

如果你正在寻找一位能够帮助你解决桥本甲状腺炎的医师，你需要问几个问题。

1. 这位医师会开具复合型甲状腺激素类药物，或者天然的脱水甲状腺提取物（Natural Desiccated Thyroid Medications，简称 NDT）——诸如甲状腺盔甲（Armour Thyroid）、天然甲状腺（Nature-Throid）、WP 甲状腺（WP Thyroid）及其他品牌的产品吗？
2. 这位医师会开出低剂量的纳曲酮吗？（更多信息见 179 页。）
3. 这位医师会安排进行肾上腺唾液检测吗？
4. 这位医师拥有热那亚诊断（Genova Diagnostics）、医生数据（Doctor's

Data)、ZRT 实验室(ZRT Laboratory)或生命健康实验室(BioHealth Laboratory)等功能医学实验室公司的账户吗?

5. 这位医师会给你安排食物敏感性测试吗?

如果你正在与你的医疗保险范围内的医生合作,你要提醒自己,他们可能会由于报销原则的问题而不会在你身上花费必要的时间,也不会为你安排功能医学的实验室检测。这些检测可能对查明疾病根源而言极其重要,但它们属于医疗标准之外的项目,且被认为具有实验的性质,所以大多数内分泌学专家、初级保健医生以及内科学医生不会进行这些测试。

许多保险公司拒绝给进行"未经许可的实验室检测"或者他们认为给患者进行过量测试的医生报销。由于保险公司对医疗实践有着太多的掌控权,所以通常情况下,你需要找到医保体系之外的医生才能获得你想要的检测。在某些情况中,你或许可以给你的保险公司提交报销请求。但是,有些保险公司可能不会给这些实验室检测报销,所以你需要做好自己掏腰包的准备。

我认为可以把这些测试看作健康投资。我们中的许多人会出门逛街并花钱购买一个钱包或一双鞋子,以获得短期的愉悦,但是为一项实验室检测掏腰包却可以显著地改善我们的长期健康。

如果你不能找到一位可以为你开药并安排功能医学实验室检测的医生,你可以与一位功能医学医师合作并让他给你安排各项检测,同时请另一位医生监督你用药。如果你不能找到一位可以给你安排各项检测的医师,或者你有一个很高的费用减免额度,你也可以通过直接面向消费者的实验室公司,以折扣价自己安排这些检测。要获取这些直接面向消费者的实验室公司名录,请前往以下网址:

www.thyroidpharmacist.com/action

我相信,每个人都需要找到一位愿意让患者成为健康护理团队一部分的医师。你需要一位能够指导你并能够听你倾诉、允许你表达自身关切的医生。你需要一位能够跳出传统思维框架的医生,他理解你可能并不符合当前医疗标准的状况。

反抗者们明白他们在自身恢复过程中所扮演的角色。在他们被诊断为桥本甲状腺炎之后初次来到我的网站时,他们的第一个问题通常是"我在哪里可以找到一个可以帮助我的医生？”这是一个很聪明的提问，因为有一个能够倾听你并给予你帮助的医生是很重要的，并且我会帮你指出如何找到正确的医生，但首先，我想略微重构一下你的思路。

在你找到一位能够帮助你的医生之前，你首先要问的是：“我能帮助自己什么？”毕竟，你最了解自己的身体，你才是居住在自己体内并可获悉其微妙信息的人——其他人都无法真正传达身体的语言。你拥有独自改变自己饮食、摄取补剂、服用药物、疲劳时去休息，并在你需要的时候寻求帮助和支持的力量。你才是将要采纳我在本书中提供的指导并将其辅助实施（或不实施）的人。

《桥本甲状腺炎 90 天治疗方案》以及如何使用本书

我希望你可以用这本书来增加治疗桥本甲状腺炎的信心和相关的知识，包括了解潜在的疾病根源以及治疗过程中最重要的因素。该治疗方案代表了本书中的计划性部分，并被设计出来按照它们出现的顺序执行。基本的治疗方案包含肝脏支持方案、肾上腺恢复方案以及肠道平衡方案，你需要为此付出 90 天的承诺。以下是每个方案包含的基本内容。

肝脏支持方案：2 周

1. 去除潜在的食物触发因素；
2. 添加有帮助的食物；
3. 减少在毒素环境中的暴露；
4. 增强排毒路径。

肾上腺恢复方案：4 周

1. 休息；
2. 减压；
3. 减少炎症；
4. 平衡血糖；
5. 补充营养素和适应原。

肠道平衡方案：6 周

1. 去除反应性食物；
2. 补充酶类；
3. 平衡肠道菌群；
4. 滋养肠道。

用 90 天时间执行一个计划看似有点长，但要注意的是，你的疾病不是一夜之间发生的，同样，你想让身体恢复健康也需要花费一些时间。好消息是，你可能会在两个星期之内开始好转。现在，你已经有了创造属于自己的成功范例的好计划，让我们开始吧！

欢迎你，我的疾病根源反抗者。我很荣幸，在你对抗传统西医的道路上为你提供指引和鼓舞。我希望本页的内容可以激励你掌控自己的健康、幸福地生活，并创造属于自己的成功故事。

对疾病根源的思考：准备行动

你的健康目标是什么？

你的人生目标是什么？

你为什么想要变得健康？

你为什么想要达成这些目标？

例如：我想再次感受美丽。我想为了我的孩子们而变得健康。我想闪耀出自身应有的光芒。我想获得晋升。

恢复健康如何改善你的生活？

例如：我会在醒来时感到精神焕发，并且这会帮助我完成这部我已经梦想多年去完成的著作。

如果你达成了你的健康目标，你想做些什么样的事？

例如：我想再要一个孩子。我想去滑雪。我想进行马拉松训练。我想买一条性感的红色连衣裙。我想去非洲旅行。

在你的生活中，你要做哪些事才能实现这些健康目标呢？

为了达成你的目标，你需要舍弃什么呢？

第 2 章

了解桥本甲状腺炎的症状、诊断和起因

在我们将话题转到治疗方案之前，现在是一个极佳的时刻，让我们一起对桥本甲状腺炎做一次深层的剖析，包括最为常见和复杂的症状、诊断过程以及该疾病的自身免疫性起源。

首先，这里有一份甲状腺知识的快速入门指南，便于你更好地了解自己的身体中正发生着什么，以及问题源自哪里。你已经知道了桥本甲状腺炎是一种影响甲状腺功能的自身免疫性疾病，接下来让我们继续了解，为何这个蝶形的小器官会如此重要，以及甲状腺功能的紊乱是如何破坏如此众多的身体功能的。

小而强大的甲状腺

甲状腺是一种小的蝶形器官，其底部大致与颈部的基底在同一水平高度。这个重要的器官可以生成甲状腺激素，这种激素对全身的多种关键功能有着至关重要的作用。甲状腺激素帮助调节心率、呼吸、代谢、血压、月经周期、体温以及更多的身体功能。事实上，身体中没有哪个细胞不在某种程度上依赖于甲状腺激素。换句话说，甲状腺的问题会导致全身各处出现问题。

通过一系列复杂的化学反应，甲状腺合成出甲状腺激素，进而将其运送至全身发挥作用。当甲状腺激素含量过低（甲状腺功能减退）或者甲状腺激素含量过高（甲状腺功能亢进)时，甲状腺激素的紊乱就发生了。两种疾病会造成截然不同的症状。

甲状腺功能减退 = 甲状腺激素缺乏

一些较为常见的甲状腺功能减退症状会导致身体功能的减退，比如代谢减缓导致的体重增加、疲劳、健忘、畏寒或对寒冷敏感、皮肤干燥、便秘、抑郁、丧失进取心、脱发、肌肉痉挛、身体僵硬、关节疼痛、情绪不稳定、眉毛外侧的三分之一脱落、月经失调、不孕以及身体虚弱。

甲状腺功能亢进 = 甲状腺激素过剩

相反的，甲状腺功能亢进会刺激身体的功能。典型的甲亢症状包括体重减轻、心悸、焦虑、眼睛突出、身体震颤、易怒、月经紊乱、疲劳、怕热以及食欲增加等。甲亢患者通常也伴有脱发症状（我知道这很不公平）。

如果你新近被诊断为桥本甲状腺炎，你可能会对这两种病症的清单有些困惑，因为你极有可能同时具有每份清单中的一些症状。或者，你可能出现一些与你预期的甲状腺功能紊乱不相符的症状。当我知道自己被诊断为甲状腺功能减退症而非甲状腺功能亢进时我非常震惊。除了怕冷、健忘以及疲劳（经典的甲状腺功能减退症状），我也存在消瘦、焦虑、易怒以及心悸的表现——这些都是甲状腺激素过多，而非过少的症状。由于桥本甲状腺炎本质上属于自身免疫性疾病，它有自身的运行规则——这不只令患者感到困惑，医生也同样。

桥本甲状腺炎为何如此独特

在我被诊断为桥本甲状腺炎之初，我并没有意识到相较于非自身免疫性的甲状腺功能减退症，桥本甲状腺炎有一组独特的症状。在桥本甲状腺炎的患病过程中，患者的症状可以在甲状腺功能减退与甲状腺功能亢进两者之间波动，甚至于同时出现两种疾病的症状。

对桥本甲状腺炎来说，并不是甲状腺释放激素的速度减缓了，而是免疫系统将甲状腺细胞识别成了外来的或有害的物质，并由此生成了抗体对这些细胞进行攻击。这种攻击会导致合成甲状腺激素的细胞发生炎症和受到损伤。随着甲状腺细胞被免疫系统损伤和破坏，通常存储在细胞内的甲状腺激素会被释放进入循环系统，导致机体甲状腺激素的水平过高。这会造成暂时性的甲状腺功能亢进，甚至可能导致机体中的甲状腺激素达到毒性水平（称为甲状腺毒症或桥本甲状腺毒症）。最终，额外的激素被清除出机体，而患者则因为甲状腺腺体的损伤很难再生成足够的甲状腺激素，从而出现甲状腺功能减退的症状。

在这种情况下，你可能最初会经历诸如易怒、焦虑和烦躁（甲状腺功能亢进）的症状，接下来，一旦多余的激素被清除掉，你就会产生淡漠、抑郁的感觉（甲状腺功能减退）。这种情况会一再出现，让患者感觉他们就像是在坐过山车！

除了经历甲状腺功能减退和甲状腺功能亢进的症状，大多数桥本甲状腺炎患者同样表现出许多其他炎症症状，比如肠易激综合征（IBS）、反酸、腹泻、便秘、腹胀、皮疹、过敏、疼痛以及其他一些非特异性症状，也会出现营养缺乏、贫血、肠道渗透性改变、食物敏感症、牙龈疾病、抗压能力不足以及低糖血症。还有一件重要的事情要提醒大家注意，这些额外的症状或病症也出现在很多其他的自身免疫性疾病当中。

患桥本甲状腺炎时到底发生了什么

甲状腺是复杂机体系统中的一部分，并非独自存在于真空环境中。除了典型的甲状腺功能减退症症状，桥本甲状腺炎患者通常还会呈现出多种全身性症状。身体会陷入一种免疫系统过载、肾上腺激素异常、肠道菌群失调、消化功能受损、解毒功能受损、炎症反应以及甲状腺激素释放异常等各种紊乱互影响互相增幅的恶性循环中。这种恶性循环可以自我维持，并不断产生更多的症状，直到一个外来因素出现并打破这种循环。

不幸的是，单纯在药物中增加一种诸如左旋甲状腺素这样的人工合成甲状腺药物不但不能使大多数桥本甲状腺炎患者痊愈，而且还可能会掩盖造成免疫系统失衡持续存在的潜在炎症反应，并导致其他慢性疾病的发生。

对我而言，肠道不适的症状使我意识到，这可能是我的自身免疫性疾病与肠道健康之间存在关联的第一条线索。当然，我不久就证实了，肠道控制着免疫系统，而且大多数自身免疫性疾病都与胃肠健康有着某种形式的关联。这就是为什么在基础方案章节中包含着一整套肠道平衡方案的内容——因为恢复肠道健康是恢复甲状腺健康的关键因素之一。重建肠道健康同样被证明，其对许多其他的自身免疫性疾病的康复至关重要。

桥本甲状腺炎中一个较不明显但却十分重要的功能障碍与解毒的能力受损有

关。解毒系统的受损要对大多数症状的出现负责，即使是应用了其他的策略，这种受损也会阻碍患者变得舒服起来。肝脏是主要的解毒器官，这就是为什么我会把肝脏支持方案作为基础方案部分的启动章节。

健康恢复的第三部分内容是关于支持压力反应的。

桥本甲状腺炎和其他的自身免疫性疾病是如何发生的

自身免疫性疾病的发生包含一系列按照严格的时间顺序呈现的风暴性事件。马萨诸塞州总医院乳糜泻研究与治疗中心的主任阿莱西奥·法萨诺（Alessio Fasano）博士发现，当存在以下三种因素时，就会发生自身免疫性疾病：

1. 存在易于发生自身免疫性疾病的特定基因；
2. 存在启动基因表达的特定触发因素；
3. 干扰免疫系统自我调节能力的肠道渗透性改变（通常被称为肠漏）。

最后这一条可能有些出人意料，而且毫无关联性可言。但是，你很快就会知道，免疫系统的正常运转高度依赖于肠道的健康。

对疾病根源的思索：罹患桥本甲状腺炎是什么样的感觉

我知道，桥本甲状腺炎会让你感觉很无助，还会让你感到正在丧失自我。有许多症状让人感到困惑，还有一些症状十分具有破坏性。有时候，症状的列表让人感觉过于冷静而缺少关怀，于是我在我的疾病根源反抗者社区发起了一项调查，让他们用自己的语言来描述桥本甲状腺炎带给他们的感受。以下是他们的表述。

- “患上桥本甲状腺炎就像是生活在谎言中；在展示自己的公众形象几个小时之后，你在接下来的一整天里都感觉像是披着厚重的毛毯一般，希望不会有人看到你上午睡到10点钟而下午2点钟就开始打盹儿的样子；完全无法记住工作清单上的任何事情。你会为自己感到尴尬，并且这种感觉令人崩溃。”
- “我感觉被困住了，只能和自己的梦想栖身在一个漆黑的洞窟里，却没有精力带着梦想去往外面的世界。”

- “这是一种灵魂出窍的体验，我不知道自己是谁，也不知道自己为何会变成这样。当我疲惫的时候，我感觉有巨大的重量压在身上阻止我移动。”
- “我感觉自己正坐在生活的场外，注视着其他人享受着各自的旅程，我想知道，我的生活热情还会不会回来。”
- “就好像你是一个有洁癖的人，正在看一个流浪汉表演节目。”
- “我被一种看不见的疾病摆布，无法控制自己的情绪，当我毫无来由的在洗衣房中哭泣时，我无法对家人给出合乎情理的解释。”
- “这种疾病最糟糕的部分是去说服医生，使其相信我感觉很不舒服的事实，并让他们告诉我要少吃一点、多锻炼以及服用抗抑郁药物，因为我的促甲状腺激素水平‘处于正常范围’。大体上你会被告知‘这一切只是存在于你的思维层面。你的血液检测结果显示你很健康。你真正的问题是你对自己的生活感到不快乐，而这与你的甲状腺疾病没有任何关系。’”
- “困惑、易怒、无精打采、疲惫。对患有该病的人来说这有些令人难以置信，对那些爱我们的人来说这同样是难以置信的。对没有亲身经历过的人解释这种感觉、这份绝望、体重增加以及缺乏亲切感十分困难，非常难。”

虽然我喜欢把注意力放在解决方法而非与桥本甲状腺炎有关的诸多症状上，但是我希望这些患者的经验和体会可以帮助你验证自己的心路历程。花点时间来抚慰自己，并为你正在经历的种种展现出些许宽容。我想让你明白，你并没有变得精神失常，你的许多症状可能都与桥本甲状腺炎有关，而且你能够得到好转！

诚实地问自己，桥本甲状腺炎带给你的感觉是怎样的呢？

一个拥有桥本甲状腺炎的致病基因，却没有暴露在触发环境中的人不会发生此病。此外，一个拥有致病基因且暴露在触发环境之中，但是肠道渗透性没有发生改变的人也不会发生桥本甲状腺炎。自身免疫性疾病的新近研究表明，肠道渗透性的改变总是发生在自身免疫性疾病之前。

一个肠道渗透性发生改变同时暴露在触发环境中，但是没有致病基因的人并不会罹患桥本甲状腺炎。在这种情况下，他们可能不会出现任何症状，或者他们会表现出一种不同的自身免疫性疾病的症状，具体症状因自身的遗传背景而定。

值得注意的是，上述三种因素必须同时存在才能促成自身免疫性疾病的发生。

一些人认为基因决定了命运，但是一种名为表观遗传学的新兴学科显示，事实并非如此。

我们是否会发生疾病或者保持健康，实际上是我们自身的基因与环境（后者会引进触发因素）共同作用的结果。表观遗传学已经向我们展示了，通过改变生活方式，我们有能力掌控自身基因的表达方式。

对桥本甲状腺炎来说，环境的影响比基因更为深远。为了证实这种说法，我们可以观察一对同卵双胞胎。我们都知道，同卵双胞胎拥有同样的DNA，并在纯粹的遗传性疾病中拥有100%的同病率。这就意味着，如果一种性状或者疾病具有100%的遗传性，那么双胞胎会同时具有或不具有该性状或疾病。但是，对桥本甲状腺炎来说，这种同病率被认为只有50%左右。这意味着，如果双胞胎中的一人患有桥本甲状腺炎，那么另一人患有此病的概率只有50%。双胞胎各自的生活方式或生活环境对这种疾病的发生具有重大影响。

新的研究也支持自身免疫性疾病具有可逆性的说法。如果3种因素中有1种被移除了，那么一个人将不再会出现自身免疫性疾病。科学家最初是通过乳糜泻来证明这一点的：谷蛋白在肠道渗透性的改变上同时作为触发因素和启动因子发挥着作用，一旦谷蛋白被移除，作为乳糜泻特征的受损小肠组织会再生。随后，只要不再出现改变肠道渗透性的任何其他的触发因素，所有乳糜泻的症状和自身免疫标志物就会消失。

尽管桥本甲状腺炎有些复杂，存在着肠道内外的多重触发因素，但是我已经在清除了触发因素，或者在肠道渗透性改变得到治愈的患者身上，一次又一次地见证了病症的大幅改善与减轻。这对你来说意味着，即使不能改变基因（至少现在还不能），你同样可以通过消除触发因素以及修复肠漏来控制桥本甲状腺炎的症状。我会以此为基础为你提供指导。

为何自身免疫性疾病经常同时发生

患有桥本甲状腺炎的患者罹患其他自身免疫性疾病的风险更高，包括1型糖尿病、乳糜泻、多发性硬化症、风湿性关节炎、克罗恩病、红斑狼疮、阿狄森病、白斑病、恶性贫血等。这是因为每种自身免疫性疾病背后的发病机制是相同的，且自身免疫性疾病是渐进发展的——一旦免疫系统开始攻击一个器官，那么其他器官也可能成为目标。所以一些科学家更大胆地声称，所有的自身免疫性疾病都是同一种疾病，只不过其各自的靶器官不同而已。

理解这一点非常重要，因为在许多情况下，桥本甲状腺炎患者会被告知，他们想要变得健康只能服用甲状腺激素类药物，然而单独使用甲状腺激素类药物并不能阻止自身免疫功能紊乱的进一步发展。好消息是，本书中提供的治疗方案能够阻止自身免疫性疾病的发展，所以如果你患有其他的自身免疫性疾病，你会看到所有的这些病症得到改善！

还存在其他貌似没有关联但实际上与桥本甲状腺炎关系密切的神秘疾病，尤其是慢性荨麻疹和眩晕。医生可能会告诉你，这些疾病没有相关性而且难以处理，但是我向你保证，它们与桥本甲状腺炎密切相关，而且我看到了很多用疾病根源分析法治疗这些疾病取得极好疗效的案例。

桥本甲状腺炎的患者发生慢性自发性荨麻疹这种皮肤病（亦称慢性荨麻疹，一种以分布广泛、瘙痒且肿胀为特征的皮疹）的可能性更大。在过去的几年里，我发现患有桥本甲状腺炎和慢性荨麻疹的患者通常存在人芽囊原虫这种肠道原虫，根除该种原虫能够消除荨麻疹、肠易激综合征，甚至是桥本甲状腺炎的症状。波斯尼亚的科学家们于 2015 年首先发表了这种相关性的文章，而我早在 2013 年的临床实践中就已经发现了这种关系。

诸如眩晕这样的前庭疾病与甲状腺自身免疫反应之间存在关联的说法已被提出。在一项研究中，52%的桥本甲状腺炎患者存在前庭功能的改变，这种改变会影响身体的平衡能力并导致眩晕和恶心。甲状腺过氧化物酶抗体的水平越高，前庭的变化越大，眩晕的风险也会随之增加。甲状腺抗体被认为与前庭系统中的若干部分存在交叉反应。好消息是，当你应用本书中的方案减少了甲状腺所受的攻击时，你的眩晕症状也会得到缓解。

疾病根源研究角：自身免疫反应的起源和我的安全理论

关于自身免疫性甲状腺疾病是如何触发的问题，科学家们已经提出了众多理论。现有的理论包含以下内容。

分子模拟理论认为，病原体细胞与我们自身的甲状腺细胞十分相像，以至于免疫系统产生了混淆，对甲状腺发动了攻击。

旁观者效应理论认为，甲状腺中存在感染，免疫系统为了杀灭入侵的病原体而攻击了甲状腺。

甲状腺触发的自身免疫反应提出，任何形式的甲状腺损伤都会导致腺体分泌危险相关模式分子或损伤相关模式分子（DAMPs），使炎症细胞进入甲状腺并造成甲状腺腺体的进一步损伤。

我也会向你介绍自身免疫性甲状腺疾病的伊莎贝拉·温兹安全理论。该理论以上述理论和我对桥本甲状腺炎的长期观察与临床实践以及自适应生理学为基础。

自适应生理学的理论认为，慢性疾病是人类为了适应环境而形成的，它们曾经对人类的生存起到过保护作用，但是现在，它们已经与环境不相适应了。

在穴居时代，我们的身体适应于截获环境威胁，并将其作为世界具有危险性、当下不是冒险或繁殖的最佳时机，以及我们需要保存资源的一种信号。

从某种角度上讲，桥本甲状腺炎以及由此发生的甲状腺功能减退症可能是一种人体在进化过程中形成的适应机制，用来帮助人类在饥荒、自然灾害、气候寒冷或者疾病暴发时保存资源并存活下来，因为这种疾病会使身体进入一种近于冬眠的模式，以便他们退回到洞穴中，依靠更少的卡路里生存，并通过更长时间的睡眠来保存能量。

在现代，营养缺乏、促炎食物、压力、毒素、肠道渗透性的改变以及感染都可以刺激身体产生同样的危险信号，并触发自身免疫性的甲状腺级联反应。

我们如何才能屏蔽这种信号呢？简单来讲，我们必须消除那些让免疫系统认为我们处于危险之中，以及我们需要节约能量和资源的各种因素。

基于我的安全理论，我发现存在让每个桥本甲状腺炎患者病情好转的共通事项。这个理论就是本书的指导原则——通过实施基础方案和高级方案，致力于消除感知到的威胁来向身体发送安全信号。

明确的诊断

鉴于桥本甲状腺炎直接或间接导致的症状十分多样，你可能会认为得到一个明确诊断是很艰难的——你的想法很正确。由于许多症状非常不具特异性，让事情变得愈发复杂，这也导致了医生们通常会在初始阶段忽略其存在。患者们常常被认为出现了抑郁症、焦虑症或者只是压力大，医生会为其开具抗抑郁或抗焦虑的药物，而从未考虑甲状腺功能的问题。一些患者甚至被误诊为躁郁症或精神分裂症并住院治疗，而实际上他们正承受着来自甲状腺功能失调的折磨。

另一种普遍发生的事情是，善意的医生会对患者进行甲状腺疾病的检测，但是检测结果却显示正常。这是因为在很多时候，医生没有采用综合性的检测或者没有正确解读检测结果。这就是为何我一直要求我的患者请求他们的医生对其进行专门的综合性检测，并索要自己的实验室检测结果的副本，以确保他们得到正确的诊断。接下来的部分我将会讲述用于诊断桥本甲状腺炎的检测类型。

最重要的甲状腺检测

血液检查、甲状腺超声检测以及甲状腺腺体活检都能用于诊断桥本甲状腺炎。血液检查对大多数人而言最为简单易行，如果进行了正确的检测，那么经常能够发现自身免疫性甲状腺疾病的存在。

大多数的这类检测都在医疗保险的覆盖范围内。如果医生不为你安排这些检测，你可以自掏腰包并通过直接面向消费者的实验室购买服务自行完成检测。想获得更多信息并打印最有帮助价值的检测清单和桥本甲状腺炎的治疗指南，请登陆以下网址：www.thyroidpharmacist.com/action。

促甲状腺激素

促甲状腺激素检测被用于甲状腺功能的筛查。如果你觉得自己存在甲状腺炎的症状，这项检测就是医生通常会为你进行的检测项目。促甲状腺激素是一种垂体激素，当机体察觉循环系统中甲状腺激素的水平偏低时，垂体就会向身体发送信号以生成更多的甲状腺激素。在未经治疗的甲状腺功能减退患者中，你经常会发现促甲状腺激素水平的异常升高，而在未经治疗的甲状腺功能亢进患者中会出现促甲状腺激素水平的异常偏低。促甲状腺激素的检测是一种能够查出甲状腺长期异常的好方法，但不幸的是，它无法总能捕捉到桥本甲状腺炎的早期踪迹，只有当病情发展到非常晚的阶段，甲状腺出现了明显的损伤，并且甲状腺腺体不能充分代偿并分泌足量的甲状腺激素的时候，这种检测才有作用。

在桥本甲状腺炎的早期阶段，患者的促甲状腺激素水平可能会在两种极端情况之间波动，有时候甚至会产生正常的读数。在你经历甲状腺症状的困扰时，你的促甲状腺激素水平值可能很多年都是正常的。经常会有患者来找我，并表示他们已经将自身的症状，诸如体重增加、身体疲乏以及常年脱发等告诉了医生，但他们的甲状腺筛查测试结果一再显示为正常。

促甲状腺激素检测的部分问题可以追溯到科学家最初为健康个体设定正常的促甲状腺激素水平范围之时。他们无意中将老年患者和其他存在甲状腺功能损伤的患者的数据囊括在内，从而导致得出的参考范围过于宽松。基于这个不准确的参考范围，甲状腺激素水平偏低的患者经常会被告知其甲状腺检测结果是正常的。

许多实验室仍然在使用 0.5~5.0 μIU/ml 这一宽松的参考范围，由此导致在提交给内科医生的报告中所有处于该范围的数据都被认为是正常的。绝大多数内科医生只会寻找报告中处于正常参考范围之外的数据，而对于新的指导原则可能并不熟悉。因此，许多医生遗漏了促甲状腺激素升高的患者。这就是你应当始终向内科医生索要任何检测结果副本的原因之一。

好消息是，随着人们对甲状腺功能了解得更为深入，促甲状腺激素的参考范围已经走在了改变的道路上。近些年，美国国家临床生物化学学院（National Academy of Clinical Biochemistry）指出，95%的没有甲状腺疾病的个体，其促甲状腺激素的浓度低于 2.5 μIU/ml，美国临床内分泌医师学院（American College of Clinical Endocrinologists）则重新定义了一个参考范围：0.3~3.0 μIU/ml。功能医学医师则进一步将没有服用甲状腺激素类药物的健康者的正常参考范围界定在 1.0~2.0 μIU/ml。

即使有了重新定义的正常参考范围，促甲状腺激素的筛查检测也只能捕捉到高级阶段桥本甲状腺炎的踪影，因为机体在甲状腺功能障碍的初始阶段仍然能够获得代偿。此外，参考范围是考虑了 95%的人群后取得的平均值，这意味着，如果你处于另外的 5%范围内，即使你的促甲状腺激素水平值在正常范围内，你依然有可能出现甲状腺功能减退或甲状腺功能亢进的症状。所有医生都知道这句老话：“你要对患者负责，而不是对实验室报告负责”，但遗憾的是，传统西医很少会遵循这则建言。

当我的促甲状腺激素水平值是 4.5 μIU/ml 时，我被告知自己的甲状腺是正常的，然而我却精疲力竭、健忘、一撮一撮地脱发，并且每天晚上要裹上两层毯子（我生活在温暖的南加州）足足睡 12 个小时。在我得到诊断之前，我与持续恶化的甲状腺症状斗争了将近 10 年。我经常会想自己会不会疯掉。

我希望我当时知道自己的身体中正发生着什么——我患有一种持续损伤自己甲状腺腺体的自身免疫性疾病，而正确的治疗方法和生活方式不仅可以缓解我的症状，还能够防止我的甲状腺受到进一步的损伤。然而，在我被另一位医生检测出甲状腺抗体含量达到了 2000 IU/ml 以上之后，我又花费了差不多 2 年时间才被确诊患有桥本甲状腺炎！

TPO 抗体和 TG 抗体

对于桥本甲状腺炎而言，最好的检测是那些能够测量甲状腺抗体含量的血液检测，以指示针对甲状腺腺体的自身免疫反应。

有两种抗体的含量会随着桥本甲状腺炎的发生而升高：

- 甲状腺过氧化物酶抗体（TPO 抗体）；
- 甲状腺球蛋白抗体（TG 抗体）。

许多桥本甲状腺炎患者存在这两种抗体或其中的一种升高的情况。甲状腺抗体的水平越高，发生明显的甲状腺功能减退以及出现更多自身免疫性疾病的可能性就越高。患有格雷夫斯病（Graves' disease）和甲状腺癌的患者可能存在甲状腺抗体升高的情况，其中包括甲状腺过氧化物酶抗体、甲状腺球蛋白抗体以及促甲状腺激素受体抗体。

虽然在没有甲状腺疾病的正常个体中也可能存在少量的抗体，但是升高的甲状腺抗体水平表明免疫系统已经将甲状腺腺体作为了破坏的靶标。本质上，它们是疾病进展的标识物。抗体含量越高，对甲状腺腺体的攻击越猛烈。

传统西医往往不会为桥本甲状腺炎患者提供抗体水平的检测，除非其促甲状腺激素水平出现了升高，这种做法是有问题的，因为在促甲状腺激素出现变化之前，抗体含量的升高可能已经存在数十年了。医生曾经对甲状腺抗体含量增加但尚未出现促甲状腺激素水平升高的患者得出了两个结论：他们可能不会出现任何症状，并且为他们做任何事情都是徒劳的。我们现在知道，这两个结论都是不正确的。新的研究表明，甲状腺抗体的出现会导致诸如焦虑、疲乏以及全身感觉不适的症状，而生活方式的干预则被证明可以减轻症状、降低抗体水平。

当前的医学报告指出，80%~90%的桥本甲状腺炎患者存在甲状腺过氧化物酶抗体水平升高的情况。尽管如此，威斯康星大学多学科甲状腺诊所的细胞学检测（我接下来会介绍这种检测）显示，在桥本甲状腺炎阳性的患者中，只有一半患者存在甲状腺抗体水平升高的情况。尽管当前的公共卫生评估将美国桥本甲状腺炎的发生率设置在 1%~2%的范围内，但据研究人员估计，美国实际患有桥本甲状腺炎的人口达到了 13.4%，这表明我们需要更为先进的诊断方法来确诊该疾病。

甲状腺超声检测

在患者血液中没有探测到甲状腺抗体的情况下，甲状腺超声可以帮助确定诊断结果。临床医生发现，即使患者没有表现出抗体阳性，甲状腺超声也能够将与桥本甲状腺炎相关的变化（比如微结节和甲状腺组织密度的特征性改变）呈现在可视的图像中。

是的，这意味着，即使你的甲状腺抗体检测结果是阴性的，你也可能患有桥本甲状腺炎。研究人员曾经认为，在桥本甲状腺炎患者中，90%的人存在甲状腺过氧化物酶抗体水平升高的情况，80%的人存在甲状腺球蛋白抗体水平升高的情况。但新的研究表明，有 10% ~50%的桥本甲状腺炎患者可能没有出现阳性的抗体检测结果。在这种情况中，可能存在一种攻击性较低的桥本甲状腺炎类型，它也被称为抗体阴性或血清反应阴性的桥本甲状腺炎。

在许多案例中，即使患者的甲状腺抗体检测结果不是阳性的，甲状腺超声也可以指示桥本甲状腺炎的存在。但是，超声检查也不总是明确的。

细胞学检测

在细胞学检测中，一根非常细的针管经颈部皮肤被插入甲状腺腺体中，并将甲状腺细胞取出。甲状腺细胞接下来会被置于显微镜下进行检查，以显示其是否表现出了桥本甲状腺炎的迹象。因为该诊断方法相比标准的血液检测更具侵入性，所以通常只用于甲状腺结节良性或癌性的检查，而不是用于诊断桥本甲状腺炎。此外，即便是如此先进的检测手段也会遗漏桥本甲状腺炎，因为细胞学检测中只有少量的细胞被取样，但并非每个甲状腺细胞都具有桥本甲状腺炎的表征。

我的朋友艾伦•克里斯蒂安（Alan Christianson）医生，一位世界知名的甲状腺医师，他总是说："各种检测手段都会漏诊桥本甲状腺炎。除非你在显微镜下检查了每一个甲状腺腺体细胞，否则你无法完全排除桥本甲状腺炎。这就是为什么倾听患者的表述是十分重要的。"因此，即便实验室检测给出了结果，我仍会鼓励每位患者寻找一名能够考虑其症状的医生进行合作。

游离 T3 和游离 T4

甲状腺腺体可生成多种激素，包括 T1、T2、T3、T4 和降钙素。其中最具活性的甲状腺激素形式是 T3，其次为 T4。当它们具有活性并于体内循环时，它们被称为游离 T3 和游离 T4，可通过血液检测进行定量。当游离的 T3、T4 水平偏低而你的促甲状腺激素水平处于正常范围时，可能会导致医生怀疑你患上了一种罕见类型的甲状腺功能减退症——中枢性甲状腺功能减退症。这些激素检测有时会对诊断提供帮助，并且经常有助于确定甲状腺激素类药物的正确使用剂量。这些检测间的关联将会在第 8 章中进行更为深入的讲解。

桥本甲状腺炎的 5 个阶段

理想情况下，患者在被诊断出甲状腺功能减退之前就可以诊断出桥本甲状腺炎——这样甲状腺功能减退的风险就是已知的，而且有机会识别出免疫系统攻击甲状腺的深层原因。桥本甲状腺炎存在 5 个发展阶段，这就意味着，在发生甲状腺功能减退之前，存在数个可以阻断病情发展的节点。为了便于参考，我列出了疾病发展的这 5 个阶段，以及你可以在不同阶段采用的常规医疗方法。

- **阶段 1：** 患者存在发生桥本甲状腺炎的遗传倾向，但没有表现出任何症状。他们还没有暴露于必要的自身免疫性触发因素中，因此他们的甲状腺功能处于最优状态，没有任何针对腺体的免疫攻击迹象。他们没有任何甲状腺症状，而且除了遗传倾向外，他们不存在任何桥本甲状腺炎的迹象。基于我将在第 4 章提到的证据，我得出了一个结论，即拥有遗传倾向的人在遭遇特定的触发因素时，会有高达 80% 的人发生桥本甲状腺炎。尽管科学家已经确定了一些易感基因，但需要注意的是，对致病基因的识别研究仍处于发展过程中，而且基因并不决定我们的命运。
- **阶段 2：** 这是自身免疫攻击甲状腺的起始阶段。尽管在此阶段，甲状腺抗体的检测可能表现为阳性，但是所有其他的甲状腺血液检测结果仍会被认为处于正常范围之内。也就是说，处于阶段 2 的患者可能已经存在较重的症状。没有为患者安排高级检测的医生常会将此阶段的患者误诊为焦虑或抑郁，甚至给他们贴上抑郁症的标签。
- **阶段 3：** 在这个阶段，我们会看到甲状腺腺体衰竭的发端，这也被称为亚临床甲状腺功能减退症，甲状腺不再能对自身免疫攻击进行代偿。我们实际上可以对传统甲状腺检测结果的变化进行量化分析——最显著的变化就是，促甲状腺激素水平开始出现轻微的升高。除非患者恰好出现了较重的症状、妊娠或者试图怀孕的情况，抑或是由较为开明的医生开具了人工合成的甲状腺激素类药物，否则在此阶段的传统处理方法只能是观察和等待，直到甲状腺将患者消耗殆尽。已经过了排卵期的女性在此阶段接受相关治疗的可能性最小，因为促甲状腺激素水平被认为会随着年龄的增长而升高。

- **阶段 4：** 在此节点，桥本甲状腺炎会引起显著的甲状腺腺体衰竭。甲状腺不能再产生足够的激素，并且由于晚期的甲状腺损伤而无法进行代偿。这也是大多数患者因其明显的症状和远超正常范围的实验室检测结果而得以确诊的阶段。他们的检测结果会显示出促甲状腺激素水平的升高以及 T3 和 T4 水平的降低。大多数患者可能会获得一张人工合成甲状腺素的药方，里面包含左旋甲状腺素——甲状腺合成（Synthroid）、莱沃克斯（Levoxyl）以及来自其他品牌的产品。
- **阶段 5：** 这一阶段病情会发展到产生其他的自身免疫性疾病——诸如红斑狼疮、风湿性关节炎、干燥综合征、银屑病以及其他疾病——的程度。

理想情况下，患者应在阶段 2 期间得到确诊，以便生活方式干预和甲状腺激素能够阻止和逆转病情的发展，并消除相关的症状。有关研究发现，在患者出现甲状腺功能的损伤之前，反映桥本甲状腺炎的甲状腺抗体可能已经存在了 10 年之久。我怀疑它们升高的时间可能更久，患者可能要花费数十年才会意识到，因为促甲状腺激素筛查检测的不充分，他们已患有甲状腺功能减退症多年。

早期诊断的重要性

理想情况下，我们应该在大量的甲状腺组织受到损伤之前就监控到甲状腺抗体的存在。这样我们就可以找到自身免疫性攻击的疾病根源，减缓、减少甚至消除针对甲状腺的自身免疫性攻击。

确定自己的触发因素能够帮助减缓并在一些情况下中止自身免疫对甲状腺腺体的破坏。这会在许多年内防止出现不适的感觉、防止对甲状腺激素类药物的依赖以及出现更多的自身免疫性疾病。

尽管一些患者的甲状腺组织能够再生并摆脱对甲状腺激素类药物的依赖，但是组织再生的速率并不是始终可以预测的，而且毫无疑问，阻止甲状腺损伤要比修复腺体容易得多。

患有一种自身免疫性疾病会将我们置于罹患其他自身免疫性疾病的风险之中，因此解决桥本甲状腺炎的疾病根源会有助于防止其他自身免疫性疾病的发生。此外，一些研究表明，减少甲状腺抗体的触发因素也可以预防甲状腺癌的发生。

桥本甲状腺炎的治疗方法

正如讨论的那样，桥本甲状腺炎的标准治疗方法是服用一种人工合成的甲状腺激素类药物。一旦患者发展到了甲状腺功能减退的高级阶段，左旋甲状腺素是治疗桥本甲状腺炎最常见的处方药。这是一种人工合成的甲状腺激素类药物，当我们自身的甲状腺腺体不能产生足够的激素时，它被用作内源性甲状腺激素的替代品补充治疗。

尽管这种药物能够帮助许多患者并缓解他们的症状，但是并不能解决潜在的疾病根源。人工合成的甲状腺激素类药物经常会出现医生给出的剂量不正确、患者错误服用以及我们的身体不能充分利用（由于身体将药片中存在的 T4 形式的激素转化为生理上更具活性的 T3 激素的功能存在问题）药物的问题。这就是许多患者在开始服用药物之后，还要继续与脱发、脑雾、体重增加、抑郁以及疲乏等甲状腺症状进行斗争的原因。

作为这一领域的专家和注册药剂师，我将分享一些从甲状腺激素类药物中获得最大效益的方法。在第 8 章中，我会围绕优化当前的用药策略以及一些鲜为人知但常常有助益的方法进行讨论。

与甲状腺腺体出现晚期损伤的患者会被开具甲状腺激素类药物的情况相比，处于桥本甲状腺炎早期阶段的患者只是被告知观察和等待，而被拒绝给予甲状腺激素替代药物，但事实是，在阶段 2 这样的早期阶段给予甲状腺激素类药物能够帮助患者减轻症状并使甲状腺功能得到保护。相反的，患者会被推荐使用诸如抗抑郁药（用于治疗心情不佳和疲乏）或兴奋剂（用于治疗脑雾、超重和疲乏）类药品。这些药物不能作用于深层的病因，也不同于甲状腺激素，它们通常不是必需的，并且可能产生副作用。

需要注意的是，本书中的治疗方案并不是用来替代甲状腺激素类药物和标准治疗方案的，而是作为一种帮助你处于最佳状态，并通过优化用药将用药量控制在最小剂量的补充方法。你可以依据本章末尾提供的评估量表，评估你正在经历的甲状腺激素失衡带来的诸多症状，你需要查阅第 8 章内容以获得更多关于与医生合作优化自身甲状腺激素水平的指导。

你应当考虑手术治疗桥本甲状腺炎吗？

当前有一项临床试验正在进行之中，用以确定摘除甲状腺腺体是否能够带给桥本甲状腺炎患者更好的生活质量。尽管摘除甲状腺腺体会促成甲状腺抗体的消失和对甲状腺攻击的中止，但这并不能保证免疫系统不会攻击另一个器官。毕竟，即使是甲状腺被摘除，免疫失衡这一甲状腺遭受攻击的根源仍然存在。此外，摘除甲状腺后只能终身服用药物。随着许多患者通过改变生活方式取得了缓解桥本甲状腺炎的巨大成功，我认为摘除甲状腺腺体应该是最后才要考虑的手段。

后续步骤

我们已经把桥本甲状腺炎的诸多症状审视了一遍，现在让我们来看看你的症状吧。在开始执行治疗方案之前，你应首先完成这份评估，这有助于我们追踪你开始实施生活方式干预后的进展。基础方案对缓解大多数症状都有帮助。疲劳、情绪不佳和胃部问题可能是你最先要解决的症状，而头发再生和体重减轻则可能是一个更为渐进的过程。

甲状腺症状评估

你存在下列哪种甲状腺炎症状？

将你的症状表现分为 1~10 级，1 意味着你完全没有出现症状，10 则意味着你的症状已经严重影响了你的生活方式，而 n/a 意味着它对你不适用。我建议你在完成每套方案之后重新返回这份评估表，以追踪你的症状改善情况

疲劳 / 嗜睡	1 2 3 4 5 6 7 8 9 10 n/a
脱发	1 2 3 4 5 6 7 8 9 10 n/a
畏寒	1 2 3 4 5 6 7 8 9 10 n/a
无法减轻体重	1 2 3 4 5 6 7 8 9 10 n/a
悲伤 / 抑郁	1 2 3 4 5 6 7 8 9 10 n/a
脑雾 / 健忘	1 2 3 4 5 6 7 8 9 10 n/a
关节痛	1 2 3 4 5 6 7 8 9 10 n/a
痤疮	1 2 3 4 5 6 7 8 9 10 n/a
面部浮肿	1 2 3 4 5 6 7 8 9 10 n/a
反酸	1 2 3 4 5 6 7 8 9 10 n/a
胃痛	1 2 3 4 5 6 7 8 9 10 n/a

（续表）

甲状腺症状评估	
你存在下列哪种甲状腺炎症状？	
日间困倦	1 2 3 4 5 6 7 8 9 10 n/a
易怒	1 2 3 4 5 6 7 8 9 10 n/a
心悸	1 2 3 4 5 6 7 8 9 10 n/a
夜间盗汗	1 2 3 4 5 6 7 8 9 10 n/a
情绪不稳	1 2 3 4 5 6 7 8 9 10 n/a
体重减轻	1 2 3 4 5 6 7 8 9 10 n/a
神经过敏	1 2 3 4 5 6 7 8 9 10 n/a
焦虑	1 2 3 4 5 6 7 8 9 10 n/a
燥热	1 2 3 4 5 6 7 8 9 10 n/a
无法入眠	1 2 3 4 5 6 7 8 9 10 n/a
淡漠 / 感觉麻木	1 2 3 4 5 6 7 8 9 10 n/a
眩晕	1 2 3 4 5 6 7 8 9 10 n/a
恶心	1 2 3 4 5 6 7 8 9 10 n/a
你还有什么其他症状？	

治疗计划

现在你已经整理出了一份自身症状的清单，是时候创建一个治疗计划了。第 3 章我们将会讲解，如何通过疾病根源分析法帮助你消除症状，并通过解决疾病根源逆转病情。

第3章

疾病根源分析法如何帮助你恢复健康

尽管桥本甲状腺炎的起源是难以理解的，但是重新获得健康并不会如此复杂。过去这些年中我学到的最重要课程之一就是，虽然每位患者的桥本甲状腺炎症状各不相同，但对所有人都有效的治疗方案是存在的。你将在《桥本甲状腺炎90天治疗方案》一书中学到一些这样的方法，它们可以为你提供一条清晰简明的途径，用以减轻并消除许多普遍的症状。

过去数年间，我专注于为桥本甲状腺炎患者提供治疗，这种专注让我能够简化在我的第一本书中介绍的疾病根源分析法。对桥本甲状腺炎的了解越多，我就越发认识到，只要按照特定的顺序解决潜在的问题，症状就能够得到极大的改善。我们会从一般性的漏洞——比如肝解毒能力受损、应激激素失衡和消化不良——着手，然后再深入解决个性化的触发因素，比如感染等触发因素。

首先，我们必须找到身体的“阿喀琉斯之踵”，或者说身体的弱点。当身体没有被正确地养护，处于压力过大或者暴露在毒素中的时候，这些弱点就会显露出来，进而导致营养缺失、食物敏感症、炎症反应、应激反应损伤、无法正常排毒、肠道渗透性改变等症状，并造成机体丧失调节和修复自身的能力。这就是我的基础方案主要关注添加支持性的营养强化剂，同时消除常见的日常压力和炎症来源，以使你的身体变得更强壮、拥有更强的恢复力的原因。大多数患者在经过添加营养和消除环境压力的短期调理后，病情有了明显好转。

在解决了这些一般性的漏洞后，我们就可以执行高级治疗方案，专注于识别和消除明显的、每个患者自身较为独特的触发因素，优化甲状腺激素的水平，并在必要的时候进一步调节营养需求和日常压力。

尽管了解可能导致桥本甲状腺炎发生的潜在触发因素对你来说很重要，但在本书中我要先保留触发因素的调查研究内容，以待后面讨论。我与桥本甲状腺炎患者的合作经验业已证明，专注于众多的触发因素会使患者陷入分析麻痹的状态，有时候尝试理解并探索所有潜在的触发因素不仅不会加快，反而会延迟你的恢复。完全专注于探究而不是亲身实践是非常诱人的，然而实践才能让你的身体更快地好转。因此，我希望你开始将我们证明有效的众多解决方案付诸实践，而非关注可能存在的问题。

当我们开始执行高级策略时，我会指导你对触发因素进行更为深入的剖析，此时你将进行一系列的评估，结果会告诉你，你是否需要使用后面更为专门的方案。

可能分析这些独特的触发因素有些令人望而却步，但是我发现，这些独特的触发因素通常可归为三大类：压力、感染和毒素。

并不是每个桥本甲状腺炎患者都会经历潜在的感染并在将其消除后才能从病症中恢复或得到缓解。但是如果你确实存在感染，要彻底查明感染的原因，你需要做一些检查工作，并要经常咨询医疗卫生专家、安排大量的实验室检测以及服用昂贵的药物或补剂（不幸的是，由于“实验”的性质，上述积极措施中的部分或全部并未被纳入医疗保险的范围之内）。

一定程度上来说，每个人体内都存在毒素。我们所处的现代世界中充满毒素，因此它们是不可避免的。可接受的毒素和有害毒素之间的区别有以下几点。最重要的一点是身体中现存毒素的水平。身体中的毒素负荷越高，毒素越有可能干扰我们的免疫功能和内分泌功能。另一个要点是每个人对毒素的敏感性。当某人存在易感基因或其他对毒素极其敏感的诱发因素时，即使此人体内或环境中的毒素含量很少也会致其患病。

我有意让你在处理感染和毒素之前专注于一般性的漏洞，是因为有时候修复这些漏洞可以帮助你克服独特的触发因素，而无须采取任何额外的干预措施。此外，跳过基础方案直接处理触发因素可能会导致毒素的再循环和重复感染。基础方案会首先关注修补你体内可能存在的任何漏洞，然后你就能通过解决触发因素完成收尾工作。每个桥本甲状腺炎患者，无论他们的疾病根源是什么，都能够通过完成三项基础方案获得基本层面的改善，并从中获益。

根源反思：你生病之前发生了什么？

每当我与一名新患者合作时，我们会做一个系统的调查，揭示导致其生病的潜在触发因素和加剧病情发展的因素。这样做的目的是确定致病因素，以便我们可以加快转向健康的道路。

2015 年，我在我的读者群体中做了一项调查，我向所有人问了同一个问题：在你们开始感觉不舒服之前，你们身上发生了什么。根据这些信息，我想看看能否从中发现最常见的触发因素。在我收到的两千多个答复中，压力是最常见的答案，但是也有其他一些可能有助于桥本甲状腺炎诊断的元素和经验。我在此与你分享这份列表，帮助你探究自己的触发因素。

以下是读者在他们开始感觉不适之前报告的生活事件。

69% 压力很大

23% 生孩子

20% 搬新家

17% 亲人过世

11% 由埃–巴二氏病毒（Epstein-Barr Virus，简称 EB 病毒）导致的单核细胞增多症

11% 暴露在毒素中

8% 大量牙医工作

6% 交通事故

5% 房屋改造

4% 食物中毒（潜在的肠道感染）

4% 可能暴露在蜱咬引起的莱姆病环境中

2% 隆胸手术

你可以从中看到，对那些带有易感基因的人来说，存在多种可以诱发自身免疫性反应的因素。虽然这些触发因素看上去很多样，但当我们退后一步时，我们会发现，它们都与压力、感染和毒素有关。整体来看，压力、感染和毒素是致病的三大因素。

你生病之前发生了什么呢？

更多关于致病因素反思的摘录内容，可以登录 www.thyroidpharmacist.com/action 网站下载。

基础方案

作为疾病根源分析法的第一部分内容，基础方案专注于强化你的身体以恢复机体正常的自我修复能力。我们将会通过以下措施达成这一目的：用真正的优质食物滋养你的身体；去掉反应性食物；补充身体可能缺少的矿物质和维生素；使身体处于一种放松、康复的状态；支持机体自身的自然免疫进程和防御能力。

这些干预措施都属于生活方式的调整。与花费很多钱用于购买激素类药物相比，这些干预措施实施起来成本低廉，但需要你付出努力与承诺。好消息是，大多数患者在开始改变生活方式之后，很快就感受到了好转，某些患者甚至只是对身体的自愈能力提供了一些支持，就使其桥本甲状腺炎的症状得到了缓解。

你的身体将会通过以下三种方案得到强化。

- **肝脏支持方案：**这个为期两周的开局将会引导你清除潜藏在日常生活中的毒素，帮助你的肝脏将这些毒素排出体外。对于任何一名服用补剂存在困难或正与当前症状进行斗争的人来说，这两方面内容都很关键。大多数患者只是完成了其中一个步骤就看到了巨大的改变。
- **肾上腺恢复方案：**在此，你会学习如何维持自身的应激激素水平，并拥有可以帮助身体转入再生过程的心态调整与减压技术，从而让你变得更加强壮、具有更强的恢复力。
- **肠道平衡方案：**在最后这项基础方案中，我会教给你如何优化自身的肠道健康状况，并让肠道内的细菌和微生物保持平衡，以便你能够从内部开始恢复。

你可能想知道，为何在桥本甲状腺炎患者经常存在肠道问题的情况下，我们会从肝脏开始着手。尽管我自己的治疗以及我的早期患者的治疗并不是从肝脏的支持开始的，但在一段时间的实践后我发现，强化肝脏的功能绝对是最有成效的启动方案。

我曾经首先寻找最为明显的疾病根源和机体失衡状况，并对其进行处理，但是有时候需要花很长时间才能看到改善的出现。而当我让患者以肝脏支持方案起始治疗时，我发现大多数的患者只须短短数周时间就感受到了好转，其中包括那些已经同其他医生合作了数月甚至数年的患者。在应用肝脏支持方案的两周内，我看到了，患者在多重化学物质敏感性、激素失衡、皮疹、关节痛、情绪波动、疲乏和脑雾症状方面获得的改善，比我在早期让患者专注于识别触发因素时每次耗费数月时间获得的改善要显著得多。

基础治疗

简而言之，我们的重点是以食为药（我更喜好称之为食物药理学），并结合针对性的补剂和生活方式的改变，通过执行基础治疗方案恢复健康。

基础方案将会向你介绍治疗过程中需要进行调整的针对性干预措施，并调整每个阶段中的补剂和营养需求。该方案还会向你介绍 3 种饮食方式（疾病根源内源食谱、原始饮食和自身免疫食谱），搭配治疗方法一起使用。尽管每个方案都是独特的，但是它们具备以下共同的核心概念。

- 它们都限制反应性食物和加工食品，如谷蛋白、乳制品、大豆、咖啡因和糖。
- 它们都富含蔬菜——饮食中要包括 25% 的肉类和 75% 的蔬菜，你每天应达到 6 杯蔬菜和水果的目标。
- 它们都强调食用低升糖指数的食物，以帮助平衡血糖和肾上腺问题，它们经常与桥本甲状腺炎有关。这需要将水果限制在每天少于两份的量。
- 它们都建议食用种类丰富的食物，并经常轮换。如果你存在肠漏，无论你的健康状态如何，反复进食相同的食物都会导致肠道对这些食物产生敏感性。轮换食用不同食物是防止产生新的食物反应并改善营养供应的最佳方式。
- 它们都强调营养密度的重要性。你的目标是从有机肉类和蔬菜、果蔬汁、绿果汁、骨头汤、动物肝脏、发酵食品和明胶食品中获取食物。
- 它们都建议限制食用海带，因为其具有免疫调节能力且含碘量高。
- 它们都提醒你要进食富含健康脂肪的食物，用以维持头发、皮肤和血糖的正常。

现在，每一个向我寻求帮助的桥本甲状腺炎患者在执行其他任何治疗方案之前，都会首先从肝脏支持方案开始。肝脏支持方案已经成为我的独家秘方，它能在短短 1 周之内帮助我的绝大多数患者感受到明显的好转。

高级方案

第二套方案专注于识别和解决你自身的独特的触发因素。你可能会在网络上看到有人声称，谷蛋白是他们唯一的致病根源，与这些报告相反，绝大多数人的致病根源是多重的。桥本甲状腺炎经常表现为食物敏感症、应激处理能力受损、处理毒素存在困难、肠漏、甲状腺激素缺乏、感染以及营养缺乏的组合。患者可能不知道的秘密就是，为了能够正确且有效地解决触发因素，你需要按顺序强化自己的身体。

以下是我们将要在高级方案中介绍的内容（重要提示：这些方案要根据需要执行——为了获得好转，并非每个人都需要完成所有的方案）。

- **甲状腺激素优化方案：**我会逐步介绍最重要的实验室检测，帮助你看懂你的实验室检测结果。此外，该方案会解决用药的问题，包括使用哪种药物、如何及何时服用它们、用药剂量以及如何在药物间进行转换这些患者普遍关注的问题。我们同样会讲解帮助你促进自身甲状腺腺体组织再生的方案。如果你还没有服用甲状腺激素类药物，并且你的甲状腺症状评估分数很高，你可以优先考虑本章介绍的干预措施。
- **营养与营养素控制方案：**我们会对营养与营养素进行更为深入的探讨，帮助你找出任何遗留的敏感性问题或身体缺陷，并解决如何正确补充营养的问题。
- **创伤性压力克服方案：**我们会探讨应激功能紊乱的深层原因，以及如何对其进行检测，如何最终将其治愈的方法！
- **感染处理方案：**我们会深入探讨慢性感染——其经常通过分子拟态触发桥本甲状腺炎——如何对其进行检测，以及如何对其进行治疗。我将在此与你分享我与患者合作得出的天然的、草本的、饮食的以及药物的治疗方案。
- **毒素清除方案：**我会帮助你识别食物和环境中仍然对你存在影响的毒素。我们也会帮助你寻找任何可能存在的牙科触发因素，并告诉你解决它们的方法。这些因素常常会被忽视，但其实它们非常重要！

基于疾病根源的成功指南

正如我建议你准备一本日志，坚持记录你使用的干预措施和取得的进展那样，多年来我一直坚持对患者取得的进展做记录，以发现最为有效的调理方式——当你开始执行下一章的方案时，你将要根据记录结果采取行动。

不过，在你开始之前，我想与你分享我所遇到的其他成功指南，即心态调整建议和通用指南，我认为它们会对你有所帮助。

使用你能用的内容，把其他的都扔掉。我把我写的这本书当作一份参考以及一份治疗方案，希望它能够帮助尽可能多的桥本甲状腺炎患者。这意味着，对你们中的部分人来说，这里的有些内容会用不上，而对另外一些人来说，这里的内容可能还不够。虽然我建议所有人都要遵循基础方案，但大多数的患者没有必要实施本书中的每一条建议。

我在写这本书时有意保留了部分调查与研究内容未写入书中。关于桥本甲状腺炎，我可以轻松地写出一部上千页的著作，但是我想让本书更方便患者使用。我的前一本书《桥本甲状腺炎：通过改变生活方式消除病症》深入探究了有关的研究和理论内容，并提供了一种更为全面的视角。想要在本书中涵盖全部的内容并让其便于读者使用是难以实现的，因为内容实在是太多了！

让我成为你的桥梁。你也许已经注意到了，我是一名药剂师，一名治疗方法不依赖于药物的药剂师。这么做主要是因为传统西医中不存在一种逆转我的桥本甲状腺炎病情的答案，所以我研发的解决方法是围绕自然医学的实践内容建立的。这并不意味着药物不存在合适的用药时间、用药地点和用途。事实上，传统的西方医学、自然医学、综合医学以及功能医学的方法都能够在维护健康方面发挥重要作用。重要的是，你要保持开放的思维，选择适合你的方法。

我就曾经缺少这种开放的态度。我曾对使用任何未经美国食品药品监督管理局认可的饮食、补剂和检测持谨慎态度；我曾认为美国食品药品监督管理局通晓一切。但是，多年的公共卫生实践、自我实验以及看到患者在应用了所谓的“未经认证”的方法并切实获得好转的事实后，我彻底改变了之前的认识。

同样，我也在自然医学的世界中见到了一些危险的做法。我目睹过医疗从业者告诉患者，在其面临潜在生命威胁的情况下放弃使用药物，或者暗示患者，如果他们认定自己没有患病，他们就会痊愈。我也见过声称包治百病的饮食食谱、补剂和相关计划，实则都是些不负责任而且很危险的做法。

我并不认同教条。我认为教条是危险的。实际上，我经常告诫我的患者，不要成为单一治疗哲学的殉道者。根据我的经验，一种综合性的、以患者为中心的治疗方法通常才是最有效的方法（同样也是最体贴的方法，因为其不会延长不必要的痛苦）。这意味着，面对一名声称只有一种方法可以使你的病情获得好转的医生，你要坚持询问该方法是否是“只能用药物”“只通过饮食”或者“只用某种补剂”。事实是，帮助每位患者好转并恢复健康的方法并非只有一种。每个人都是不同的，并且他们在旅程中需要不同的干预措施。

应大家的要求，我列出了对我的患者最有助益的饮食方案、食谱、补剂、检测以及所用药物的具体清单。这并不是说，来自其他医生的治疗方案就没有作用，但是我建议你只接受那些拥有成功治愈桥本甲状腺炎患者的经验，并且为你所信任的医生的指导。

在我的工作中，包括在本书的内容中，我尽我所能在传统西医与自然医学之间搭起一座桥梁，并从双方获取最佳的内容，以向你提供最安全、最有效的方法，帮助你获得好转。就让我来成为你通往健康之路的桥梁吧！

动力必须源于你自己。尽管本书、一位医生或者一位健康教练都可以准确地告诉你，获得好转需要做什么，但取得好转所需的动力必须源于你自己。本书设计的内容是基于我的患者所付出的努力，以及众多患者在我的为期 12 周的桥本甲状腺炎自我管理计划中取得的巨大成功。每位疾病根源反抗者的社群成员在从这项计划中离开时，都带走了可以缓解其桥本甲状腺炎病症的必要信息。但是，只有积极执行我们在此讨论的改变措施的人才能成为成功的典范。

耐心和坚持是必要的。你的健康不会因为任何一本书、一堂课程或一次咨询而发生改变。你只有不断努力、深入探索，变化才会发生。随着你开始执行我在本书中拟订的方案，你将不仅能够创造一个更好的自己，而且也会帮助你身边的人创造更加美好的生活。

需要注意的是，大多数的桥本甲状腺炎患者存在多重疾病根源，并非只有一种。这意味着，你的治疗过程中可能会存在相当多的试验和错误，你需要像剥洋葱一样层层深入才能接触到问题的核心。书中的治疗方案会引导你完成这一剥洋葱的过程，但这需要你表现出足够的毅力和耐心，因为这是你的独特身体系统创造属于你自己的战胜桥本甲状腺炎的故事所必不可少的。

要记住，你最了解你自己，而且你最有发言权。是否对你的症状、干预措施和不良反应进行追踪，以及如果你的健康状况出现了任何需要医疗护理的变化时是否要大声说出来，都取决于你自己的决定。当你正在服用任何药物时更是如此。要记住，你最了解你自己，请务必运用常识。如果你认为医生的建议并不起作用，请大声说出来！如果本书中的方法让你感觉更糟糕而非更好的话，你要听从自己的身体并终止不适合你的治疗方法。

从基础方案开始，并在你做好准备后加入高级方案。基础方案被设计出来为你提供恢复所需的坚实基础，并能在许多情况下促成症状和病情的完全缓解。如果你认为自己的病情比较严重，你可以在完成基础方案后开始着手高级方案。但是，为了得到最好的结果，请注意在清除毒素的问题上，基础方案是高级方案的先决条件。

实现康复的梦想

我曾听过这样一种说法“一个健康的人会有一百个梦想；一个失去健康的人则只有一个梦想”。我不知道你正在应对什么具体的症状，或者你承受病痛的折磨已有多久，但是我知道，桥本甲状腺炎会让你感觉自己怀揣着梦想被独自困在了一个没有出口的漆黑洞穴中，而且你没有精力将你的梦想放飞到外面的世界。我想让你知道，在隧道的尽头是有光亮的。你不需要再承受痛苦，感觉自己好像正在失去生命。我已经分享了一些改进的统计资料，但我更愿意与你分享几个患者的故事，他们都已经恢复了健康并在努力追逐自身的梦想！

其中一人是我的患者苏珊，46 岁，她承受来自多重化学物质过敏症的折磨已长达 10 年之久，并为克服桥本甲状腺炎已经努力了 3 年。在完成了为期两周的肝脏支持方案后，她的多重化学物质过敏症指标降低了一半！几乎是 5 年来头一次，她能够和她十几岁的女儿们一起去购物广场进行圣诞采购了。她很高兴，因为她终于能在经过一间扬基蜡烛店时不会感到恶心了。

另一个例子来自一位名叫莱斯利的女性，她在加入我的测试版桥本甲状腺炎自我管理计划时 33 岁。这项计划的参加者都填写了登记表和进展报告，并为了确保他们能看到自身健康的改善而向我进行了咨询。莱斯利最初的登记表内容包括了多囊卵巢综合征（PCOS）、睡眠呼吸暂停、抑郁症、湿疹、肠易激综合征、脱发以及每晚要睡 15 个小时在内的一长串症状清单。

当原定的咨询日期临近时，莱斯利却不断向后推迟日期，我开始担心她可能正在与这项计划或者她自身的症状进行着斗争。结果却是她仍在独自执行这项计划，并且取得了非常大的进展！ 6 个月后我们于最终完成了预定的咨询，听到她讲述自己的肠易激综合征、多囊卵巢综合征、湿疹、睡眠呼吸暂停以及脱发问题都不见时，我感到十分鼓舞！她的抑郁症状得到了改善（她得到了一位治疗师的帮助），9 个小时的睡眠代替了先前的 15 个小时，而且她感到精力充沛。她的甲状腺抗体水平已经处于缓解范围内，她的头发也开始重新生长。我重新看了症状清单，发现之前列出的每个症状都已得到解决或者正处于解决的途中。

“那么，还有其他需要我帮你的事情吗？”我问道。

获取支持：你的治疗团队

我深信，每一位桥本甲状腺炎患者都需要成为他们自身的健康倡导者，但是当你得到他人的支持时，成为自己的支持者将会变得更加容易！你的治疗团队中应当包含这些人员。

- **你自己：**作为对病情体会深刻且最有发言权的患者，你是治疗团队中最为重要的组成部分。
- **内科医生：**一位思维开放并可以给予帮助的医生是很重要的，他能够监控你的病情以及开具处方药物。
- **功能医学从业人员：**这可以是一位医生、一位按摩师、一位自然医学医师、一位针灸师、一位营养师、一位执业护士或者一位咨询药剂师。功能医学从业人员会通过一种全身性的方法解决你的健康问题。
- **复合药剂师：**这种特殊的药剂师会提供丰富的知识，是你根据个性化用药需求获取定制药物的最好选择。
- **生物牙医：**这不是一名普通的牙医，一名生物牙医懂得你的口腔健康会影响你全身的健康。
- **健康教练：**在你的健康旅程中，这位专家能够指导你、支持你并给予你激励。
- **支持性社交网络：**无论你是桥本甲状腺炎的新患者还是已经与之打过一段时间交道了，你所在的社群团体会对你有所助益。你的支持网络可以包含家庭成员、朋友、一名教练、一名治疗师或者一个小组。
- **我：**我希望本书、我的社区网站以及甲状腺药师（Thyroid Pharmacist）博客能够成为支持你的另一后盾。我还特别为那些会使用本书后面内容的桥本甲状腺炎患者提供了很多额外的资源。

她回复说："我以前从未想过，在存在这些健康问题的情况下，我还有可能成为一位母亲，但现在我认为这个梦想是可以实现的。你可以推荐一种优质的孕前维生素，并给我一些怀孕期间甲状腺激素类药物最佳使用剂量的指南吗？"看到她不仅获得了好转，而且现在有能力将她的人生梦想变为现实，我的心中洋溢着喜悦之情！

还有成百上千的患者与我分享了他们应用我的计划取得成功的信息。在我的为期 12 周的课程结业时，我的学生们在随后的问卷调查中分享了他们取得的成果，现总结如下。

97%的人提升了他们对桥本甲状腺炎的认识
81%的人抑郁症状得到改善或解决
80%的人胃痛症状减轻
75%的人关节痛减轻
74%的人疲劳症状得到改善
73%的人促甲状腺激素水平降低
71%的人反酸症状得到改善
65%的人在肝脏净化之后症状得到改善
62.5%的人脑雾症状减轻
61%的人易怒症状减轻
58%的人健忘症状减轻
56%的人甲状腺过氧化物酶抗体水平降低
54%的人心悸症状减轻
53%的人体重减轻的情况得到改善
52%的人日间精神状态得到改善
50%的人夜间盗汗减少
45%的人脱发减少
45%的人失眠症状得到改善
44%的人甲状腺球蛋白抗体水平降低
42%的人紧张和焦虑症状得到改善

苏珊和莱斯利的故事以及这些调查结果仅仅是使用了我设计的计划并成功克服桥本甲状腺炎事迹中很小的一部分。我的患者中有很多人都曾存在多重症状的复杂病情，许多人现在都已经得到了康复并开始追寻他们的梦想。很荣幸能成为他们重返健康之旅（并再次找回自身感觉！）过程中的一名向导。当你准备好开始执行治疗方案时，我希望对于前方的旅途，你能够满怀希望地、乐观地、热情地向前迈进。

第二部分

基础方案

欢迎来到基础方案。如果你急于开始并直接跳转到了这一部分，你会错过许多内容，比如每个方案能解决什么问题、它们是如何形成的以及为什么它们要以这样的顺序排列。没关系，我不会因为你想立刻开启好转的进程而责备你！但是，我想让你对即将发生的事情有一个基本的了解，因为这会让你对铺展在前方的道路充满信心。

在此提醒，基础方案中包括肝脏支持方案、肾上腺恢复方案和胃肠平衡方案。你会用 90 天完成这三个方案，并在这段时间强化自己的身体，让机体恢复自我修复的能力。我们会通过食疗、搭配关键补剂、改变生活方式等方法来完成这套方案，帮助你的身体进入一种放松的、恢复的状态。

这套方案会将焦点集中于肝脏、肾上腺和肠道。我的研究和经验——来自自身的以及来自客户的——已经揭示了，上述三个部位代表了与甲状腺相关的自身免疫反应的轴心。

我们会首先把注意力指向肝脏，因为桥本甲状腺炎的许多症状都与解毒系统的损伤有关联（而肝脏是我们主要的解毒器官）。接下来，我会指导你完成帮助你恢复最佳肾上腺功能的治疗方案。大多数患有自身免疫性甲状腺疾病的患者都存在肾上腺激素活性的变化，这种变化既会加剧甲状腺的症状，又会充当甲状腺疾病的触发因素。我们在这个方案中采取的措施会帮助你重置体内的应激反应。最后，我们会专注于重建肠道内部的平衡。存在于自身免疫性疾病中的一个常见病症就是肠道渗透性的改变（肠漏），它会干扰免疫系统自我调节的能力。这种调节障碍会将身体置于一种持续受到攻击的模式中，使你的治疗适得其反。

你会发现，每个方案都包含详细的指导和信息，有时候，这些内容会超出你的需求！我的建议是，只使用你在现阶段需要的内容，将其他的留待后用。请记住，这部分内容中的每一个步骤和方法都经过了我的亲自审查和检验，而且出现在这里的内容都是帮助你恢复必不可少的。现在，让我们开始治疗吧。

第4章

肝脏支持方案

现代世界让我们每天都暴露于数量空前的毒素中。我们会通过呼吸空气吸入毒素，在使用个人护理产品时通过皮肤吸收毒素，并在进食喷洒过杀虫剂的食物时消化毒素。在对我们自身或我们星球的影响缺乏长远考虑的情况下，种种新的、不受管制的化学物质不断出现在我们的身边。

桥本甲状腺炎的患者往往缺乏处理这些毒素的能力。各种各样的原因都可能造成这种情况。你可能存在造成解毒效率不足的遗传倾向性、营养缺失、体重过重或者过度暴露于毒素中的情况，任何一种都会损害机体的天然排毒路径。

尽管数不清的强力毒素都存在引发桥本甲状腺炎并造成内分泌失衡的潜在风险，有些人也可能永远不会暴露在强力毒素环境中，但他们的身体仍然存在明显的漏洞，会导致毒素在体内大量积累。通常，发生自身免疫性疾病的患者对环境中的毒素更为敏感——我们就像是煤矿中的金丝雀，我们的症状就是对存在于身边的潜在危险的示警。

你要如何知道自己的毒素处理能力是否存在损伤呢？我们需要首先确定，你是否存在肝功能损伤的症状。肝脏是主要的解毒器官，并且会因为我们每天接触无数的有毒物质而变得壅塞。壅塞的肝脏是患者的身体不能有效利用甲状腺激素类药物的原因之一，因为T4不能被正确地转变为活化的T3激素形式。一个壅塞的肝脏也会导致更多的毒素积累，并可能导致出现新的症状，或者令你已经存在的桥本甲状腺炎症状出现恶化。我的经验告诉我，肝脏支持是重建甲状腺功能、消除众多与桥本甲状腺炎相关症状的重要组成部分。

肝功能障碍会呈现为不同类型的体征和症状，包括消化不良、对补剂或药物极度敏感、疲劳、出现皮疹，等等。我设计了一份肝脏状况评估量表，以更全面地了解所有的潜在症状。完成这份评估有助于你确定自身当前的毒素水平。在你完成为期两周的肝脏治疗方案后，你需要返回来再次进行评估。

肝脏状况评估

标出你存在的症状

- ☐ 痤疮
- ☐ 愤怒、易怒或攻击性
- ☐ 焦虑、恐惧或紧张
- ☐ 淡漠、嗜睡
- ☐ 关节炎
- ☐ 哮喘、支气管炎
- ☐ 眼袋或黑眼圈
- ☐ 口臭
- ☐ 打嗝或放屁
- ☐ 暴饮暴食或酗酒
- ☐ 腹胀
- ☐ 视野模糊或变窄
- ☐ 脑雾
- ☐ 头晕
- ☐ 耳内溢出物
- ☐ 耳痛，耳部感染
- ☐ 湿疹
- ☐ 情绪失调
- ☐ 黏液过多
- ☐ 过度出汗
- ☐ 超重
- ☐ 眩晕
- ☐ 疲劳、行动迟缓
- ☐ 感觉虚弱或疲倦
- ☐ 食物过敏
- ☐ 面部潮红或潮热
- ☐ 频繁生病
- ☐ 尿频或尿急
- ☐ 干呕，要经常清理喉咙
- ☐ 口腔溃疡
- ☐ 胸闷
- ☐ 胸痛
- ☐ 慢性咳嗽
- ☐ 贪吃症
- ☐ 迷乱、理解力低下
- ☐ 便秘
- ☐ 渴望特定食物
- ☐ 抑郁
- ☐ 腹泻
- ☐ 呼吸困难
- ☐ 决策困难
- ☐ 消化不良
- ☐ 恶心或呕吐
- ☐ 近视或远视
- ☐ 一种以上的自身免疫性疾病
- ☐ 关节疼痛或不适
- ☐ 肌肉疼痛或不适
- ☐ 注意力不集中
- ☐ 记忆力差
- ☐ 身体协调性差
- ☐ 心跳加速或心跳剧烈
- ☐ 烦躁不安
- ☐ 耳鸣、听力下降
- ☐ 对药物和补剂敏感
- ☐ 呼吸急促
- ☐ 鼻窦问题
- ☐ 口齿不清
- ☐ 打喷嚏

（续表）

肝脏状况评估

标出你存在的症状

□ 外阴瘙痒或有分泌物	□ 咽喉痛、声音嘶哑、失声
□ 脱发	□ 动作僵硬或幅度受限
□ 花粉过敏	□ 鼻塞
□ 头痛	□ 口吃
□ 烧心	□ 眼睑肿胀、发红或黏着
□ 荨麻疹、皮疹或皮肤干燥	□ 舌头、牙龈、嘴唇肿胀或变色
□ 激素失衡	□ 体重不足
□ 多动症	□ 不明原因的乏力
□ 失眠	□ 水肿
□ 肠胃痛	□ 眼睛流泪或发痒
□ 心律不齐或漏跳	
□ 耳朵瘙痒	
□ 学习障碍	
□ 情绪波动	
□ 多重化学物质敏感症	

症状总数：

< 3：　最佳
3~12：　轻度毒性
13~24：　中度毒性
> 25：　重度毒性

如果你的得分很高，不要担心，你并不孤单。许多桥本甲状腺炎患者在开始做出改变之前，在旅途的初始阶段，都有一个很高的毒性评分。

每当我看到患者的毒性得分很高时，我把这看作一个获得改善的巨大机会，因为这意味着，一旦你从自己的生活中清除掉部分毒素，你将很快获得好转。我是如何知道这一点的？因为成百上千的桥本甲状腺炎患者在使用了肝脏支持方案后，他们中 65%的人感受到了显著的好转。

即使评估结果表明你的体内只存在轻度的毒性，肝脏支持方案也能帮助你。因为该方案就是用来降低你的毒性负荷并教你如何支持身体自身的解毒路径的。这些步骤会让你的身体在面对环境中的化学武器时变得更加坚韧。

支持肝脏的方案首先对自身免疫反应特别重要，尤其是患有桥本甲状腺炎的患者。因为肠道的渗漏会导致毒素吸收过多，而甲状腺功能减退则会造成排汗能力降低，所以桥本甲状腺炎患者更易于出现化学物质积留在体内的情况。在与数不清的患者进行合作后，我发现不以肝脏支持方案作为起始（反而以胃肠或肾上腺为起始）治疗手段的患者更可能对药物、补剂甚至食物敏感。肝脏支持方案可以真正开启你的治愈进程，并让你更有精神、更快乐、更有活力。

所以，让我们来看看能够为肝脏提供支持的方法吧。

肝脏支持方案是什么？

我的肝脏支持方案是一个为期 2 周的治疗方案，其核心在于减少你在有毒物质中的暴露，同时为你的肝脏提供支持，以便更快地将毒素排出体外。肝脏支持方案温和且有效，因为它是以自然原则为基础，利用疾病根源食谱中介绍的真正食物、营养素和温和草药强化你的身体，同时指导你如何在日常生活中减少在有毒物质中的暴露。

这份温和的肝脏支持方案包含 4 个步骤：

1. 清除潜在的触发性食物；
2. 添加支持性食物；
3. 减少在毒素中的暴露；
4. 增强排毒路径。

我想在此强调"温和"一词（你可能会注意到，我已经使用该词好几次了！），是因为它点明了我的肝脏支持方案与其他人的方案的不同之处。这个方案不同于果蔬汁禁食法或螯合制剂法这样的强力排毒方法。我的肝脏支持方案也不会使用咖啡灌肠法、高剂量碘剂、禁食或者其他将身体置于危险境地的方法。尽管这些干预措施可能对一些患者解决其健康问题是有帮助的，但是它们会让许多自身免疫性甲状腺疾病患者感觉更糟糕。这是因为以过快的速率将积存于体内的毒素抽出时会令已经由于桥本甲状腺炎而负荷过重的排毒路径难以承受。

强力的解毒方法可能导致严重的后果，下面列举一些这样的例子。

- 果蔬汁禁食法会导致血糖失调、昏厥或身体虚弱，要素饮食法会导致小肠细菌过度生长（Small Intestinal Bacterial Overgrowth，简称 SIBO）。
- 即使使用螺旋藻、小球藻这样的天然螯合剂，皮疹、身体虚弱以及新的自身免疫反应也会伴随螯合制剂方案出现。
- 咖啡灌肠法会导致肠穿孔、结肠炎（可能导致住院的结肠炎症）以及疼痛等症状。

- 使用高剂量碘剂会加剧甲状腺腺体的破坏，加速甲状腺激素的耗竭，使甲状腺抗体水平急剧升高，导致身体出现虚弱、脑雾、心悸、焦虑以及脱发症状，造成毒素从甲状腺腺体中快速释放。

尽管一些老派的自然医学医生认为上述方法有帮助，但是我的研究和经历让我相信，在现代世界中，这些干预措施会比它们在过去的时候更具危害性。得出这样的判断是基于下面的因素。

- **更高的毒素负荷：**如今的自身免疫性疾病患者一方面拥有更高的毒素负荷，另一方面他们的身体处理毒素的能力似乎更低了。一种强力的解毒方法会以超过排毒系统排毒上限的规模将其压垮，导致毒素进入血液循环（会造成炎症），并在身体的其他部位沉积，这可能导致大脑、胰脏或肝脏这样的新器官发生自身免疫性反应。
- **肾上腺激素活性发生改变：**大多数患有自身免疫性甲状腺疾病的患者存在肾上腺激素活性发生改变的情况。肾上腺激素也被称为应激激素，具有控制炎症的作用。肾上腺激素的整体水平降低会削弱这种控制。毒素的动员会引起炎症，如果由肾上腺激素介导的控制作用降低的话，这种炎症会导致疲劳、身体疼痛和头痛等症状的恶化。
- **肠道渗透性改变：**每种自身免疫性疾病都与肠道渗透性的改变有关。肠道功能的损伤会导致解毒所需的营养素的吸收减少以及毒素排泄能力下降。这对体内有毒素积存的便秘患者尤为明显，对有腹泻症状的患者同样如此，因为肠道渗透性的改变使毒素更易于进入血液中。
- **出汗减少：**大多数自身免疫性甲状腺疾病患者存在排汗能力下降的问题。尽管这不是一个最为患者诟病的症状，但它却会导致许多不良后果，因为排汗是将毒素从体内清除的主要方式之一。
- **酸碱失衡：**大多数执行标准美式饮食的人都存在酸性体质的倾向。这会减少通过尿液排出的毒素数量。幸运的是，我们会在本章中提供一种处理方法。

尽管某些时候，可能需要用到强力解毒方法中的极端措施，但是我发现，遵循肝脏支持方案通常能够以一种更安全、更温和的方式让患者恢复健康。

此外，使用肝脏支持方案使身体状况得到改善的患者不仅可以更好地承受本书中的高级方案，而且可以更好地承受较为激进的解毒方法（如果他们仍然需要后续治疗的话）。

过早进行解毒是有害的

最初，在我还忙于应对各种事情时，我尝试使用螺旋藻排毒，结果我得了一种被称为巨乳头性结膜炎的新的自身免疫性疾病。我的眼睑内部出现了巨大的丘疹，这太可怕了！在那以后，我不能再戴隐形眼镜，因此不得不佩戴眼镜或者昂贵的一次性隐形眼镜。当你过早地尝试解毒时，会令自身免疫性疾病恶化，甚至会导致另一种自身免疫性问题。

在深度的解毒过程中，如果你的肠道和肾上腺受损，同时缺乏营养的话，毒素就会离开它们所在的器官转移到其他位置。在我的案例中，这个新的去处就是我的眼睑，这种感觉非常痛苦。我历尽艰辛才认识到之一点，但你不必再重蹈覆辙。

我建议你推迟执行强力的解毒方案，你要首先完成本书中的基础方案，甚至是高级方案。

在我们准确执行肝脏支持方案的具体内容之前，让我们先来探索毒素在桥本甲状腺炎中扮演的角色，以及在日常生活中你会在何处接触到它们。如果你不知道毒素存在于何处，那么你将很难将其从你的生活中清除！我已经在此领域进行了大量的研究，所以，关于你已经接触或正在接触的各种潜在的毒素，我有许多信息可以与你分享。请记住，你不必让自己成为这方面的专家，你可以根据自己的意愿从这些信息中提取或多或少的内容。如果你希望直接开始，也可以直接跳至治疗方案部分（转到第 72 页）。

毒素暴露和桥本甲状腺炎

过去数十年间，世界范围内的桥本甲状腺炎的发病率不断升高，部分研究者甚至认为可能高达 28%的人群受其影响（在意大利高达 37%！）。最后一章中，我探讨了改进的诊断学方法，比如细胞学方法，是如何更高效地诊断出桥本甲状腺炎的。但是这并不能完全解释桥本甲状腺炎患者在世界范围内出现巨大增长的原因。

近些年，众多研究对患者甲状腺组织和血液样本进行的比较发现，世界范围内桥本甲状腺炎的发病率正在升高。我认为，至少部分责任要归咎于毒素，特别是考虑到环境毒性和污染较为严重的地区存在桥本甲状腺炎发生率更高的情况。以下是表明我观点的两个例子。

- 2003 年《甲状腺》（*Thyroid*）期刊中一份关于辐射对自身免疫性甲状腺疾病影响的综述发现，1986 年切尔诺贝利核灾难发生后，生活在乌克兰污染区域的儿童有 81%的人存在甲状腺抗体，而那些生活在乌克兰远离核灾难区域的儿童则只有 17%的人存在甲状腺抗体，即使这些孩子的遗传背景和文化背景都很相似。
- 2015 年，《西西里》（*Sicily*）杂志的一项研究发现，居住地更靠近石油化工区域并因此受其污染的人发生桥本甲状腺炎和甲状腺结节的频率可能更高。

尽管一些甲状腺研究者不断发现可能导致自身免疫性疾病发生的基因，我个人认为，我们应该更多地关注我们的环境，而不是关注基因。毕竟，我们不能改变我们的基因，但是我们能改变我们的环境，并且表观遗传学领域的最新研究显示出，环境因素能够决定基因的表达。

毒素是大多数传统西医所不能解决也不想触及的问题。对某些人来说，暴露在毒素中是一种引发自身免疫性甲状腺疾病的初始触发因素。接下来让我们看一看能够触发或加剧桥本甲状腺炎的部分毒素。

病态建筑综合征

你有没有曾经走进一栋建筑并恰好感到不舒服？病态建筑综合征是一个新近产生的术语，用以描述人们由于暴露并长时间处于一栋特定建筑内产生的一系列健康症状。

这种情况的罪魁祸首是糟糕的室内空气质量，这可能是由各种空气毒素导致的，诸如散发废气的建筑材料、挥发性的有机复合物（VOCs）、空气中的病原体、花粉或者霉菌。上述情况通常会与供暖、空调和通风系统关联在一起——高达 30%的建筑物可能受其影响！

工作或生活在这些建筑中的人经常会表现出很多非特异性的症状，比如皮肤症状、黏膜受到刺激、哮喘症状、敏感性、肠道问题、头痛、疲劳和易怒等。压力越大，在建筑内待的时间越长，症状就会越明显。

霉菌

霉菌本身就是许多自身免疫性疾病——包括自身免疫性甲状腺疾病、哮喘和过敏——的强力触发因素。霉菌不一定会导致桥本甲状腺炎，它只是为遗传倾向性这柄装弹的手枪扣下扳机而已。这一点值得注意，因为关于患者会发生哪种类型的自身免疫性疾病取决于他们的遗传背景。

住在同一所房子中的一家人经常会表现出各种各样的症状。例如，生活在一所发霉房屋中的四口之家可能会出现这样的情况：

- 母亲患有桥本甲状腺炎；
- 父亲存在过敏和体重问题；
- 一个孩子患有哮喘；
- 另一个孩子看上去未受影响。

如果你的症状是在搬进自己家中之后出现的，那么造成你自身疾病的根源很可能就是环境中的霉菌或毒素。潜在的症状包括胆固醇升高、服用了甲状腺激素类药物后仍存在脑雾以及即使提供了优质的营养也未能出现好转等。我在患者中还发现了与霉菌相关的其他特征：

- 生活在一间地下室被水淹过的房屋中；
- 你的家中有一种陈腐、发霉的气味；
- 多名家庭成员存在不同程度的免疫相关性疾病。

如果霉菌是你的疾病根源，实施本书中所用的干预措施将会对你非常有助益，但你必须从现在的毒性环境中搬出去，并执行针对霉菌的高级治疗方案。

日常毒素

尽管有些人存在明显暴露在已知毒素环境中的情况，但对很多人来说，其中毒过程更为隐蔽，因为日常生活中长期暴露在某些化学物质中导致的毒素积累很难察觉。大多数人，甚至是很多经验丰富的医生，都没有注意到这些化学物质对健康的影响。

下面列出了一些最常见的毒素，它们被确认为内分泌干扰物，并与激素功能的转变和自身免疫性疾病有关。请注意，这份清单并不完全，并且你可能存在其他独特的毒素触发因素。下面的这些化学物质可能会直接影响甲状腺活性、模拟其他激素或者通过各种机制影响肠道微生物的平衡和免疫系统的活性。

- **外源性雌激素：**这是一种能够模拟雌激素功能的化学物质。雌激素会刺激机体对甲状腺激素的需求，所以暴露在这些化学物质中会导致促甲状腺激素水平升高，进而触发自身免疫进程。外源性雌激素包含各种物质，比如大豆、双酚 A、邻苯二甲酸酯以及存在于食品、塑料和个人护理产品中的防腐剂。

- **三氯生：**一种常见的化学物质，存在于抗菌药皂、除臭剂、发胶和牙膏中。三氯生与甲状腺激素的结构类似，能够影响动物体内甲状腺激素的水平。实际上，由于具有甲状腺毒性，这种成分最近被美国食品药品监督管理局禁止使用。
- **双酚 A（BPA）：**双酚 A 存在于塑料制品中，收纳箱、婴儿配方奶粉罐，甚至是商店登记凭证的涂层中都有存在。它与癌症的发生以及生育障碍和发育障碍有关。双酚 A 也会拮抗 T3 受体并实质上将其关闭。暴露在双酚 A 中的大鼠表现出了长期的肠道免疫功能紊乱，并且更容易发展为肠道感染，导致食物不耐症。
- **重金属和类金属：**它们存在于食品、个人护理产品、补剂和家居用品中。一项包含 1587 人的、由美国国家健康与营养检验调查项目完成的研究显示，血液（铅、铬和汞）和尿液（铅、铬、汞、钡、钴、铯、钼、锑、铊、钨和铀）中显示金属物质过量的患者会出现甲状腺功能的改变。铜被认为是毒性较低的重金属，但是它与类金属元素砷一样，与甲状腺功能的损坏有关。
- **卤素和含卤化合物：**这些化学物质包括溴化物、氯化物和氟化物。因为氟、氯、溴这些元素与碘结构类似，可能占据甲状腺腺体中的受体位点。不幸的是，它们在甲状腺腺体中的存在会导致甲状腺细胞的死亡和炎症反应。此外，有研究发现，暴露在高水平的含卤物质中的个体，其甲状腺抗体水平异常的比率更高。
    - **氯化物：**多氯联苯（PCBs）中的氯展现出了对甲状腺细胞的毒性，并能通过升高促甲状腺激素、甲状腺抗体的水平，刺激甲状腺体积增加，导致桥本甲状腺炎的发生。多氯联苯存在于工业制品当中。氯同样存在于供水系统、游泳池、清洁产品和塑料制品中。
    - **溴化物：**这种物质存在于烘焙食品、塑料制品、软饮料，甚至我们的床垫中（其表面涂有经溴化处理的阻燃剂）。研究显示，多溴联苯醚（PBDEs）与桥本甲状腺炎的发病率升高有关。
    - **氟化物：**这种抑制甲状腺的卤化物存在于水、牙膏和部分药物以及红茶、绿茶和博士茶中。使用反渗透过滤器是清除氟化物的最好方式。
- **锂：**用作药物时，锂对甲状腺腺体具有长期的抑制作用。在不同的饮用水中，锂的含量也不相同。存在于饮水中的锂会刺激促甲状腺激素水平升高，并降低游离甲状腺激素的含量。

疾病根源研究角：氟化物的阴谋

大多数人都知道，早在 20 世纪 50 年代，美国的多数城市和英国的部分城市的供水中就添加了氟化物，作为防止龋齿的一项公共卫生措施。但是大多数人并不知道，在抗甲状腺药物被发明之前，氟化物是作为一种抗甲状腺药物被使用的，用于抑制甲状腺功能亢进患者的甲状腺活性。

每天 2~5 mg 的剂量可以有效抑制甲状腺功能的亢进。如果你生活在典型的氟化水社区，并每天饮用 8 杯水，那么你正在摄取足量的氟化物抑制自身的甲状腺！

尽管大多数西方国家拒绝了水的氟化处理，因为其没有任何明显的防龋齿作用，但美国、加拿大以及英国的部分地区仍在继续对供水进行氟化处理。

一份 2015 年的英国研究报告称，一个氟化的英国地区（如西米德兰兹郡）相较于那些未氟化的地区（如大曼彻斯特郡），患者中存在甲状腺功能减退症的概率是后者的 2 倍！此外，对英国不同地区进行的分析发现，甲状腺功能减退症的发病率与当地饮水供给中的氟化率存在统计学上的一致性！

辐射

在切尔诺贝利事故中受到核辐射的人群中，辐射与甲状腺自身免疫反应之间存在显著的关联。最近的研究表明，即使是低剂量的辐射也会影响免疫系统，并可加剧某些自身免疫性疾病（如哮喘和桥本甲状腺炎）的症状。一项由日本奥羽大学的志村法子（Noriko Shimura）博士实施的研究发现，暴露于低剂量辐射的小鼠存在更高的自身免疫性疾病的发病率和更高的甲状腺抗体水平。

个人护理产品

检查一间普通美国女性的浴室，你可能会发现近百种个人护理产品，包括指甲油、护肤液、洗发液、卸妆水、眼线膏、面膜、发胶、香水……这份清单会一直延续下去。

这些产品中充满了尚未经过安全性研究以证实其不具毒性的化合物。大多数的化妆品化学家只会自行测试这些化合物，以了解它们是否更具美学效果。实施实验室检测以评估血液水平和器官或免疫系统功能的改变，抑或是实施其他可用的医学检测，并未成为化妆品行业的常规做法。

女性平均每天会使用 12 种个人护理和化妆产品，其中大约含有 168 种不同的化学成分！相比之下，男性平均每天会使用 6 种个人护理产品，平均含有 85 种化合物。

我中了唇膏的毒！

直到 2014 年夏天，我因为唇膏中的毒素发病时，我才真正明白了化妆品中含有毒素的问题。

2014 年，在我的桥本甲状腺炎症状得到缓解近 2 年之后，我发现我的健康状况开始下降。我无法呼吸、开始出现情绪波动、感觉疲劳、又开始脱发并出现了手脚的刺痛。我被查出贫血，并且我的促甲状腺激素水平达到了 4 μIU/ml 左右（在前 2 年它还处于 1 μIU/ml 左右的水平）。2 年来头一次，我不得不增加甲状腺激素类药物的剂量，而非减少。

我觉得自己的症状十分像是重金属中毒，所以我通过 ZRT 实验室对我的尿液重金属含量进行了检测。果然，检测结果显示，我的尿液中的砷含量达到了 810 μg/g Cr，而正常水平应该处于 138 μg/g Cr 以下！

我投入到研究当中，并了解到砷可存在于土壤、食物、空气、水、火山灰、煤炭、农药、大米、鸡肉、铬化砷酸铜处理的木材、阿育吠陀补剂和部分化妆品中。我调查了每一种可能的来源，然后回想起在我使用贝玲妃（Benefit Benetint）唇膏的第二天，我醒来就感到很疲倦，并出现了嗓子痛和淋巴结肿胀的症状。

砷会激活 EB 病毒，我的嗓子痛、疲劳和淋巴结肿胀就是由于甲状腺中的休眠病毒被唤醒产生的。

幸运的是，丢弃这种唇膏、增加我的甲状腺激素类药物用量并遵循基础方案，我的这些症状很快就消除了。但是，我还需要高级方案的帮助，包括针对 EB 病毒、肾上腺和毒素的治疗方法，以重获缓解。你也可能会面临像我一样的健康挑战。我希望这类挑战发生时，本书能够为你提供指导，使你回复到症状缓解的状态。

我曾经每天多次使用这种唇膏，而不知道每次使用我都在毒害自己。当我意识到有那么多女性正在以同样的方式毒害自己却毫无察觉时，我感到心痛。教训：留意你的个人护理产品！

但是，许多人并没有意识到，涂抹在皮肤上的这些东西最终会进入我们的体内进行循环。实际上，局部涂抹通常会导致我们比直接吞咽吸收更多的毒素。这是因为，当我们吞咽某种物质时，我们的肠道和肝脏会在其进入循环系统之前对其加以处理。当你通过皮肤直接涂抹某种物质时，这些物质会跳过消化道和肝脏，直接进入循环系统。

药理学有一个分支学科，致力于药代动力学的研究以及不同的给药途径如何影响进入身体循环的某种物质的量。口服给药方式下进入循环的药物剂量最小，而其他替代途径，比如直肠、阴道、静脉注射、肌肉注射、吸入、舌下和经皮给药等，药物均可直接进入循环。

美国环境工作小组发现了 146 种可能含有毒性杂质的化妆品成分，并报告称 80%的个人护理用品中含有这些成分。

尽管确定发生桥本甲状腺炎的男女比例是 1∶7 的原因很困难，但内分泌干扰物的使用可能在其中起到一定的作用。男性通常使用的个人护理产品较少，因此女性的个人护理产品也许应在某种程度上对女性高发的甲状腺疾病和其他自身免疫性疾病负责。

特别是唇膏的使用，已被认为与另一种自身免疫性疾病——红斑狼疮的发生存在关联。从唇膏中吸收毒素的可能性相比其他化妆品更大，这是因为嘴唇属于黏膜组织，并且我们会不经意地舔自己的嘴唇而将其摄入。此外，因为唇膏经常要反复涂抹，所以我们通过唇膏接触毒素的可能性无疑更高。

在重金属污染方面，化妆品很成问题。2011 年 5 月，加拿大环保组织对取自 6 名加拿大女性的总计 49 种化妆品样品进行了重金属检测，发现了一些令人震惊的结果！大多数测试产品中含有镍（100%）、铅（96%）、铍（90%）和铊（61%）。此外，51%的样品含有铬，20%的样品含有砷。

你可以从 www.environmentaldefence.ca 网站获得该项检测的完整报告，并查看全面的细节内容和产品检测结果。如果你认为只有廉价的或者其他国家的产品才会存在这一问题，我要让你知道，倩碧（Clinique）、丝芙兰（Sephora）、巴黎欧莱雅（L'Oréal）以及魅可（MAC）这些流行品牌和昂贵品牌的产品也都被发现含有这些重金属。

另外，流行品牌贝玲妃唇膏中含有的重金属最多，包括砷、铍、镉、镍、铅和铊。这种唇膏中的砷含量达到了 70 ppm，而食物中砷的最大允许剂量小于 0.1 ppm，这意味着这种唇膏中的砷含量是食物中允许的最大剂量的 700 倍。尽管我们吃下的食物要比唇膏的量多得多，但是由于嘴唇多孔的特质，唇膏中的砷要比其被吃掉时更易被吸收。而且，该产品中还含有 110 ppm 的铅，这个数值也达到了食物中最大允许剂量的 10 倍。

我历尽艰辛发现了这一点，希望你不会再体验这份痛苦！

清洁产品

用于清理浴室、厨房和地板的传统清洁用品中充斥着有毒化学物质。你可以自己制作清洁用品或者购买用天然成分制成的产品。美国环境工作小组建有一个数据库（www.ewg.org/guides/cleaners），能够提供更安全、更洁净的替代品。

烹饪用具

来自烹饪用具的铝和镍会浸析出来并进入我们的体内，特别是在这些器皿被加热之后。虽然不锈钢平底锅被认为是特氟龙涂层平底锅的更为健康的替代品，但是不锈钢平底锅中含有的镍同样是个问题。

食物药理学

在阅读这本书的过程中，你会了解食疗是怎么一回事，同样会知道食物也可能有毒！疾病根源食谱是双管齐下的——在减少毒性食物的同时增添更多具有治疗功效的食物。

食物毒素可以是存在于食物表面的物质（例如杀虫剂，其残留物会增加全身的毒性负荷），也可以是食物中的物质（例如汞，众所周知其会干扰甲状腺功能，当你进食特定类型的鱼类——特别是金枪鱼——时你可能会摄入它）。我也会讲到某些食物，它们本身对桥本甲状腺炎和其他自身免疫性疾病的患者来说，其结构组成可能会触发毒性反应。

桥本甲状腺炎患者可能会由于食物的结构组成而产生毒性反应。特别是转基因食品，已被认为是触发免疫相关健康问题的原因，因为其中存在用于修饰食物基因的外来 DNA，这些 DNA 来自病毒和细菌。此外，难以消化的食物蛋白质，如谷蛋白、乳制品和大豆蛋白，会由于分子拟态机制而引发自身免疫反应，并使其持久存在。如果你存在肠道渗透性的改变（始终是自身免疫性疾病的先兆），你的身体更易于将这些蛋白质识别为外来侵入物，并生成针对它们的抗体。当这种情况发生时，你会出现被称为“食物敏感症”的食物毒性反应。食物敏感症与过敏的不同之

切尔诺贝利儿童

我对桥本甲状腺炎的触发因素了解得越多，以及对我个人健康史的回顾越多，我越发意识到，在我被正式确诊患有桥本甲状腺炎的很多年以前，我的病症已经开始了，恐怕它们的存在比我开始出现明显症状的时间还要早 15 年。我出生在波兰东南部的一个小村庄，并在 4 岁时受到了切尔诺贝利辐射的影响。我的妈妈回忆说，我曾是一个易于焦虑的孩子，并且我经常手脚冰凉！

我之前提到了令人震惊的统计数据——受到切尔诺贝利辐射影响的儿童中高达 81% 的人存在甲状腺抗体！甲状腺抗体一旦存在，患者的甲状腺激素水平的波动会持续数十年之久，并最终发展成甲状腺功能减退症。这种波动会造成许多令人困惑的症状，经常会同时包括甲状腺功能减退和甲状腺功能亢进的症状。对我而言，这可能是在儿童期与成年早期焦虑、抑郁、手冷以及生长缓慢的根本原因。无论你是否受到辐射或其他毒素的影响，我想让你知道，恢复健康是可能的！

处在于，它是由免疫球蛋白 G 和免疫球蛋白 A 引起的，而食物过敏则是由免疫球蛋白 E 介导的。

食物敏感症和食物过敏的不同不仅仅是因为与它们关联的免疫系统的不同，它们也会在不同的时间框架中引起不同的反应。食物敏感症会引起诸如肠易激综合征、头痛和皮疹等症状，这些症状可能需要 4 天时间才会表现出来（被称为Ⅳ型延迟型超敏反应），而过敏反应可能表现得更为剧烈和迅速（被称为Ⅰ型超敏反应）。

食物敏感症和甲状腺抗体，特别是甲状腺过氧化物酶抗体和甲状腺球蛋白抗体，都是由免疫球蛋白 G 负责调节的，桥本甲状腺炎和食物敏感症经常同时出现可能与此有关。值得注意的是，食物敏感症和桥本甲状腺炎患者的自身免疫反应都属于Ⅳ型延迟型超敏反应。根据我的经验，食用会刺激免疫球蛋白 G 释放和促进Ⅳ型超敏反应的食物同样会升高甲状腺抗体以及攻击甲状腺的免疫反应的水平。也许这是一种水锤效应，或者这些蛋白质与甲状腺腺体之间存在交叉反应。精确定量该反应需要更多的研究，但我敢说，在去除反应性食物蛋白后，大多数桥本甲状腺炎患者（在我的客户和读者中，该比例达到了 88%）的甲状腺抗体减少了，症状减轻了。

每当自身免疫性疾病的患者食用反应性食物时，由抗体和反应性食物蛋白结合形成的循环免疫复合物（Circulating Immune Complexes，简称 CICs）就会产生，并且这种复合物会在肝脏中积累，导致肝功能受损。

让我们来仔细分析一下桥本甲状腺炎（以及大多数其他的自身免疫性疾病）患者中最常见的毒性反应触发因素。

谷蛋白是一类存在于大麦、黑麦和小麦中的蛋白质。你会在作为主食的面包、谷物和面食中遇到它们。含有谷蛋白的食物会对自身免疫性疾病患者，包括桥本甲状腺炎患者造成毒性反应，最为严重的谷蛋白毒性反应出现在患有乳糜泻的患者身上。

患有乳糜泻的患者进食谷蛋白后，会发生针对肠道的自身免疫性攻击。这种攻击会破坏小肠绒毛（覆盖在肠道内壁表面，帮助消化食物并吸收营养成分的精细的毛发状凸起）。小肠绒毛的损伤会造成乳糜泻患者无论食用多少食物都会出现营养不良，因为身体无法从消化的食物中吸收营养成分。

症状可能因人而异。一些人可能出现严重的腹泻，其他人则可能存在便秘、恶心、呕吐、反酸、体重减轻、易于出现瘀伤、贫血、抑郁、脱发或者不育等症状。其中的许多症状都与其他疾病中的症状相似，这也是为何乳糜泻被称为大模仿家的原因，也是乳糜泻长期无法确诊的原因，因为它经常被认为是其他的问题。在未被检出的情况下，患有乳糜泻的人更容易发生肠癌。即使是微量的谷蛋白也会造成极度的肠道痛苦和其他严重的症状。

乳糜泻同样会与其他自身免疫性疾病——包括红斑狼疮、阿狄森病和桥本甲状腺炎——同时出现。研究估计，有 1.2% ~15%的桥本甲状腺炎患者同时患有乳糜泻。荷兰对 104 名桥本甲状腺炎患者进行的一项额外研究发现，其中 50%的人存在乳糜泻的致病基因。这些研究者也对逆向关系进行了检测——即乳糜泻患者中桥本甲状腺炎的发生率，他们发现 18%的乳糜泻患者也同时患有桥本甲状腺炎。

尽管谷蛋白会造成大多数人的肠道渗透性发生改变，但是乳糜泻的抗体与甲状腺抗体之间存在交叉反应，这可能是二者经常同时出现的原因之一。高达 20%的患有乳糜泻的桥本甲状腺炎患者在执行无谷蛋白饮食的 1 年之内，其桥本甲状腺炎的症状得到缓解，部分人甚至在 3 个月内就缓解了症状。

当意大利研究者为患有乳糜泻的亚临床甲状腺功能减退症患者提供无谷蛋白饮食时，有相当比例的患者的甲状腺功能恢复正常。让我们来看一下这些具体的数据。

- 在严格执行为期 1 年的无谷蛋白饮食的患者中，71%的患有亚临床甲状腺功能减退症的患者恢复了正常。
- 在执行无谷蛋白饮食的患者中，另有 19%的人，其甲状腺抗体水平恢复正常。研究人员总结道："在典型的案例中，单独禁食谷蛋白的措施足以逆转不良症状。"

一些新的研究表明，自身免疫性疾病患者会存在非乳糜泻性谷蛋白敏感症（Non-Celiac Gluten Sensitivity，简称 NCGS）。这是一种新近描述的病症，患者对谷蛋白存在类似乳糜泻的反应，但其乳糜泻抗体的检测并未呈阳性，也未显示出在乳糜泻患者中观察到的肠道细胞的特征性损伤。除了症状，还没有针对非乳糜泻性谷蛋白敏感症的特异性检测，但是《欧洲内分泌学》（*European Journal of Endocrinology*）期刊 2002 年的一项研究发现，在 43%的桥本甲状腺炎患者中存在黏膜 T 细胞免疫被激活的迹象，这通常与谷蛋白过敏症有关。

乳糜泻、谷蛋白过敏症与桥本甲状腺炎这样的自身免疫性疾病之间存在什么关联呢？这种关联存在于谷蛋白可造成肠道渗透性改变的能力中。谷蛋白会造成肠壁的损伤，并在伤处形成诸多间隙，形成肠漏，导致食物颗粒直接进入血液当中。一旦这些颗粒在血液中被免疫系统识别为外来物质，身体就会在每次进食这些食物时启动免疫攻击。

谷蛋白导致的肠漏反应症状存在一个变化范围。对大多数健康的个体来说，谷蛋白造成的肠道渗透性的改变程度很小，改变的持续时间很短（数分钟），而对乳糜泻患者来说，这种反应表现得更为严重且会持续数天。非乳糜泻性谷蛋白敏感症患者的症状表现则处于中间水平。

肠漏会使进食变得非常困难和痛苦，造成包括腹泻、烧心、胃部不适、疼痛和神经刺痛的症状。肠道渗透性的改变也与其他自身免疫性疾病有关，而肠道疾病患者如果不改变自身的饮食习惯也存在自身免疫性疾病发病的风险。

谷蛋白反应与甲状腺之间存在很强的关联。一些人的病症可以通过无谷蛋白饮食得到完全的缓解，而另外一些人则可能需要采取更为深入的措施（就像我自己的情况）。不过可以肯定的是，绝大多数人会感到病症出现了大幅的逆转！通过我的实践和我对 2232 名桥本甲状腺炎患者的调查，结果显示约有 88%的桥本甲状腺炎患者在执行无谷蛋白饮食后感受到了明显的好转！考虑到谷蛋白反应与甲状腺之间的密切联系，这个结果并不令人吃惊。

我的读者和患者取得的成效是如此巨大，因此我建议每位桥本甲状腺炎患者要执行 2 周的无谷蛋白饮食，以评估他们的症状是否得到改善。

以下是一些读者与患者在执行无谷蛋白饮食后的反馈。

- “无谷蛋白饮食帮助我将抗体水平降至了正常范围。”
- “无谷蛋白饮食极大地帮助了我。我用了 8 个月时间感受到了改善，2 年之后的现在，我的大多数症状都消失了。无谷蛋白饮食不会带来任何损失。”
- “自从我执行无谷蛋白饮食，我的头发重新长了出来，我的腹胀和腹泻不见了，反酸症状也消失了。”
- “在我失去了所有头发，甚至眉毛和眼睫毛之后，无谷蛋白饮食帮助它们重新长了出来。”
- “在执行无谷蛋白和无大豆饮食 3 个月后，我已经可以削减用药剂量，并且我的胃痛、交替发生的腹泻与便秘、焦虑以及身体疼痛等症状全都不见了！”
- “无谷蛋白饮食让我的抗体水平降到了正常范围。太感谢了！”

然而，一部分人（包括我自己）想要获得症状的缓解，除了无谷蛋白的饮食，还需要采取更深入的措施。我的个人经验、大量的研究和客户的评估揭示了一个事实，即并非只有谷蛋白对桥本甲状腺炎患者而言是一种毒性食物。桥本甲状腺炎患者最常见的敏感食物包括谷蛋白、乳制品（这是我反应最大的一种食物）、大豆、蛋类、糖、谷物（特别是玉米）、茄科植物（土豆、番茄、茄子和辣椒）、咖啡因、酒精以及坚果和种子。

我的许多读者与客户也都从去除这些食物中得到了显著的好处：88%的人报告说通过无谷蛋白饮食获到了好转；87%的人报告说通过无糖饮食获得了好转；81%的人报告说从无谷物饮食或原始饮食中获益匪浅；79%的人报告说通过无乳制品饮食获得了好转，63%的人说他们通过无大豆饮食获得了好转；并且分别有 47%的人和 48%人通过无蛋饮食和无茄科植物的饮食得到了帮助。另有 15%的患者通过无坚果饮食改善了症状，7%的人报告称在不食用种子之后感受到了好转。此外，排除了上述所列全部食物的原始饮食食谱，帮助 75%的患者获得了好转。如果你已经了解了你对上面提到的食物存在不良反应，就要尽快将它们从你的食谱中移除。除此之外，我们会在执行基础肾上腺恢复方案和肠道平衡方案时逐渐将其从你的饮食中清除，并评估你的症状改善情况。

食物研究

尽管通过清除反应性食物，我和我的客户的健康状况得到了巨大的改善，但是为桥本甲状腺炎患者提供营养支持的研究严重不足（除了乳糜泻与桥本甲状腺炎同时发生的情况）。在我写完第一本书，并用大量时间宣传食物在桥本甲状腺炎中的作用多年之后，这种情况仍然存在。我本以为，会有某个研究机构尝试使用我发现的各种有用的方法，但那种情况从未发生。2 年之后，我意识到，我不必去等候一个研究中心——我可以在我的疾病根源反抗者社群的帮助下自己进行研究（或许这是我必须做的！）。

从 2015 年 5 月 10 日到 5 月 31 日，我在自己的读者中进行了一项调查。总共有 2232 人做了回复，其中 1991 人患有桥本甲状腺炎，78 人（3.5%）同时患有乳糜泻。需要指出的是，这种研究方法受到了来自传统研究标准的限制，因为它指向的是一个预先被选定的群体（毕竟，他们都是我的读者并受过良好的教育！），而我并没有一个对照组。但是，研究揭示了许多激动人心的趋势，反映出了与我的私人客户相同的模式，只不过这个样本量更大。如果你信任和你一样的患者，那么你会发现这个信息很有帮助。

我要求读者们注明他们认为自身存在反应的食物，以及他们经历的症状所对应的身体系统。比如，他们会将鼻后滴漏、充血、咳嗽和哮喘相关的症状归类于肺脏名下，将便秘、腹泻、胃肠痉挛、腹胀、恶心、积气、反酸、烧灼感和打嗝这些症状归入肠道疾病。基于他们的经历，以下是他们列出的症状和对应的身体系统。

常见食物反应

身体系统	症状
肺	鼻后滴漏、充血、咳嗽、哮喘
肠道	便秘、腹泻、胃肠痉挛、腹胀、恶心、积气、反酸、烧灼感、打嗝
心脏	速脉、心悸
皮肤	痤疮、湿疹、瘙痒
肌肉	关节肌肉疼痛、肿胀、刺痛、麻木
大脑	头痛、眩晕、脑雾、焦虑、抑郁、疲劳、失眠

结果揭示了大量桥本甲状腺炎患者敏感的食物。在所有接受调查的人中，76%

的人对谷蛋白敏感，64%的人对糖敏感，57%的人对乳制品敏感，44%的人对谷类敏感，42%的人对咖啡因敏感，41%的人对大豆敏感，33%的人对玉米敏感，19%的人对茄科植物敏感，18%的人对蛋类敏感，15%的人对坚果敏感，12%的人对红肉敏感，11%的人对十字花科蔬菜敏感，9%的人对水果敏感以及 7%的人对种子敏感。

除了那些由糖和咖啡因触发的反应，绝大多数的反应都表现为肠道区域的症状。这些症状包括便秘、腹泻、胃肠痉挛、腹胀、恶心、积气、反酸、烧灼感和打嗝。糖主要会导致脑部症状，例如头痛、眩晕、脑雾、焦虑、抑郁、疲劳和失眠，尽管肠道区域也会受到影响；咖啡因与速脉、心悸（心慌）以及焦虑感的增强相关联；茄科蔬菜与关节肌肉疼痛、肿胀、刺痛和麻木相关；坚果和水果与痤疮、湿疹、瘙痒这些皮肤反应有关。

第二个最易受到影响的区域是大脑。有研究认为，其会受到谷蛋白、咖啡因、大豆、玉米、蛋类、十字花科蔬菜和种子所诱发的反应的影响。

桥本甲状腺炎患者的食物反应

调查对象被问及是否存在食物反应，以及该反应对应的身体部位

食物	敏感人群百分比	最常见症状区域	第二常见症状区域
谷蛋白	76%	肠道（57%）	大脑（41%）
糖	64%	大脑（35%）	肠道（25%）
乳制品	57%	肠道（44%）	肺（21%）
谷物	44%	肠道（30%）	大脑（17%）
咖啡因	42%	心脏（27%）	大脑（18%）
大豆	41%	肠道（16%）	大脑（9%）
玉米	33%	肠道（22%）	大脑（8%）
茄科植物	19%	肠道（9%）	肌肉（7%）
蛋类	18%	肠道（15%）	大脑（4%）
坚果	15%	肠道（12%）	皮肤（4%）
红肉	12%	肠道（11%）	肌肉（2%）
十字花科蔬菜	11%	肠道（12%）	大脑（1%）
水果	9%	肠道（8%）	皮肤（3%）
种子	7%	肠道（7%）	大脑（1%）

与我的临床观察结果类似，乳制品与鼻后滴漏、充血、咳嗽和哮喘等症状的发生有关。令人惊讶的是，红肉被认为与肌肉区域的症状有关。

在 1736 名执行了无谷蛋白饮食并接受调查的桥本甲状腺炎患者中，80%的人表示，其消化系统的症状得到了改善，只有 13%的人认为症状未得到改善。其余的人则是在执行无谷蛋白饮食前不存在任何消化系统的症状。

对乳糜泻和食物敏感性的检测

目前，对乳糜泻的检测技术远不够完美，除了症状非常严重的病例，绝大多数的血液筛查结果都表现为阴性。但是，如果你怀疑自己患有乳糜泻，可以考虑去 23andMe 这样的公司进行基因检测，以确定你是否存在可能导致乳糜泻的基因。

食物敏感性检测，比如检测对谷蛋白的敏感性，甚至更不可靠。所以，最佳且最廉价的方法是从食物中清除谷蛋白和其他小麦制品，且至少坚持 3 个星期。注意观察症状的改善，如果你对此不确定，则需要重新进行有关反应的检查。

如果你使用了这种方法，请务必牢记，治疗需要时间。无谷蛋白饮食对治疗肠道是必要的，对某些症状的改善也存在立竿见影的效果，但是完全解决症状需要执行 3 个月到 2 年的严格的无谷蛋白饮食。即使是少量的谷蛋白也会造成巨大的退步，你会在这个过程中发现，为了获得完全的治愈，你同样需要清除其他一些食物。你会在治疗方案的第一步找到需要清除的食物的完整列表。但在此之前，让我们首先来看一看这个治疗方案的总体情况。

肝脏支持方案（为期 2 周）

现在是时候了解治疗方案的具体内容了，它包含以下 4 个步骤：

1. 清除潜在的触发性食物；
2. 增添支持性食物；
3. 减少接触毒素；
4. 支援排毒路径。

症状改善很快就会出现，因为随着触发因素被移除以及营养缺乏问题的解决，肝脏能够更有效地清除毒素，并促进激素的合成。

随着更多的酶从肝脏中被释放出来，用于促进激素的生成而非毒素的产生，身体能够获得更多的 T3——这一甲状腺激素的活性形式，甲状腺疾病患者会开始感觉到好转。

身体会利用体内生成的内源性 T4 或者作为药物摄入的外源性 T4 将其转化为活性的 T3 激素。简单来说就是，拥有一个健康的肝脏，我们的身体就能更有效地利用自身生成的甲状腺激素以及甲状腺激素类药物。

在开始解决客户的肾上腺、肠道、食物、药物、消化功能、营养缺乏和感染症状之前，我会要求所有人从执行肝脏支持方案做起，并且这个阶段必须安排在他们执行强力的排毒方案之前！尽管毒素可能是众多桥本甲状腺炎患者的致病根源，但你要记住，应该以缓和的、缓慢的方式将毒素从体内排出，以免它们在排出的过程中对身体造成损害。

一旦肝脏的状态得到改善，你将能够更好地承受其他生活方式的改变并使用补剂。你准备好开始了吗？

在执行为期 2 周的治疗方案时，我会向你介绍疾病根源食谱。正如你将会学到的那样，营养补给是治疗的一个主要组成部分！事实上，营养补给是如此的重要，以至于它占据了治疗方案中的两个步骤！

步骤 1：移除潜在的食物触发因素

你将要割舍掉谷蛋白、乳制品、糖、大豆、咖啡因和酒精。杜绝加工食品有助于你消除这些触发性食物。如果你已经从你的饮食中移除了大多数的这类食物以及其他的反应性食物，请再接再厉，并专注于加入更多的支持性食物（步骤 2）、减少接触毒素（步骤 3）以及支援排毒路径（步骤 4）。

谷蛋白

为了治疗和缓解症状，必须完全避免接触谷蛋白；并不存在任何部分程度的无谷蛋白食物。为了从你的饮食中彻底排除谷蛋白，你需要去除所有包含小麦、大麦和黑麦的食物。做起来会比较困难，因为许多加工食品都含有某些类型的谷蛋白作为稳定剂。即使是你认为安全的食物，例如沙拉酱、腌料、烤肉酱和汤，也应当检查其中是否含有谷蛋白。

如果你患有乳糜泻，你能在数日内察觉到症状的改善，尽管想要达到完全治愈要花费 3 个月到 2 年的时间。对谷蛋白敏感症患者来说，可于 2~3 周内观察到症状的改善，并在 6~8 周内治愈。有初步的证据表明，乳糜泻是持久性的，而对谷蛋白的不耐受症状则是可逆的。因此，患有乳糜泻的人需要终生严格规避谷蛋白，而存在谷蛋白不耐受的患者则可能摆脱谷蛋白的相关反应从而恢复健康。

乳制品

乳制品是桥本甲状腺炎患者的另一种常见反应性食物。一些患者可能存在初级的乳制品敏感性，而其他人则可能由于谷蛋白诱发的肠道损伤而具有二级乳制品敏感性。

你可能听说过乳糖不耐症，一种由于缺乏相关的酶而使乳糖降解受阻的症状。这只是一种乳制品反应，但它与乳制品敏感性不同，后者与谷蛋白敏感性类似，都是由免疫系统介导的。

桥本甲状腺炎患者通常会对乳制品中的蛋白质——酪蛋白和乳清蛋白——敏感。所有牛奶制品，包括牛奶、奶酪、酸奶、冰淇淋甚至黄油都应被排除，含有乳清蛋白的“健康”蛋白粉也要去掉。一些非乳制奶酪中可能含有酪蛋白，这也是涉及乳蛋白的最为棘手的问题。加工食品中也可能包含乳蛋白，所以你最好杜绝加工食品。

需要注意的是，尽管在杂货店中乳制品与蛋类被放在了相同的区域，但是蛋类不属于乳制品。

如果你没有从无谷蛋白饮食中获得完全的症状缓解，则可能需要规避乳制品3~6个月。许多人在6个月之后重新获得了乳制品的耐受能力，但是部分人仍需要无限期地避开乳制品。

乳制品的替代品

乳制品类型	**替代选项**
牛奶	椰汁、杏仁露、腰果乳
黄油	椰子油、印度酥油
酸奶	椰子酸奶、杏仁酸奶
乳清蛋白	豌豆蛋白、水解牛肉蛋白、蛋清蛋白 *
冰淇淋	椰子冰淇淋、杏仁冰淇淋或冷冻香蕉泥
奶酪	腰果和其他坚果奶酪；无奶、无大豆奶酪，比如戴亚（Daiya）品牌的产品

注：* 表示长期食用可能会产生不良反应。

安全的蛋白粉

大多数市售的蛋白粉含有大豆蛋白和乳蛋白，但对桥本甲状腺炎患者来说，这是两种反应性非常强的蛋白质。蛋清蛋白质反应性较低，不幸的是，一些桥本甲状腺炎患者在开始使用它们后出现了新的蛋类反应，这是因为蛋清在肠道渗透性发生改变的人体内难以消化。

最适合桥本甲状腺炎患者的蛋白粉是豌豆蛋白粉和水解牛肉蛋白粉。它们都具有低致敏性且易于消化。

我推荐使用豌豆蛋白完成净化过程（肝脏支持方案），并用水解牛肉蛋白强化机体（肾上腺恢复方案和肠道平衡方案）。水解牛肉蛋白具有特殊的优势，由于水解过程已经将蛋白质分解成了微小的片段，所以其造成新的食物反应的可能性很低。

令人惊讶的是，水解牛肉蛋白口感非常好。它尝起来并不像牛肉，而是略带牛奶的味道。我已经开发了名为疾病根源药理学纯原始蛋白（Rootcology AI Paleo Protein）以及疾病根源药理学有机豌豆蛋白（Rootcology Organic Pea Protein）的产品，前者含有水解牛肉蛋白，并且无任何添加成分，甚至能够满足最为严格的自身免疫治疗方案的要求，后者可用于净化过程。

糖

在进行肝脏支持方案的过程中，除了蔗糖，避开含有糖类或者含有高果糖玉米糖浆的加工食品是很重要的。你可以使用甜菊糖、甜菊牌（Truvia）甜味剂、木糖醇或者海藻糖作为替代品，但是建议清除三氯蔗糖或者糖精，因为它们都会触发桥本甲状腺炎的发生。

疾病根源研究角：不太甜的人工甜味剂

纽特健康糖（NutraSweet）、阿斯巴甜（Aspartame）和三氯蔗糖已被证明与桥本甲状腺炎的发生相关。西奈山医院（Mount Sinai）的艾萨克·萨克梅奇（Isaac Sachmechi）教授报道说，他的两名患者在停止食用人造甜味剂后，桥本甲状腺炎的症状得到了完全的缓解。并且这是他们所做的唯一的改变！如果你还没有这样做，我建议你将这些物质从你的饮食中永久清除。

大豆

许多无谷蛋白产品中都含有大豆成分，这对甲状腺患者来说是有问题的，可能会加重针对甲状腺的自身免疫性攻击。我认为，我的甲状腺症状在食用含大豆的无谷蛋白食品后出现了恶化。而在去除含大豆的食品 1 个月后，我的甲状腺抗体水平从 800 IU/ml 降到了 380 IU/ml。

你应该避开日本毛豆、豆奶、豆腐、天贝、日本豆酱和酱油。此外，你还应该清除加工食品和补剂，这些东西经常含有大豆成分。你同样需要注意素食和素食食品，因为其中经常含有大豆卵磷脂、豆腐、水解大豆蛋白或者水解植物蛋白。如果你在产品标签中看到其中任何一种物质，请把它放回去！

咖啡因

尽管咖啡和茶对健康有数不清的益处，并且咖啡确实对肝脏疾病的恢复有助益，但是在执行基础方案时，我们要暂时去掉含咖啡因的食品。咖啡和茶中的咖啡因会在我们应当休息时妨碍我们，并使身体处于一种战斗–逃跑模式而非休息与消化的状态。众所周知，咖啡因会妨碍睡眠，因为大多数的肝脏解毒和恢复过程发生在我们的睡眠过程中，所以我们应该避开任何可能干扰睡眠的事物。我们应该抓住一切机会帮助身体恢复。并且，咖啡因会弱化肾上腺功能，增加肠道的渗透性。此外，茶也因为含有氟化物而存在问题，咖啡则可能含有霉菌或存在与谷蛋白发生交叉反应的可能。

如果你已经饮用咖啡因饮料有一段时间了，那么你应该逐渐将其戒掉而非突然中断，因为咖啡因是一种成瘾物质。每天减少 50%的摄入量是有帮助的。例如，如果你通常每天饮用 2 杯咖啡，先减到每天 1 杯，然后是每天半杯、每天四分之一杯，最后不再饮用，这样的过程可能更为温和。

你仍然可能出现戒断性头痛。镁补剂、硫酸镁盐浴、热柠檬水以及丹迪・布兰德（Dandy Blend）品牌的草本咖啡替代品可以帮助你完成过渡。

作为咖啡因饮料的替代品，你可以喝下述饮品。

- **热柠檬水：**早晨起来首先饮用热柠檬水并全天饮用这种饮品，会比喝任何茶或咖啡更好地使你保持清醒，并有助于胃酸的分泌，支援肝脏的排毒路径。
- **玛卡拿铁：**玛卡适应原可以维持你的肾上腺功能及激素水平，而椰汁可以在一整天内帮助你维持血糖的稳定。意外的收获在于，它的味道很像拿铁咖啡

（见第 87 页）！

- **绿果汁：**这种饮品会以一种破碎的、可利用的形式为你提供大量的营养元素和能量。
- **姜黄茶：**一种很好的热茶替代品。姜黄茶是一种美味的、有效的排毒产品（见第 83 页）。
- **薄荷茶：**这是一种简单且美味的草本茶。作为额外的好处，薄荷也可以抑制小肠细菌过度生长这种桥本甲状腺炎常见的失衡症状。
- **丹迪·布兰德品牌的草本咖啡替代品：**这是一种味道像咖啡的无谷蛋白草本混合饮品。
- **矿物水（Spa water）：**将纯净水与水果混合，创造一种有趣的解渴方式。

我乐于与你分享更多的食谱。请前往 www.thyroidpharmacist.com/action 网址来获取它们。

酒精

酒精会导致血糖失衡、肝脏毒素淤积、肠漏和小肠细菌过度生长。是的，即使一杯"健康的"红酒也是一样！如果你想念酒精的味道和感觉，可以用我的发酵玛格丽特酒或摩奇多调和酒替代酒精（见第 87~88 页）。这些饮品中的益生菌会为你的肝脏和肠道提供支持。

那么你可以吃些什么呢？步骤 2 会深入探讨在执行肝脏支持方案的过程中，你应该食用的具体的支持性食物，但一般来说，你应当专注于营养密集型饮食。这是一种包含不同种类和健康比例的肉类、所有蔬菜、所有水果、坚果、种子以及蛋类的饮食，只要你对其不敏感就可选用。

步骤 2：添加支持性食物

我喜欢食用美味的食物来滋养和支持身体恢复健康——这是真正的食疗！以下是在为期 2 周的肝脏支持方案中，我推荐的、可以与你的日常饮食匹配的超级食物清单（希望你会喜欢并使用它们）。这些超级食物按照重要性的顺序排列。你要尝试将其中的 3~4 种纳入你的日常饮食中。如果你可以将所有的 11 种食物整合到自己的饮食中，你将会获得额外的红利。

1. **热柠檬水：**柠檬汁具有净化功能，能够保养胃，支援肝脏的排毒路径。我建

基础方案过程中外出就餐的建议

许多餐厅都会提供不含谷蛋白食物的菜单，但是外出就餐依然具有挑战性，因为除非整个餐厅都是无谷蛋白的饮食，否则你的无谷蛋白食物在准备过程中仍然可能被交叉污染。即使很少量的谷蛋白也会触发反应（经常表现为严重的胃肠道症状）。需要注意的是，禁食谷蛋白会暴露你的谷蛋白敏感症，即经过一段时间的禁食之后，当你接触到谷蛋白时可能会引发更为急性的症状，而不是你每日进食谷蛋白时产生的慢性低级症状。这是因为触发性食物的“缺席”会促进反应性细胞数量的逐步增加，因此当食物再次进入身体时，由于身体清除毒素的努力，会导致更为强烈的反应。

当你外出就餐时可以点的安全食物是科布沙拉（绿色蔬菜、番茄、培根、烤鸡、煮蛋、洋葱、牛油果和奶酪）或者希腊沙拉（绿色蔬菜、不同种类的烤鸡、橄榄、番茄、灯笼椒、洋葱、黄瓜和菲达奶酪）。务必要求服务生提供烤鸡肉，并且不要放奶酪和沙拉酱（许多沙拉酱中含有谷蛋白、大豆成分和高果糖玉米糖浆）。我建议用橄榄油和柠檬汁作为沙拉酱的美味替代品。

烤肉以及蒸蔬菜或烤蔬菜通常也是非常好的选项。为了防止来自面包屑的交叉污染，你可以要求将你的食物用锡箔纸包好再进行烤制或清蒸。

你可以通过服用一种诸如倍宜健康胶囊（Pure Encapsulations）这样的谷蛋白 / 乳制品消化补剂预防潜在的交叉污染。尽管这种产品不能完全消除你的反应，但它可以最大限度地减少不良反应。

议将甲状腺激素类药物与热柠檬水一起服用，因为柠檬的酸性有助于药物的吸收。你可以饮用这种饮品来替代咖啡因饮料，你会因此看到自己的精力水平出现显著的不同。许多在早晨喝这种饮品的人再也没有回到依赖咖啡因的状态，这是因为他们感觉非常好！早晨起来首先空腹喝些热柠檬水。在 1 杯热纯净水中加入半个到 1 个有机柠檬的果汁。如果你愿意，可以添加甜菊糖或者槭糖浆以提升口感。

2. **疾病根源绿色蔬果汁：**这种绿色的蔬果汁包含甲状腺所需的营养，而且能帮助排毒并减少炎症。它将来自豌豆的低致敏性的蛋白质与来自椰汁的脂肪和来自蔬菜的纤维结合在一起。

因为蔬果汁中包含很多微小的颗粒，所以其相较于常规的早餐更加容易消化，从而使营养成分更易于吸收，并能产生更多能量。记住，尽管它是液态混合物，你仍然需要咀嚼，以帮助激活自身的消化功能。所有成分的选择都是基于一个战略性的原因。

- 基底的椰汁是一种低致敏性的脂肪来源，由于其优质的脂肪成分，它可以帮助减少炎症并稳定血糖。
- 添加一个牛油果可增加稳定脂肪与血糖的成分，并赋予蔬果汁布丁样的均一黏稠度。
- 蔬菜可增添纤维与微量营养素，由于搅拌机已经将纤维和营养物进行了分离，所以其更易于吸收。
- 海盐可以为桥本甲状腺炎患者经常处于应激状态的肾上腺提供支持。

尝试了疾病根源绿色蔬果汁的人表示，蔬果汁帮助他们减少了饥饿感，使他们感觉更加放松和平静，并充满活力。如果需要，你甚至可以将用量加倍以制作足量的午餐！

疾病根源绿色蔬果汁

1 杯嫩菜心

2 大根胡萝卜

1 个成熟牛油果

1 根芹菜

1 根黄瓜

1 束罗乐叶

1 杯椰汁

1 勺豌豆蛋白粉

海盐调味

将所有成分放入搅拌机中搅拌均匀。

选择性的添加物包括 1 汤匙的下列任何物质：卡姆果粉（增加维生素 C）、鳕鱼肝油（抗炎）、椰子开菲尔益生菌、玛卡根粉（帮助升高体温并稳定激素水平）或者姜黄粉（抗炎）。

尽管大多数尝试过这种绿色蔬果汁的人都很喜爱它，但有一些人（比如我的丈夫迈克尔）可能并不喜欢这种布丁样的黏稠度和蔬果汁的颗粒感。要创造一种更稀的、牛奶样和“冰爽热带风味”的蔬果汁——我的丈夫所描述的理想蔬果汁——你可以做如下调整。

- 略过牛油果，并添加 1 汤匙奇亚籽（芡欧鼠尾草籽）作为替代。奇亚籽是一种油腻性较低的优质脂肪来源。
- 添加 1 个柠檬或酸橙的果汁可以使其更具热带风格，并促进消化液的分泌。
- 将内容物与 1 杯冰块搅拌均匀可以使蔬果汁变得清凉，并赋予其更接近牛奶的黏稠度。

胡萝卜和椰子具有天然的甜味，但是如果你想摆脱标准的美国饮食，你可能在最初想要添加一些水果，比如四分之一杯的浆果、半根香蕉或者半个青苹果，作为你的味蕾能够适应椰子和胡萝卜天然甜味的过渡。

3. **甜菜根：**甜菜根富含植物营养素，具有抗炎和抗氧化功效，而且可以促进排毒。甜菜根对有亚甲基四氢叶酸还原酶（Methylene Tetrahydrofolate Reductase，简称 MTHFR）基因突变的患者是一种极好的食物，因为其富含叶酸和甜菜碱，这两种成分可以帮助降解同型半胱氨酸，使患者能够自然适应这种基因突变。你的目标是每周进食 1~2 份甜菜根。因为甜菜根天然富含糖分，所以一定要结合健康的脂肪或蛋白质食用。

4. **十字花科蔬菜：**十字花科蔬菜含有可以帮助肝脏排毒的营养物质。这些蔬菜包括卷心菜、西蓝花、羽衣甘蓝和芜菁甘蓝。我建议购买有机蔬菜，特别是羽衣甘蓝，因为其有助于吸收环境中的大量毒素。

有一种传言，认为这些蔬菜对桥本甲状腺炎患者不好，但事实并非如此。尽管十字花科蔬菜确实含有可能阻止甲状腺碘吸收的硫代葡萄糖苷，但是大多数桥本甲状腺炎患者并不存在碘缺乏，因此这些健康蔬菜潜在的致甲状腺肿胀的机制不应该是一个问题。况且，只有在食用大量的十字花科蔬菜时，患者才可能出现致甲状腺肿胀的后果。此外，十字花科植物在生鲜状态下才有致甲状腺肿胀的作用，所以如果你担心自身的碘浓度，可以略微对其进行蒸煮或发酵处理。

5. **香菜：**香菜是一种天然的螯合剂，这意味着它会结合某些毒素并帮助将其从体内排出。香菜以一种温和的方式帮助排除毒素，而且将其加入到沙拉、牛油果、绿果汁、蔬果汁和莎莎酱中时味道非常可口。请注意，尽管小球藻和螺旋藻也都是天然的螯合剂，但是我通常不会向桥本甲状腺炎患者推荐它们，因为其含碘量高且具有改变免疫系统的潜在风险。

甲状腺的传言：十字花科蔬菜

甲状腺世界中有一个常见的流言，即十字花科蔬菜这样的致甲状腺肿素原应当被排除在饮食之外，因为它们会抑制甲状腺功能。由于一些过时的命名以及对于甲状腺疾病过时的理解，美味而健康的蔬菜，比如卷心菜、甘蓝、西蓝花、羽衣甘蓝和花椰菜都有一个坏名声。

致甲状腺肿素原一词出现在 20 世纪 50 年代，用以描述造成甲状腺肿（亦称为甲状腺腺体肿大）的物质。这个术语非常具有欺骗性，可以指针对不同物质的各种事情，从抑制甲状腺激素的释放，到改变甲状腺激素在体内的合成方式，再到抑制碘的吸收。

十字花科蔬菜之所以被认为具有致甲状腺肿胀性，是因为它们具有阻止碘吸收的潜在能力。在 20 世纪 50 年代，这种担心是合理的，因为在那个时代，碘缺乏被认为是造成甲状腺功能减退的主要原因，碘浓度的任何改变都可能带来问题。

自那时起，大多数工业化国家都采取了在食盐中加碘的公共措施，而现在，桥本甲状腺炎是造成甲状腺功能减退的主要原因，这一权重在美国可以达到 90%~97%。此外，缺碘在桥本甲状腺炎患者中并不普遍。

除非对十字花科的蔬菜敏感，否则它们对桥本甲状腺炎患者来说是非常健康的食物，而且不会影响甲状腺功能。即使一个人由于缺碘而导致甲状腺功能减退，他们仍然可以享用十字花科蔬菜，只要将其煮熟或经过发酵处理就没问题了。烹饪和发酵会降解阻碍碘吸收的成分。

但是，大多数桥本甲状腺炎患者所经历的反应，却是由这些蔬菜高度可发酵的本质导致的，而这种本质会加重小肠细菌过度生长的症状。高达 50% 的桥本甲状腺炎患者可能存在小肠细菌过度生长（第 11 章会详细探讨）的症状。一小部分桥本甲状腺炎患者可能具有硫敏感性，十字花科蔬菜可能会加重其症状——这部分内容将会在高级方案中详细探讨。

有一种致甲状腺肿素原是我一直建议桥本甲状腺炎患者避开的，那就是大豆。大豆的食用与甲状腺抗体的增加有关。

6. **纤维：**纤维能够提高我们排泄毒素和过量激素的能力。大多数人能够耐受水果和蔬菜中的天然纤维，但是要小心添加剂形式的纤维（例如菊粉、低聚果糖或者车前子纤维补剂），因为它们会加重肠道渗透性改变和小肠细菌过度生长的症状。

如果你还没有养成大量食用纤维的习惯，我建议你从现在开始，逐步增加饮食中纤维的量。

7. **幼芽和幼苗：**植物的幼芽和幼苗中含有能够降解毒素的天然酶。在过去的数十年中，应用植物酶被认为是清除饮水中的毒素和内分泌干扰素的有益方法。尽管大多数研究是在人体外进行的，但是一项应用西蓝花幼芽粉剂的研究发现，这种幼芽能够增强机体对空气污染物的解毒能力——这对于生活在大城市中、每天接触大量毒素的居民来说尤其重要。

小萝卜幼苗被证实能够清除88%的双酚A——一种存在于塑料制品中、可以破坏甲状腺的化学物质。

8. **绿果汁和叶绿素：**绿果汁充满了治愈性的营养元素！因为它们是液体形式的，使得营养元素更益于消化和吸收。除了大量的维生素，绿果汁也是叶绿素的极佳来源。叶绿素对健康有各种益处，包括排毒、减少炎症与氧化应激反应、提高铁代谢水平，甚至可以通过中和气味达到天然除臭的效果。果汁是一天中的任何时候用以增加能量的绝佳方法！绿果汁应当主要由蔬菜和一些用以调味的水果（如青苹果）组成。使用专门的榨汁机，将蔬菜挤碎而非切碎，你可以为自己制作一批果汁，在一整天里慢慢品尝。在旅途中，你可以购买液滴形态的叶绿素并将其添加到你的饮料中。

绿果汁

6~7 根小胡萝卜

1 个青苹果

3~4 根芹菜杆

1 根小黄瓜

3 杯捣碎的羽衣甘蓝

1 个去皮的酸橙

用海盐调味

用榨汁机将蔬菜和水果榨成汁，并加入一些海盐。如果你有血糖问题，加入 1~2 汤匙椰子油或者一个牛油果。这是我一直以来最喜欢的果汁。

9. **发酵食物：**发酵食物中含有大量益生菌，能够支持肠道功能和排毒路径。发酵食物中存在的益生菌有利于平衡肠道菌群，并能缓解便秘、消化和焦虑症状。发酵的椰子酸奶、椰汁和卷心菜是我的最爱。如果你要购买发酵食品，一定要选择可以保存在冰箱中的那种。在室温下，益生菌只能存活数周。

10. **姜黄根粉：**姜黄素是姜黄根粉中的活性成分，对解除金属毒性和排除毒素非常有帮助。姜黄的味道很好，加入热水后可以作为替代热茶的极佳选择。姜黄根粉具有抗炎、解毒、抗氧化、抗菌和抗病毒的作用。通常，姜黄素的作用只能在体内维持 1 小时左右，但是我发现，将姜黄素与胡椒碱（一种存在于胡椒中的生物碱）结合可以延长其在体内的作用时间。

服用姜黄根粉的简单方法是将其添加到你的饭菜中（记得同时添加一些胡椒）。在发生砷中毒后，我服用姜黄根粉为身体排毒，而且我认为它帮助我在 1 个月内清除了体内的砷，从而使身体免于长期损伤的困扰。

我推荐桥本甲状腺炎患者服用姜黄根粉，用以支援肝脏和炎症通路。你可以每天享用 2 次姜黄茶，并可以每周多次食用印度烤鸡。

姜黄茶

1 茶匙姜黄

1 茶匙姜末

1 撮胡椒

1 撮肉桂粉

1 个柠檬的果汁

甜味剂调味（我推荐甜菊糖和槭糖浆）

1 杯热的过滤水

将所有香料和柠檬汁放入你的杯子中，用开水冲泡并混合均匀。

印度烤鸡

1 茶匙咖喱

1 茶匙姜黄粉

1 茶匙红辣椒粉（如果你对茄科植物敏感则略过）

1 茶匙大蒜粉

½ 茶匙胡椒

1 茶匙海盐

2 杯椰汁

1 只整鸡，切碎，或者用 8 只鸡腿代替

将所有成分加入慢炖锅中，中档烹煮 8 个小时。

11. **浆果：**浆果富含植物营养素和抗氧化物质，并且与其他水果相比，不大可能令你的血糖飙升。此外，蓝莓含有丰富的肌醇——一种被证明可以改善甲状腺功能和调节血糖的营养物质。许多人早已爱上了黑莓、蓝莓、覆盆子和草莓，你可能也会发现波森莓、醋栗、鹅莓这样的异国情调的浆果也非常美味。如果可以的话，你要购买有机水果，减少与杀虫剂的接触。

我建议你每天吃 ½~1 杯的浆果，具体数量根据你的血糖水平确定，并安排在傍晚食用。早上食用太多的水果不仅会造成血糖飙升，而且会让你一整天都感觉很疲倦。即使吃水果也要采取温和的方式，这很重要，因为过量的果糖与胰岛素抗性和脂肪肝的发生有关。

过渡至营养密集型计划

随着你致力于加入更多的营养密集型食物，我同样要提醒你，不要受到某些无谷蛋白加工食品的吸引。当我第一次改变自己的饮食时，是以一种无谷蛋白无酪蛋白（GFJF）食品结束的——那是一种无谷蛋白的垃圾食品！此时你只是将含谷蛋白的垃圾食品替换成了无谷蛋白的垃圾食品。尽管这比食用谷蛋白食品有所进步，但是这种垃圾食品并不会帮助你在恢复的旅途中走得很远。

如果你一定要吃，并且你一直坚持标准的美式饮食，我建议你只在过渡过程中食用无谷蛋白的煎饼混合料、饼干、麦片和面包。大多数的无谷蛋白食品仍会造成血糖的飙升（这会增加肾上腺的压力，进而削弱甲状腺的功能），并可能含有类似于大豆成分的对甲状腺有损害的成分。我们会在后面的章节中深入探讨优化营养选择的内容。

那么，早餐吃什么好呢？

你可能已经注意到了，我们的方案排除了许多你喜爱的早餐食物——不再有麦片、华夫饼或者吐司。但是别担心：我有一些新的早餐方案提供给你！以下是我最爱的一些饮食配方。

鲑鱼–鳄梨酱–卷心菜（SGC）

烟熏野生三文鱼

墨西哥鳄梨酱（牛油果、大蒜粉、番茄 * 和洋葱）

发酵的卷心菜

将所有成分放入一个盘中并享用。

注：* 表示如果你对茄科植物敏感则应去掉。

肉丁土豆早餐

1 lb（0.45 kg）草饲牛牛肉

4 杯切碎的绿皮西葫芦、胡萝卜、西蓝花和花椰菜的混合物

¼ 杯切碎的洋葱

炒制 10~15 分钟，直至蔬菜和肉熟透。

小贴士：多做一些，并将其按早餐的分量分份冻存。

疾病根源蔬果汁

12 oz（354.8 ml）椰汁

1 勺豌豆蛋白 / 大麻蛋白 / 牛肉蛋白（依耐受程度选择）

2 杯切碎的莴苣、芹菜、胡萝卜的混合物

柠檬汁 / 酸橙汁调味

1 个牛油果

将所有成分混合后用榨汁机榨汁并享用。

意面早餐

1 个中等大小的南瓜（鱼翅瓜、小南瓜或冬南瓜）

1 杯熟鸡肉、牛肉或者猪肉

1 汤匙椰子油

1 茶匙罗勒

海盐调味

水

睡觉前，将南瓜放入慢炖锅中，加入肉丁、椰子油、罗勒和海盐，加满水。

低档烹制过夜。早晨一觉醒来，你会闻到非常香的味道。

愉悦早餐

椰子油

1 杯冬南瓜丁

1 lb（0.45 kg）鸡柳

1 杯羽衣甘蓝嫩叶

1 茶匙罗勒

海盐调味

橄榄油调味

用椰子油炒制 10 分钟，然后浇上橄榄油即可端菜上桌。

肝脏支持食谱

热柠檬水

1 个柠檬的果汁

1 杯热的过滤水

甜菊糖调味

将柠檬汁加入热水中并用甜菊糖调味。早晨起来首先喝 1 杯热柠檬水而非咖啡因饮料。

排毒果汁

1 束香菜

1 杯椰汁

甜菊糖调味

½ 个柠檬的果汁

10 滴叶绿素

过滤热水

混匀所有成分并享用。

薄荷茶

1 束薄荷

1 杯热的过滤水

甜菊糖调味

将薄荷放入热水中并浸泡 5 分钟。去除薄荷，用甜菊糖调制成甜味并享用。

矿物水

1 壶过滤水

¼ 杯薄荷

¼ 杯对半切开的草莓

¼ 杯黄瓜片

将薄荷、草莓和黄瓜加入水中。可全天饮用。

玛卡拿铁

1 汤匙玛卡粉

1 汤匙椰汁

1 茶匙肉桂粉

甜菊糖调味

1 杯热的过滤水

将所有成分加入搅拌机中，搅拌均匀即可享用。

发酵玛格丽特酒

1 杯发酵的椰汁

1 个酸橙的果汁

½ 茶匙海盐

甜菊糖调味

在玻璃杯中混合所有成分。如果需要，可加入冰块并混匀。相信我，非常美味！

维珍摩奇多调和酒

1 个酸橙的果汁

1 束薄荷叶

½ 茶匙生姜粉

1 杯过滤水或者椰汁

甜菊糖调味

用研钵和研杵将薄荷叶捣碎以释放味道，然后与其他成分在玻璃杯中混合即可。或者，你可以将所有成分放入搅拌机中搅拌均匀。

将前两步结合起来：简易的肝脏支持食物计划

现在，你已经对需要避开哪些触发性食物和添加哪些超级食物有了了解，关于接下来的 2 周你的饮食是个什么样子，我想简单描述一下并与大家分享。准备清洁的、营养密集型的饮食并不复杂！

早餐与零食

早餐和零食将包含绿色蔬果汁。你可以制作疾病根源绿色蔬果汁（见第 79 页），也可以制作自己的配方蔬果汁，但要确保含有以下这三种成分。

- **纤维：**绿色蔬果汁应当囊括各种蔬菜，包括绿叶蔬菜，以及一小份富含抗氧化物质的浆果或者 1 根香蕉。
- **脂肪：**椰汁和牛油果是美味的优质脂肪来源。
- **蛋白质：**我推荐豌豆蛋白或者水解牛肉蛋白这样的低致敏性蛋白质。

每日饮食计划的样本

时间	食物 / 饮品
7:00（上午）	热柠檬水
8:00（上午）	疾病根源绿色蔬果汁
10:00（上午）	绿果汁
12:00（中午）	沙拉
15:00（下午）	薄荷茶或者玛卡拿铁
18:00（下午）	有机肉类和蔬菜的晚餐
20:00（晚上）	解毒果汁、发酵玛格丽特酒或维珍摩奇多调和酒

为了不妨碍工作或者生活，你可以将 1 周所需的所有蔬菜提前切好，并在周日晚上将它们放入 32 oz（946.2 ml）的梅森广口罐中。每个早晨，将蔬菜和水果、椰汁或牛油果以及蛋白粉放入搅拌机中，并根据需要加水调制。这样你在出门前就可以开始享受新的一天了。

午餐

午餐由含有大量优质脂肪、纤维和蛋白质的沙拉组成，请保持简单。

- **脂肪：**来自橄榄油、橄榄、牛油果、坚果、种子和椰子粉。
- **纤维：**来自剁碎的胡萝卜、番茄，剁碎的黄瓜、莴苣、浆果和洋蓟。
- **蛋白质：**来自熟鸡肉、熟蛋、牛排、肉丝、肉丸、坚果和种子。

你可以浇上有益健康的调味料收尾。我推荐将特级的初榨橄榄油、柠檬汁和药草（比如罗勒叶或牛至叶）混合在一起制成调味料。

你同样可以用梅森广口罐简化你的午餐。我会用 5 个 16 oz（473.1 ml）或 32 oz（946.2 ml）的罐子分别装满剁碎的蔬菜混合物，为 1 周的每一天做好准备。把坚硬的蔬菜（比如黄瓜片、灯笼椒和嫩胡萝卜）放在罐子的底部，然后装入较柔软的蔬菜和水果（比如樱桃、番茄和蓝莓）。橄榄、坚果、种子和椰子粉应分层堆放。你甚至可以在顶部添加橄榄油、柠檬和药草。牛油果和蛋白质需要保存在单独的容器中。当你准备食用时，将蔬菜、水果与蛋白质放在盘子或一个大容器内混合，浇以调味料拌匀。

晚餐

晚餐同样要注意平衡搭配营养，重点供应丰富的有机肉类和蔬菜。晚餐一定要包含西蓝花、花椰菜、甘蓝、羽衣甘蓝、卷心菜和萝卜等十字花科蔬菜，并且最好是有机蔬菜。

批量烹饪和慢烹饪是我最喜爱的简化方式，这可以降低晚餐的维护成本。

步骤 3：减少毒素暴露

尽管家被认为是我们的圣域，但是它同样存在无数的可以藏匿毒素的地方，包括厨房、卧室和浴室。在你的日常居家生活中移除那些不显眼的毒素，特别是在将其与本章的其他方案结合时，可以让你的症状在短短 2 周内得到显著的改观。

接下来的内容会提供一些实用技巧，可以帮你大大降低日常的毒素负担。

绿化你的厨房

厨房中有许多地方存在隐藏的毒性物质。它们存在于烹饪用具、食物储藏容器、餐具甚至更多地方。以下这些步骤可以帮助你最大限度地减少厨房中的毒素。

- 丢弃特氟龙、不锈钢和塑料材质的炊具，选择毒性更低的炊具烹调：玻璃烤盘、陶瓷涂层的壶和平底锅，以及铸铁的长柄煎锅。铸铁的长柄煎锅为贫血和铁蛋白水平较低的患者提供了额外的好处——可以帮助你获得日常所需剂量的铁。
- 使用木质器具烹调、搅拌和炒制，而非塑料餐具或金属餐具。
- 无氯羊皮纸可作为铝箔纸的代替品，用于烘烤、烧烤和蒸煮。
- 用玻璃容器替换你的塑料容器。我最喜欢广口的梅森储物罐。如果你无论如何要使用塑料容器，请使用无双酚 A 的塑料制品，比如密保诺（Ziploc）品牌的储物袋。不过，避免用塑料器皿烹饪或储存食品仍是最佳选项。
- 避免使用抗菌制品。对大多数家庭来说它们并不是必需的。如果你出于清洁或消毒的目的必须使用抗菌制品的话，要选用酒精洗手液或者成分中不含三氯生或任何香味成分的清洁产品。

绿化你的饮水

从你的饮水中除去氟化物和氯这些化学物质是减少接触毒素的一个重要步骤。因为这些化学物质以及其他化合物存在于我们的公共饮水中，所以你必须使用反渗透过滤器将其去除。如果你没有过滤器，或者如果你住在公寓里，你应该饮用瓶装水或者联系无氟饮用水公司送货到家。

氟化物含量在 0.1 ppm 以下的瓶装水品牌包括阿夸菲纳（Aquafina）、卡利斯托加（Calistoga）和达萨尼（Dasani）。请务必定期登录 www.fluoridealert.org/content/bottled-water/ 网站核对饮用水的配方，因为企业可能会在没有事先警告的情况下改变其做法。由于塑料潜在的毒性，饮用塑料瓶装水并不理想——因此，从长远考虑，我建议你购买一台氟化物过滤器。想了解反渗透过滤器的有关品牌，请前往 www.thyroidpharmacist.com/action 网站。

绿化你的空气

我建议你购买一台空气净化器放在家里（特别是你的卧室），用来清除空气中的毒素。一种减少工业用品且更具装饰性的方法是，布置一些室内植物充当天然的空气解毒装置。黄金葛（绿萝）、各种巴西木和任何虎尾兰属植物都可以作为净化器使用，它们甚至获得了能够减缓病态建筑综合征的声誉。虎尾兰属植物可以在夜间吸收二氧化碳并释放氧气，因此是极好的卧室绿植。但是由于其叶片食用后具有毒性，所以应将其置于儿童和宠物接触不到的地方。宠物爱好者们要注意了，所有这些植物如果被猫、狗等小动物摄入可能会致其中毒，所以要记得让它们远离你的毛皮宝贝。

整理个人护理用品

在为期 2 周的肝脏支持方案中，我建议你进行美容排毒，将常规的个人护理用品（例如洗发水、护肤液、化妆品、止汗剂和香水）数量减至最少。是的，女士们，包括你们每天使用的所有的魔法药水、护肤液和唇膏！

如果你能坚持 2 周不使用化妆品，这无疑是最好的。但是，如果你对不化妆的前景并不感到兴奋，请你在当地的健康食品店中寻找清洁的品牌。推荐化妆品品牌是很困难的，因为每个人的肤色与需求各不相同，这里列举了一些品牌，我发现它们毒素含量较低且有效。

- **化妆品：**贝茗（bareMinerals）和医生配方有机彩妆（Physicians Formula Organic Wear）
- **洗发液：**爱可有机（Acure Organics）
- **沐浴露：**爱可有机、布朗博士（Dr. Bronner's）
- **护肤液：**爱可有机
- **护肤品：**蜜雪儿（MyChelle）、安玛丽·吉亚尼皮肤护理（Annmarie Gianni Skin Care）、温泉博士（The Spa Dr.）

对于香水，尝试配制一种你喜欢的精油混合物。我非常喜欢乳香、玫瑰和薰衣草的混合气味，当然每个人都有自己的偏好。如果你不是一个油类鉴赏家，你可以购买拉·卡西亚轮走珠液（the Aura Cacia chakra roll-ons）这样的预制型精油香水。喉轮芳香疗法精油走珠液（The Expressive Throat aromatherapy roll-on）闻起来跟我在高端百货商店购买的香水一样，而且还未添加毒素！

尽管我个人还未对此进行过检测，但是我的一些朋友和同事，比如来自美味有机食品（Deliciously Organic）的营养师卡丽·维特（Carrie Vitt）通过使用乳香、丁香、没药、墨角兰、罗勒和柠檬草等精油产品给予甲状腺功能纯天然的支持。（你可以在我的网页 www.thyroidpharmacist.com/action 找到所有我喜爱的产品的链接。）

如果你需要一些额外的助力，对你的化妆及个人护理程序进行优化和无害化处理，请登录网址 www.safecosmetics.org 查看，或者搜索 www.ewg.org/skindeep/search 网站以了解你当前所用产品的评价。

步骤 4：支持排毒路径

避开酒精、咖啡因、杀虫剂和化学用品是启动排毒过程的很棒的方式。但是，有时候可能需要额外的干预措施帮助机体处理积压的毒素。以下是你可以加入治疗方案中的一些活动和补剂，以进一步促进排毒。

出汗

出汗是减轻体内毒素负荷非常好的方式。由于甲状腺功能减退患者通常体温偏低，故其经常需要付出额外的努力才会出汗。这可以经由运动、蒸桑拿、泡热水澡，或者通过我的最爱——高温瑜伽来实现。

由泡温泉、蒸桑拿、热水澡、高温瑜伽以及其他形式的运动引起的出汗可以帮助我们更快地排出毒素。但不要做过了头，所以请运用良好的判断力。基本原则是，在这些活动之后，你应该感觉精力更充沛，而非更疲倦。

我的客户经常会告诉我，她们在进行了一个阶段的红外桑拿或高温瑜伽练习后感觉好多了。在浴缸中添加一些精油进行热泻盐浴，可以为你提供一种能够在家中进行的项目。

肝脏支持补剂

客户们报告称，添加肝脏支持补剂可以加快他们从肝脏支持方案中收获成果的进程，并显著改善他们的感受。肝脏排毒利用的化学途径主要有两条，任何一条通路被阻断都会导致毒素无法排出。如果我们仅仅支持其中一条通路，中间产物的积累会导致弊大于利。幸运的是，我们可以添加补剂，以帮助身体同时打开这两条重要的排毒路径。

阶段 1 的通路利用的是脂溶性毒素的氧化、还原、水解、水合以及脱卤这样的化学处理过程。毒素存在于我们的脂肪细胞内，我们需要维生素 B_2、B_3、B_5、B_6、B_{12}、叶酸、谷胱甘肽和类黄酮这些营养剂将其从脂肪细胞中“拉”出来，并将其转化为可以在阶段 2 中被正确消除的中间产物。需要注意的是，在毒素通过阶段 1 之后，其形成的中间产物可能毒性会更大！此时就需要进入阶段 2 了。

阶段 2 的通路是这个处理过程中的第二步，这一阶段的主要任务是清除阶段 1 中产生的废物。这个过程包括硫化、葡糖醛酸化、谷胱甘肽结合反应、乙酰化、氨基酸结合反应以及甲基化。如果你存在亚甲基四氢叶酸还原酶基因突变，甲基化反应就会减弱。阶段 2 需要像甲硫氨酸、半胱氨酸、镁、谷胱甘肽、维生素 B_5 和 B_{12}、维生素 C、甘氨酸、牛磺酸、谷氨酰胺、叶酸和胆碱这样的营养物质。二甲基砜（Methylsulfonylmethane，简称 MSM）和 N–乙酰半胱氨酸（N-acetylcysteine，简称 NAC）是另外两种对这条通路有帮助的有用补剂。

肝脏解毒阶段 1 和阶段 2 所需的营养物质包括 B 族维生素（B_2、B_3、B_5、B_6、B_{12}）、叶酸、谷胱甘肽、类黄酮、镁、维生素 C 以及甲硫氨酸、半胱氨酸、甘氨酸、牛磺酸和谷氨酰胺等氨基酸。

为了简化问题，我喜欢使用含有能够同时为两条肝脏解毒通路提供营养成分的产品，并将专门的豌豆蛋白粉添加到肝脏支持营养中，效果很好。

另一种帮助肝脏清除毒素的重要物质是胆汁。胆汁是由肝脏生成并富集于胆囊中的一种液体。胆汁具有重要的作用，它可以帮助我们降解食物中的脂肪以利于消化，并降解毒素中的脂肪以利于清除。

胆汁流动性差被认为与甲状腺功能减退有关，并可能导致毒素的再循环和脂肪的吸收异常，以及脂肪酸和维生素 A、维生素 D、维生素 E 和维生素 K 的缺乏和毒素的积累。

胆汁流动障碍可能是由胆囊切除、胰脂肪酶缺乏、肝脏充血、小肠细菌过度生长和胆结石造成的。

L–甲硫氨酸、牛磺酸、肌醇、胆碱、水飞蓟、蒲公英、洋蓟、甜菜、β–胡萝卜素和牛胆汁补剂可以支持肝脏排毒和胆汁流动，以保证必需脂肪酸和维生素的正确吸收以及毒素的清除。胆囊支持补剂通常是上述成分的混合物。

我列出了一些重要的肝脏支持补剂，帮助你接管这个为期 2 周的治疗方案。同样，在第 98 页，你会发现一张表格，其中包括补剂种类、相应的服用剂量和推荐品牌。

N-乙酰半胱氨酸

谷胱甘肽缺乏被指出与甲状腺抗体水平的升高有关。N-乙酰半胱氨酸能够转化为谷胱甘肽，它不仅可以通过中和过氧化氢降低甲状腺抗体的水平，还能帮助治疗肠道的渗透性，并有助于排毒。通常推荐的使用剂量为 1.8 g（1800 mg）。

氨基酸

氨基酸是解毒和机体重建所必需的。蛋白质是氨基酸的主要来源。但是，蛋白质降解是一种会加重身体负担的过程，而且桥本甲状腺炎患者的该功能可能不完善。与其摄取超过体重和活动水平所需的蛋白质，服用纯氨基酸可能是一种更切实可行的方法（要了解如何计算蛋白质需求量，请阅读第 124 页）。纯氨基酸不需要身体进行任何加工，而且易于吸收。

纯氨基酸可以粉剂或补剂的形式服用。

含有氨基酸并可以支持肝脏解毒（谷氨酰胺、甘氨酸、牛磺酸、α-酮戊二酸、谷胱甘肽、蛋氨酸、鸟氨酸）的补剂尤其重要。

姜黄素

我们已经谈过在你的食品和饮料中添加姜黄素（以姜黄根粉的形式）的益处。

疾病根源研究角：补剂中的毒素

我建议要非常谨慎地使用补剂。2008 年 8 月，由 JAMA 完成的一项研究发现，20% 通过网络销售的阿育吠陀药物中含有铅、汞和砷。自 1978 年以来，超过 80 例铅中毒案例被认为与阿育吠陀药物有关。

阿育吠托药物有两种主要类型：只含草药的类型和拉莎娑司陀类型。拉莎娑司陀是一种将草药与金属、矿物和宝石混合的古老制药方法，其配方中含有汞、铅、铁、锌、云母和珍珠。拉莎娑司陀药物中的重金属含量是标准值的 2 倍多。研究还表明，一些制剂中所含铅和汞的量是允许值的 100~10000 倍！这些制剂对排毒通路已经处于超负荷状态的患者来说危害尤大，比如桥本甲状腺炎和亚甲基四氢叶酸还原酶基因突变的患者。

我只信任高质量的专业补剂品牌（见第 98 页），并进一步配制了我自己的补剂系列，它们经过了广泛的重金属、毒素和污染物测试。

尽管这是有益的——并且是美味的——但此种形式的姜黄素会很快被身体排出。姜黄素补剂应当制作成缓释配方或者与胡椒碱结合（一种在胡椒中发现的生物碱），以使其能够在体内更长时间地保持活性。

草药和天然化合物

我发现了多种有助于净化的草药和天然化合物，包括二甲基砜、蒲公英、栎皮黄素和水飞蓟。特别是具有抗氧化作用的栎皮黄素，可以缓解体内双酚 A 的毒性。草药可以单独购买，但将肝脏支持粉状补剂与草药、肝脏支持性维生素和矿物质结合起来通常更具实用性。

甲基化反应支持性补剂

你可以通过服用含有活性的维生素 B_6（核黄素-5'-磷酸）、活性叶酸、活性维生素 B_{12}（甲基钴胺素）和可降解同型半胱氨酸的三甲基甘氨酸的补剂来支持甲基化反应通路。对于大多数的桥本甲状腺炎患者，我建议在执行治疗方案的过程中，将这种补剂支持措施持续至少 2 周的时间。那些存在亚甲基四氢叶酸还原酶基因突变的患者则可以通过长期的补剂支持获益。

镁

谈到排毒，镁是一种强力的营养元素。肝脏的排毒路径需要镁，用于碱化身体内环境，从而使毒素可以通过尿液更容易地离开，并帮助机体通过更频繁地排便排出毒素。

镁缺乏在一般人群中非常普遍，可能高达 70% 的人受其影响。镁的缺乏与入睡困难、肌肉抽搐与痉挛、经前综合征、不宁腿综合征、心悸、心情差、易怒、焦虑、头痛与偏头痛、反酸、噪声敏感性和便秘紧密相关。

我的许多客户发现，睡前服用镁补剂可以帮助他们入睡并保持睡眠状态、减少头痛、减少肌肉疼痛与痉挛、消除痛经以及减轻焦虑感。这种坊间的经验与相关研究是相符的，服用柠檬酸镁 6 周的自身免疫性甲状腺疾病患者报告称，他们的感觉好多了，精力更充沛、睡眠更好，焦虑症状和便秘则更少了。这些患者的促甲状腺激素水平也下降了，从平均 7.67 μIU/ml 降至 2.67 μIU/ml！有一名患者的促甲状腺激素水平甚至从 21 μIU/ml 降低至 4 μIU/ml，下降了 17 μIU/ml。

这项研究的研究者、在奥地利研究桥本甲状腺炎近 10 年的罗伊（Roy）和埃尔加·蒙卡约（Helga Moncayo）也报告称，一些患者在补充了 8 个月的镁之后，其甲状腺超声造影结果趋于正常。

柠檬酸镁和甘氨酸镁是口服镁补剂的主要形式。相比甘氨酸盐，柠檬酸镁有更强的软化粪便和平复患者情绪的能力，所以选择柠檬酸镁是基于你的排便功能进行考虑的，并且对焦虑症患者更为适用。通常镁补剂的起始剂量范围是：睡前柠檬酸镁 400 mg 或者甘氨酸镁 100 mg。一定要在服用甲状腺药物与服用镁补剂之间留出 4 小时的间隔。如果你出现了腹泻，这可能暗示你服用了过量的镁，你应当降低补充剂量，或者改服其他类型的补剂。

解毒能力的遗传差异

一些桥本甲状腺炎患者可能存在亚甲基四氢叶酸还原酶基因的变异，这会阻止叶酸的正确激活，而叶酸是排毒途径所需的重要物质。高达 **55%** 的欧洲人群存在这种基因变异，有些人认为这种变异在自身免疫性疾病患者中似乎更为常见。

亚甲基四氢叶酸还原酶基因编码亚甲基四氢叶酸还原酶，这种酶可以将同型半胱氨酸转化为甲硫氨酸，后者是体内蛋白质合成所必需的。亚甲基四氢叶酸还原酶活性偏低的患者会表现出同型半胱氨酸水平的升高，其与炎症、血栓、心脏病、出生缺陷、怀孕困难以及潜在的解毒能力受损有关。

叶酸、维生素 B_6 和维生素 B_{12} 的缺乏也与同型半胱氨酸水平的升高有关。但是，具有亚甲基四氢叶酸还原酶基因的个体实际上很难对存在于大多数廉价补剂以及添入加工食品中的叶酸、维生素 B_6 和维生素 B_{12} 进行处理。一些专家认为，这种人工合成的叶酸可能会在体内累积，导致中毒和癌症风险的增加——又一个丢弃加工食品和廉价复合维生素的理由！

鉴于亚甲基四氢叶酸还原酶基因突变的频率和影响，我向桥本甲状腺炎的患者建议，将服用甲基化型的维生素 B_6、维生素 B_{12} 和叶酸与其他降低同型半胱氨酸水平的干预措施结合起来。不存在基因缺陷的个体将受益于本书的肝脏支持方案（2 周）所使用的短期支持措施，而那些存在基因突变的人将会通过长期的支持措施获益。你可以在本章读到更多关于亚甲基四氢叶酸还原酶支持性营养的内容，而且我们会在第 12 章更详细地讲述亚甲基四氢叶酸还原酶基因。

最好的高质量补剂品牌

作为一名药剂师，我深知补剂之间存在巨大的差异。维生素和补剂的生产并未受到像药品生产那样严格的审查。这会导致无效的甚至是危险的产品出现。

以下是你选择补剂时需要了解的内容。

- 补剂中不应当含有人工添加剂、谷蛋白和乳制品。即使少量的这些物质也是有害的，并会干扰补剂的吸收。
- 甲基化形式的维生素 B_{12}（甲基钴胺素）比氰钴胺素型制剂的生物活性更高。
- 叶酸应以甲基叶酸、甲基叶酸钙（Metafolin）或天然叶酸（NcotureFolate）的形式存在，这对存在亚甲基四氢叶酸还原酶基因变异的患者尤其重要。
- 应测试配方的纯度，并对补剂进行检测，以确定其内容物与标签说明相符。

我花费了大量时间研究和测试各种品牌的补剂，但是我始终犹豫要不要推荐特定的品牌，以及我自己配置的产品。我不想让人们认为我与某家特定的企业有关系，我提供给他们的信息存在偏颇抑或更糟，让人们以为我共享信息只是为了推销自己的产品！

这就是为何在我的第一本书中，我极力避免推荐相关产品。但是，众多的客户和读者都希望我推荐具体的品牌，许多人甚至要求我制定自己的产品线。他们的反馈意见激励我创建了疾病根源药理学（Rootcology）品牌——我自己的补剂系列产品，因为我想确保我的客户能够得到与我的建议一致的结果。

此外，我最喜欢的高质量品牌包括倍宜健康胶囊、健康设计（Designs for Health）、道格拉斯实验室（Douglas Laboratories）、防弹（Bulletproof）、诺奥（NOW Foods）、生命平衡方案（Protocol for Life Balance）、麦特金尼斯（Metagenics）、生命营养（Vital Nutrients）、索恩（Thorne）和过敏研究组（Allergy Research Group）等。

请注意，配方可能会有变化。这是我创建疾病根源药理学品牌的另一个理由——我现在可以控制所有成分、添加剂和测试过程，因此我可以放心地向你推荐它们。你可以确信自己所获得的是高质量、安全且有效的补剂。

肝脏支持补剂表是对所有推荐补剂所做的一份总结，它将在肝脏支持治疗方案的执行过程中，为你的康复提供帮助。

肝脏支持补剂		
补剂	如何使用	推荐品牌
亚甲基四氢叶酸还原酶支持性补剂，含有活性维生素 B_6（核黄素-5'-磷酸）、活性叶酸、活性维生素 B_{12}（甲基钴胺素）和三甲基甘氨酸	在解毒过程中每日服用，如果存在亚甲基四氢叶酸还原酶基因突变，你应坚持服用	疾病根源药理学甲基化支持剂（Rootcology Methylation Support）、倍宜健康胶囊同型半胱氨酸因子（Pure Encapsulations Homocysteine Factors）、健康设计高纯同型半胱氨酸（Designs for Health Homocysteine Supreme）
包含肝脏排毒阶段 2 所需氨基酸（谷氨酰胺、甘氨酸、牛磺酸、α-酮戊二酸、谷胱甘肽、甲硫氨酸、鸟氨酸）的补剂	在 2 周的肝脏治疗方案中每日服用 6 粒胶囊，并在肠道净化过程中继续使用	疾病根源药理学氨基酸支持剂（Rootcology Amino Support）、健康设计氨基酸排毒（Designs for Health Amino-D-Tox）
含有胆囊、肝脏和胆汁流动支持性物质（L-甲硫氨酸、牛磺酸、肌醇、胆碱、β-胡萝卜素、牛胆粉、水飞蓟、蒲公英、洋蓟、甜菜根）的补剂	在 2 周的肝脏治疗方案中每日服用 3 粒胶囊。如果出现脂肪吸收异常或胆囊问题，可继续服用	疾病根源药理学肝胆支持剂（Rootcology Liver Gallbladder Support）、倍宜健康胶囊胆囊消化（Pure Encapsulations Digestion GB）、健康设计肝胆复合补剂（LV-GB by Designs for Health）
N-乙酰半胱氨酸	每日随餐服用 1800 mg，从执行肝脏支持方案开始，服用 3~6 个月	疾病根源药理学、倍宜健康胶囊、健康设计
姜黄素和胡椒碱	在 2 周的肝脏治疗方案中每日服用 1~3 粒胶囊	倍宜健康胶囊
含氨基酸、营养元素和草药的肝脏支持粉剂	在蔬果汁中添加 1 勺，持续 2 周时间	疾病根源药理学肝脏复原粉（Rootcology Liver Reset Powder）、健康设计古法清洁（Designs for Health PaleoCleanse）
镁剂（柠檬酸盐或甘氨酸盐）	睡前服用 1~4 粒胶囊，从执行肝脏支持方案开始，可能需要持续 3~6 个月，或者根据需要服用	倍宜健康胶囊

你对补剂的感觉

大多数人报告称服用补剂后感觉精力更充沛，然而也有部分人声称在使用了推荐的肝脏支持补剂后感觉更疲惫。尽管任何产品中的任何成分都有可能引发敏感反应，但是时至今日，我的客户在服用了我推荐的肝脏支持补剂后所报告的不良反应，都是由镁缺乏引起的便秘、头痛、肌肉紧张、失眠等症状，很容易纠正。这是因为在将毒素排出体外的过程中，镁的消耗也会增加。因此，你要注意，在服用肝脏支持性补剂时，镁的需求量可能会增加。

追加干预措施和治疗方案

在完成了这个为期 2 周的方案之后，你一定要回到第 54~55 页重新评估肝脏的状态。你有没有注意到什么变化和改善？

尽管许多人通过执行肝脏支持方案可以清除掉体内累积的毒素，但是部分重金属负荷较重的人可能需要进一步的干预措施。我建议，在完成肾上腺恢复方案和肠道平衡方案后，你应再次测试你的毒性评分。如果在完成所有三项基础方案之后你的毒性评分仍然很高，那你一定要阅读第 12 章中的高级方案。

现在，是时候将话题转向肾上腺了！如果你在完成肝脏支持方案后感觉到了明显的好转，但却不能摆脱精力低下、情绪激动、脑雾或者全身不适等症状，你可能存在肾上腺功能障碍。恢复肾上腺的正常工作状态是你接下来的恢复进程中必不可少的一步。

第 5 章

肾上腺恢复方案

我们这些桥本甲状腺炎患者经常会为自己所经历的许多症状而责备我们的甲状腺。脱发？甲状腺！体重增加？甲状腺！疲劳？一定是甲状腺！但是，我与桥本甲状腺炎患者合作以及治疗自身病症的经历表明，甲状腺功能减退还涉及另一位参与者：肾上腺，或者更准确地说，是由肾上腺腺体所生成的激素。事实上，我发现 90%的桥本甲状腺炎患者存在某种程度的肾上腺功能障碍。（请注意，这种疾病更为准确的称呼是下丘脑–垂体轴功能障碍、肾上腺功能不足或者肾上腺皮质功能减退，但是为了保持语言上的一致性，我称之为肾上腺功能障碍。）

一些症状即便是在进行甲状腺激素治疗后也没有改善的迹象，这往往是因为肾上腺激素的合成出现了功能障碍。在开始使用甲状腺激素类药物之后，存在肾上腺功能障碍的患者可能最初会报告称她感觉更有活力了，但随后他会发现自己的状况越来越糟，直至退回到他开始甲状腺治疗之前的状态。在找医生进行血液检查后，结果很可能提示他的甲状腺功能是正常的。

但是大多数血液检测不会显示肾上腺的功能障碍。而且大多数的传统西医不会为之进行任何附加的或适当的检测，例如肾上腺唾液检测或者尿液应激激素检查，因为他们并不认为肾上腺功能障碍是真实存在的。

这很不幸，因为大多数桥本甲状腺炎患者存在众多的肾上腺功能减退的迹象和症状，这会使甲状腺症状恶化，甚至可能成为甲状腺疾病的触发因素。肾上腺和甲状腺腺体之间存在一种复杂的反馈回路，在没有对肾上腺给予支持的情况下服用甲状腺激素类药物会对肾上腺功能产生负面影响，并使症状持续很长时间。因此，支持肾上腺是克服桥本甲状腺炎过程中非常重要的一环。

肾上腺评估表

标记当前你存在的症状

□我有低血压
□我站立时感觉眩晕
□我有低血糖症
□我渴望食盐
□我渴望甜品
□我有黑眼圈
□我存在睡眠问题（无法入睡或者沉睡不醒）
□我存在无恢复性的睡眠（感觉不到精力的恢复）
□我精神模糊或难以集中注意力
□我头痛
□我存在频繁的感染（易于感冒）
□我不能很好地耐受锻炼，并且运动后感到筋疲力尽
□我总是感到有压力
□我感觉疲惫但却难以入眠
□我存在水潴留症状
□我有惊恐症或容易受到惊吓
□我有心悸症状
□我需要用咖啡因开启一天的生活
□我对酒精、咖啡因和其他药物的耐受性差
□我感到虚弱站不稳
□紧张时我的手心和脚心会出汗
□我感觉疲劳
□刚服用甲状腺药物后，我的感觉变得更糟
□空腹时我感觉更糟
□我的肌肉无力

症状总数：

＜ 3：低风险
3~6：中度风险
＞ 7：高风险

肾上腺激素的失衡可能会触发或加剧下列症状：感觉不堪重负、尽管睡眠充足但感到疲倦、早晨起床困难、渴望咸的食物（又名“我刚吃了一整包炸薯条”综合

征）、日常活动需付出的努力增加、低血压、快速起床会感到晕眩、精神模糊、交替性腹泻与便秘、低血糖、性欲减弱、抗压能力减弱、恢复缓慢、轻度抑郁、生活乐趣减少、不吃饭之后感觉变得更糟、经前综合征症状增加、注意力不集中、决策能力降低、生育力降低和记忆力差。这些听起来是不是很熟悉呢？肾上腺评估表将会帮助你确定肾上腺功能受损的风险。

本章会提供用于支持肾上腺的基础建议，特别是优化睡眠、校正血糖失衡、尽可能地减小压力以及通过调节饮食来减少炎症。如果你已经停止食用谷蛋白、乳制品和大豆的话，那你已经有了一个良好的开始。本章会介绍其他的反应性食物，而本书的剩余部分内容将逐步指导你减少体内的炎症。

完整的肾上腺恢复方案包含 5 个步骤：

1. 休息；

2. 舒缓压力；

3. 减少炎症；

4. 平衡血糖；

5. 补充营养元素并添加适应原。

在介绍干预方式之前，让我们首先谈一谈肾上腺腺体及其常见的功能性问题。

了解肾上腺腺体

肾上腺腺体是位于肾脏顶部的器官。因为它们能生成我们生存所必需的各种激素，所以被称为压力腺体。每个腺体包含两个独立的区域：内部区域，或称髓质，分泌肾上腺素、去甲肾上腺素和少量多巴胺，以响应中枢神经系统发出的紧急压力信号。

肾上腺腺体的外部区域叫作皮质。皮质分泌三种类型的激素：糖皮质激素、盐皮质激素和雄性激素。这些激素是以胆固醇为底物合成的，并且在一天中的分泌量按照某种节律模式变化，早上的分泌量最高而夜间分泌量最低。当肾上腺腺体不能产生足量的激素或者其分泌节律出现扰动时，肾上腺功能障碍就会发生。

最重要的肾上腺激素是皮质醇。皮质醇有几个重要任务，包括帮助调节我们的血糖和体脂水平、防止机体发生感染以及帮助我们适应压力等。皮质醇也能控制炎症，并参与将食物转化为能量的过程。

以下是其他重要的肾上腺激素。

- **孕烯醇酮：** 孕烯醇酮是以胆固醇为底物合成的第一种激素，并且是合成脱氢表雄酮、雌激素、睾酮、孕酮、醛固酮和皮质醇的前体。这意味着，这些重要的激素的水平取决于可用的孕烯醇酮量。孕烯醇酮会帮助你提高抗压能力，并在记忆功能中扮演重要角色。
- **醛固酮：** 醛固酮是主要的盐皮质激素，有助于调节血容量、血压以及体内钠和钾的水平。
- **脱氢表雄酮：** 因其产量峰值发生在 20 岁，之后会随着年龄增长逐渐下降，所以脱氢表雄酮被称为青春激素。它能帮助我们控制生长激素（一种强有力的抗衰老激素），也有助于合成足量的雌激素和雄激素等性激素。脱氢表雄酮缺乏会造成性欲低下。一份 2014 年的研究发现，患有桥本甲状腺炎和卵巢早衰的女性，其脱氢表雄酮的水平可能偏低。脱氢表雄酮补剂也显示出降低甲状腺抗体水平的作用。

因为肾上腺激素是性激素的前体，并有助于提高整体的激素水平，所以不难理解，肾上腺激素分泌不足通常是造成其他激素分泌失衡，以及经前综合征、性欲低下、月经失调甚至不孕不育等症状的根本原因。那么是什么导致肾上腺功能失衡了呢？让我们来看看这个过程是如何发生的——该过程实际上不仅涉及肾上腺腺体，而且涉及下丘脑和脑垂体。

肾上腺轴和过量应激反应间是如何碰撞并造成肾上腺疲劳的

大多数肾上腺疲劳的问题源自下丘脑–垂体–肾上腺轴（Hypothalamic-Pituitary-Adrenal axis，简称 HPA 轴）内部发生的通讯故障。下丘脑–垂体–肾上腺轴描述了发生于这三种内分泌腺体间的交互反馈回路。

下丘脑好比是我们身体中掌管激素合成的 CEO。它会扫描我们的环境和其他内分泌腺的信息，并检查身体的整体激素水平，然后向脑垂体传递需要更多激素的指令。之后，脑垂体会扮演项目经理的角色，将个体员工（如甲状腺、肾上腺和性腺）组织起来完成各自的工作。通过对生长（以及修复）过程和电解质–水平衡进行管理，脑垂体会确保员工们拥有足够的资源完成工作。下丘脑–垂体–肾上腺轴也控制着乳汁的合成，例如在哺乳过程中或者溢乳这种由激素失衡导致的乳汁分泌失当现象中。下丘脑–垂体–肾上腺轴功能失调是部分女性桥本甲状腺炎患者一方面存在乳汁产量不足的情况，另一方面在妊娠期或哺乳期外会生成多余乳汁的原因（通常与催乳素的升高相关）。

下丘脑–垂体–肾上腺轴会对两种类型的压力做出反应：急性压力和慢性应激。让我们来看看这两种反应有何不同。

在急性压力的情况中，下丘脑会感知压力并引发激素合成的级联反应，导致激活你的战斗–逃跑反应模式（通过交感神经系统）。作为该反应的一部分，肾上腺会泵出额外的激素，你的身体就会从一种放松、消化和修复的副交感神经状态转入一种求生状态。你的身体能量会从那些非必需的活动（比如长出漂亮的头发、将营养素代谢为能量、合成激素以及进行消化和自我修复）流向生存必需的活动，从而把资源集中于满足由压力诱发的、对皮质醇和肾上腺素需求的增加。

然后，一旦你脱离了险境，紧急的激素需求水平就会平复下来，并再次将焦点转向副交感神经反应，专注于机体的维持和保养。

在慢性应激的情况中，具有应激性但不会威胁生命的情况不停地出现，会导致应激反应的持续活化。例如，当你快要迟到、遇到堵车、应付一个哭闹的婴儿，或者面对上述所有情况时，身体会得到有应激反应存在的提示，导致对激素，尤其是皮质醇的持续地需求。

为了满足皮质醇的合成需求，作为一种保护机制，你的身体将减少合成其他一些通常由肾上腺合成的激素，例如孕烯醇酮、脱氢表雄酮和睾酮。如果这种保护过程持续太久，会导致其他依赖于孕烯醇酮进行合成的激素出现不足。

你也可以看到，持续的压力会如何损伤下丘脑–垂体–肾上腺轴。对于激素强烈而急切的需求会使整个流程处于超负荷状态，导致发生信息交流中断的情况。下丘脑–垂体–肾上腺轴变得不堪重负，并对通常的反馈回路失去敏感性，进而停止向肾上腺发送信息以合成更多激素。这种现象有时被称为下丘脑–垂体–肾上腺轴抑制。回到公司的例子，这个过程就好比 CEO 对员工抱怨工作量过大感到厌倦，停止向其提供可用的项目，致使企业运行效率低下。员工有能力完成更多的工作，但是他们却没有获得还有更多工作需要完成的指令。

最终，你可能会耗尽维持正常肾上腺功能所需的营养物质，或者你的脑垂体将不再对合成应激激素的信息产生反应。当这种情况发生时，你将处于一种肾上腺疲劳的状态。

检查你的肾上腺健康状态

慢性应激会使肾上腺功能障碍逐步恶化。在早期阶段，肾上腺会分泌过量水平的皮质醇；在后期阶段，分泌的皮质醇会越来越少，致使体内抗炎激素水平不足。

此外，脱氢表雄酮——我们体内的一种同化（即合成代谢）激素——的水平会随着肾上腺功能障碍的恶化出现下降。

尽管本章一开始的肾上腺评估表会帮助你确定自己是否存在肾上腺功能障碍，但是进一步的测试是必需的，以确定你所处的肾上腺疲劳的确切阶段。本章中的肾上腺恢复方案适用于肾上腺功能障碍的所有阶段。如果你在完成这项治疗方案后仍存在肾上腺症状，请阅读第 10 章的内容，了解测试和靶向提高手段的信息，以确定肾上腺功能障碍的确切阶段，找到并解决疾病根源（可能需要额外的干预措施）。

随着时间推移出现的症状

下丘脑–垂体–肾上腺轴的功能异常和相应的肾上腺疲劳会导致各种症状，它们会因为持续存在的慢性应激反应以及肾上腺功能障碍从初级到高级阶段的发展而陆续出现。

以下是会出现的部分症状和疾病。

- 低血压，出现在肾上腺疲劳的高级阶段，随着醛固酮的合成枯竭以及钠和水的含量下降，该症状就会出现。由于低血压，你可能会在站立时感到眩晕。
- 显著的脱水和对含盐食物的渴望（你好，薯条！），以及可能出现的钾水平升高。在这种情况下，含有大量钾的食物可能会使你的症状进一步恶化。饮用更多液体只会导致钠水平的进一步降低以及脱水症状的加剧。
- 季节性抑郁症、创伤后应激障碍、甲状腺功能减退、哮喘和湿疹，这些全都与下丘脑–垂体–肾上腺轴功能异常有关。
- 月经不调、不孕、子宫肌瘤、乳房纤维囊肿和免疫功能的改变，这些都是孕烯醇酮水平低下的结果。
- 胆固醇水平升高，这是由于机体对这种用于合成激素的物质需求量增加进行了代偿所致。
- 炎症性肠病、类风湿关节炎、慢性疲劳综合征和纤维肌痛，这些都与脱氢表雄酮和孕烯醇酮水平的异常低下有关。

桥本甲状腺炎和肾上腺疲劳间的关联

桥本甲状腺炎患者之所以会产生肾上腺功能不全的症状，其原因可能是营养元素枯竭、压力、肾上腺与脑垂体之间的信号障碍、激素水平下调，抑或是罕见的、针对肾上腺的自身免疫攻击。如果一个人的肾上腺腺体中发生了自身免疫性攻击，他就患上了阿狄森病。这是目前能够被传统西方医学的医生们所识别的唯一一种肾上腺功能不全症。

当我的全科医生初次建议我检测肾上腺疲劳的时候，我查阅了这个术语的相关解释，并找到了一个较为可信的出处，其宣称肾上腺疲劳是一种凭空捏造而且根本不存在的疾病。作为一名具有怀疑精神的药剂师，我决定推迟肾上腺的检测。我才刚刚鼓起勇气踏入替代医学的世界，所以很害怕别人会占我的便宜、骗我的钱财，却没有意识到他们只是单纯地想要提供帮助而已。

最终，我的病情发展到了即使服用甲状腺激素类药物并执行无谷蛋白饮食，我也会感到极度疲惫和易怒的阶段。我开始与我的复合药剂师、注册药剂师卡特·布莱克（Carter Black）就我当时的症状进行交流，然后他建议我对肾上腺进行检测。布莱克先生从事激素研究许多年了，他告诉我，针对肾上腺疲劳的干预措施对他的许多患者都很有效果。

这次我抱着一种开放的心态，做好了深入探究的准备。也许是因为这个建议来自一名药剂师，抑或是因为他没有向我兜售任何东西，所以我决定试试。果不其然，经过肾上腺唾液检测后发现，我处于肾上腺功能障碍的高级阶段，那些针对肾上腺疲劳的治疗方法帮助我获得了极大的好转。

疾病根源研究角：什么是阿狄森病？

桥本甲状腺炎和其他自身免疫性疾病的患者更有可能发生阿狄森病——一种会导致肾上腺腺体破坏的自身免疫性疾病。

在 90% 的肾上腺腺体被自身免疫攻击破坏之前，阿狄森病通常很难确诊。而一旦到了这个节点，患者会面临可能危及生命的肾上腺危机，出现嗜睡、低血压、精神混乱、电解质失衡、甲状腺功能减退、呕吐、腹泻甚至惊厥等症状。

但是，针对肾上腺的抗体，21-羟化酶抗体，可能在肾上腺危机出现之前已经存在了数十年。

我相信，一些存在肾上腺疲劳症状的桥本甲状腺炎患者可能患有亚临床的阿狄森病。这意味着，肾上腺正处于被破坏的过程中，但激素水平的变化还不足以通过血液检测发现——或者机体仍然可以进行代偿。

如果你希望通过传统西医为你筛查阿狄森病，你需要进行促肾上腺皮质激素（ACTH）检测和血皮质醇水平检查。此外，为了在早期阶段发现阿狄森病的存在，即使促肾上腺皮质激素和血皮质醇水平正常，检测21-羟化酶抗体也是必要的。

我现在建议所有的桥本甲状腺炎患者完成生命健康肾上腺唾液检测，而且我发现90%进行此项检测的客户都存在一定程度的肾上腺功能障碍。客户们说，他们终于能够拥有更多精力、可以减轻体重、感觉更加有力、感觉更为冷静、不再阵发性地哭喊，并在运用针对肾上腺功能障碍的治疗方案之后拥有了平衡的性欲和激素水平。所以相信我，并大声说出你想说的这句话吧，肾上腺疲劳是真实存在的！

我们是如何开启应激反应的

有4种类型的压力可以启动战斗-逃跑反应（针对每种压力的解决方法将在本章的后面进行介绍）：

- 睡眠不足；
- 精神和情绪的压力；
- 血糖失衡；
- 慢性炎症。

睡眠不足

睡眠剥夺会给身体带来巨大的压力，引起肾上腺功能失衡，触发自身免疫反应。睡眠剥夺也是让你自己陷入肾上腺疲劳的最快途径——实际上，睡眠剥夺是科学家在实验动物身上用于诱发下丘脑-垂体-肾上腺轴功能障碍的方法！2006年的一项研究发现，睡眠模式存在混乱的昼夜轮班工作者相较于日间工作者，其产生甲状腺抗体的风险更高。

其他研究也已将睡眠呼吸暂停这种愈加常见的睡眠剥夺原因与桥本甲状腺炎联系在了一起。睡眠呼吸暂停是一种与体内的低度炎症反应有关的慢性健康症状，其特征为一个人在睡眠时呼吸出现暂停。因为呼吸暂停造成的氧气缺乏会使人一整晚间歇性地醒来，所以即使睡眠时间会比平时更久，这种碎片式的睡眠也是无法补充精力的。

下述症状与睡眠呼吸暂停有关：打鼾、难以睡醒、夜寐不安、鼻音、用口呼吸、注意力缺失（尤其是儿童）、疲劳和鼻塞。在未确认之前，夜间打鼾的人可能存在睡眠呼吸暂停的症状。

疾病根源研究角：阻塞性睡眠呼吸暂停与桥本甲状腺炎

甲状腺功能减退可导致因蛋白质在上呼吸道的沉积引起的睡眠呼吸暂停、肥胖风险增加以及通气控制异常，但是研究者想要知道，阻塞性睡眠呼吸暂停（OSA）本身是否是桥本甲状腺炎的一个触发因素。他们研究了存在与不存在睡眠呼吸暂停患者的甲状腺抗体的发生率，并将结果发表在 2012 年的《内分泌》（*Endocrine*）期刊上，结果显示，53.2% 的存在阻塞性睡眠呼吸暂停的患者表现出了甲状腺过氧化物酶抗体阳性或甲状腺球蛋白抗体阳性，或者二者皆呈阳性，并发展到了桥本甲状腺炎的某个阶段。这些患者的促甲状腺激素水平仍然正常，所以他们尚未发生甲状腺功能减退，这提示阻塞性睡眠呼吸暂停可能是桥本甲状腺炎的一个触发因素。

睡眠呼吸暂停越严重，个体患上桥本甲状腺炎的可能性就越大。而且，男性受到的影响尤为明显：66% 患有睡眠呼吸暂停的男性存在桥本甲状腺炎抗体。有趣的是，对存在与不存在睡眠呼吸暂停的桥本甲状腺炎患者进行比较发现，高水平的甲状腺抗体——1000 IU/ml 或更高——似乎更常见于存在睡眠呼吸暂停的患者中。所以，如果你的抗体水平处于超高的范围，请将睡眠呼吸暂停视为疾病根源，而作为一名桥本甲状腺炎患者，你要将其界定为一种可能的触发因素。

研究发现，25%~35%的甲状腺功能减退症患者存在睡眠呼吸暂停，而睡眠呼吸暂停同样是桥本甲状腺炎的风险因素。

你可以接受睡眠呼吸暂停检测，但这并不容易完成，因为其要求在一间睡眠实验室中过夜监测你的呼吸状况。测试需要使用前移下颌的牙科装备，如下颌前移装置（MAD），或者连续气道正压通气（CPAP）机，用以维持呼吸。如果你的下颌较小或后收（被认为是连续几代人进食加工食品造成的），下颌前移装置特别有帮助。我同样建议你寻找深层的疾病根源，比如，可能加剧睡眠呼吸暂停症状的感染。

我发现，睡眠呼吸暂停可能是桥本甲状腺炎和肾上腺疲劳的潜在疾病根源。应用牙科设备或连续气道正压通气机治疗睡眠呼吸暂停的桥本甲状腺炎患者报告称，他们感觉疲劳减少同时活力增强，并且终于能够在自身的治疗过程中取得进展。

精神和情绪的压力

对抗肾上腺疲劳最重要的策略就是减压。尽管该策略中并不涉及饮食、补剂、药物或者检测，但它可能是最难实施的。许多人表示，这是他们最难以纳入生活的改变措施。我们中的一些人只有两种设置：行动和睡觉。我跟许多客户一样，不懂得如何休息、享受生活、让自己停下来或者放松。

减压有两个关键。第一是去发现在你的生活中让你感觉更好的事情，并多做些这样的事；第二是去发现让你感觉更糟的事情，并尽可能地将其从你的生活中清除。听起来很简单，对吗？

当然，可能存在一些活动或经历，让你感觉更糟却不能将其清除。对那些你无法改变的事情，你可以尝试改变自己对它们的认知，因为通常让我们倍感压力的不是事件本身，而是我们对事件的看法。真正地了解自己是你改变认知过程的重要组成部分，然后你要为此尊重自己，而不是在了解了自己之后感到内疚。对你来说这可能是一个简单的观点转变，抑或需要一些更深层次的策略，关于后者，我们将在第 10 章进行探讨。

血糖失衡

人们经常问我，有没有一件事情能让桥本甲状腺炎患者做了之后立刻感觉好转，答案是肯定的：平衡你的血糖！平衡血糖水平应该是任何一个希望克服自身免疫性甲状腺炎和肾上腺疲劳的患者的优先事项之一。反应性低血糖，一种出现在进食高碳水化合物饮食 4 小时之内的餐后低血糖症状，会给肾上腺带来巨大的压力。

在自身免疫性甲状腺疾病中，血糖失衡被许多专注于逆转桥本甲状腺炎的医疗人员形容为火上浇油。

波兰的研究者发现，50%的桥本甲状腺炎患者存在碳水化合物耐受性受损的情况。这意味着，在进食了富含碳水化合物的食物后，他们的血糖水平会提升得过高、过快。这会导致胰岛素快速地，甚至是过量地释放。胰岛素的急剧上升会造成低血糖，产生诸如紧张、头晕、焦虑和疲劳等不舒服的症状。除了感觉不舒服，这种反应还会对肾上腺造成巨大的压力。

在我的血糖水平恢复平衡之前，我每天会经历多次的“饥愤”（饥饿 + 愤怒），因为我食用的高碳水化合物食品让我的血糖出现了巨大的波动。我不知道的是，血糖的波动也削弱了我的肾上腺功能，并造成甲状腺抗体水平的激增。

当我被首次确诊时，我并未意识到自己存在血糖的问题（尽管我承认自己有糖瘾）。我很瘦，所以我认为自己是健康的。我最近与一位客户就此话题进行了交谈，他认为自己食用糖分不存在任何风险，因为他没有糖尿病。但是你看，糖尿病的发展需要很多年，并且是生理适应不良的一种晚期形式。一个人在发生糖尿病之前，可能诸如碳水化合物耐受性差、胰岛素抗性、血糖波动和低血糖等症状已经存在了许多年，这些症状很细微，通常也难以被传统检测项目发现。

碳水化合物和脂肪的迷思

在药学院期间，我们在第一年的生化课程中学习了有关营养需求的内容。我很震惊，原来碳水化合物不是一种必需的营养物质，而脂肪却是正常细胞功能所必需的。基于以前我从商店、美国农业部（USDA）食品指南金字塔和地铁广告中“收集”的营养学“知识”，我曾误以为碳水化合物是必需的，而脂肪是不健康的。

我相信，我不是唯一一个被食品的“低脂”标签和碳水化合物是食品指南金字塔的基石所误导的人。幸运的是，美国农业部的“我的餐盘”栏目不再鼓励人们每日食用与一条面包等量的碳水化合物。但是，桥本甲状腺炎患者需要进一步完善自身的饮食。不同的饮食对不同疾病的患者有益，但对桥本甲状腺炎患者来说，低碳水化合物的饮食似乎最为有效。

2016 年，一项发表在《药物设计、开发与治疗》（*Drug Design, Development and Therapy*）期刊上的研究发现，在仅仅实施了 3 周低碳水化合物饮食的疗程后，甲状腺患者的体重减轻、甲状腺抗体水平下降。虽然标准的美式饮食包含 50% 的碳水化合物、15% 的蛋白质和 35% 的脂肪，但是该研究给出的饮食比例是 12%~15% 的碳水化合物、50%~60% 的蛋白质和 25%~30% 的脂肪。

我已经看到部分客户从与本研究相似的饮食比例中收获了益处，还有一些人同样从更高脂肪比例和更低蛋白质比例的饮食中得到了好处。不论对你来说最佳的蛋白质与脂肪比例是多少，我都建议你降低碳水化合物的摄入。

慢性炎症

慢性炎症与大多数自身免疫性疾病有关，尤其是桥本甲状腺炎，其本质就是甲状腺腺体的炎症。炎症可以触发肾上腺疲劳以及自身免疫性级联反应。

炎症能够刺激体内皮质醇的释放，并造成皮质醇的过度分泌或消耗，这是肾上腺发生功能障碍的两种方式。减少体内炎症会帮助大多数桥本甲状腺炎患者获得改善。慢性炎症可由饮食、情绪变化、外伤、肠道菌群失衡和轻度感染造成。从饮食的角度来看，当人们进食促炎食物，比如来自常规养殖途径的肉食、加工食品和他们自身敏感的食物时，慢性炎症就会出现。

为期四周的肾上腺恢复方案

从肾上腺疲劳中恢复，需要解决由于长期肾上腺功能障碍导致的营养物质的枯竭问题、平衡血糖、充分休息、清除反应性食物与感染以及减少生活压力！服用适应原并补充维生素 B、维生素 C、镁和硒也是这份方案的重要组成部分。

所有存在肾上腺问题的人都将从这份基础肾上腺恢复方案中获益。该方案可以在完成肾上腺评估后立即开始执行，无须等待唾液检测的结果。肾上腺恢复方案包括以下 5 个步骤：

1. 休息；
2. 减压；
3. 减少炎症；
4. 平衡血糖；
5. 补充营养物质和适应原。

尽管你做好了开始这份恢复计划的准备，但是我认为认真考虑一下来自疾病根源反抗者社群成员的经验也是很重要的，他们曾处在与你今天同样的境遇。我就什么令他们感觉好转，什么令他们感觉更糟这一问题，对其中超过两千人进行了问卷调查，以下是他们的回答。

让我感觉好转

睡觉 74%

与所爱的人共处 73%

疾病根源反思：什么让你感觉好转？

1. 写出一份关于什么能使你感觉好转和什么使你感觉更糟的事物清单。
2. 制订一项计划，去做更多能让你变得更好的事，并少做让你感觉更糟的事，并将其写下来。

身处大自然之中 71%

走路 66%

按摩 62%

阅读 61%

坐在沙滩上 60%

保持温暖 60%

拥抱 49%

练习瑜伽 39%

让我感觉更糟

睡眠不足 95%

压力过大 93%

身边充斥着负面情绪的人 76%

与所爱的人争吵 73%

缺少阳光 66%

寒冷的天气 53%

交通拥堵 41%

冬天 38%

剧烈运动 37%

饮酒 35%

看着这些清单，我可以告诉你，令人感觉好转的清单中充满了对肾上腺有帮助的事物，而令人感觉更糟的列表中则充斥着破坏肾上腺的事物。酒精与糖非常相似，可以让人暂时感觉不错，但却是一种肾上腺的全面破坏者。我鼓励你在执行肾上腺恢复方案的过程中将这些清单记在心里，并尝试多做些让自己感觉更好的事情，少做些让自己感觉更糟的事情。

步骤 1：休息

对肾上腺健康来说，首要的，也是最为根本的内容就是睡眠！如果你对克服肾上腺疲劳非常用心的话，我建议每晚睡足 10~12 个小时并至少坚持 14 天。抛开任何内疚，并平息内心里认为自己很懒、很放纵的声音。如果你存在桥本甲状腺炎和肾上腺疲劳，你需要照顾，并且你需要休息也应该休息。以此为契机将帮助你实现长期的、甚至是永久性的恢复。当然，因为种种缘由，这种额外的睡眠时间也许是不可能达到的。但无论如何，我敦促你尽最大努力优先考虑睡眠的问题。即使你不能达到 10 小时的睡眠，你也要尽可能地接近这一要求。以下是可以改善睡眠质量的一些建议。

我推荐使用遮光窗帘，而且如果可能，你要在晚上 9:00~10:00 间上床休息，并直到次日上午 9:00 再起床。甲状腺和肾上腺专家艾伦·克里斯蒂安森医生报告称，我们在午夜之前会获得最优质的睡眠，另一位专家詹姆斯·威尔逊（James L. Wilson）医生指出，对大多数存在肾上腺疲劳的人来说，上午 7:00~9:00 这段时间似乎最利于肾上腺疲劳的恢复。我追踪存在肾上腺功能障碍的客户和自己的睡眠情况——我喜欢用于追踪睡眠的智能戒指（ŌURA）——获得的数据与两位医生的研究产生了共鸣——结果显示深度睡眠发生于夜间的早期，晚上 10:00 到凌晨 2:00 之间，而快速眼动睡眠（REM）的峰值出现在早上 5:00~9:00 之间。

据“睡眠医生”迈克尔·布鲁斯（Michael Breus）医生讲，3 期和 4 期睡眠（统称为深度睡眠）是最具有生理恢复作用的睡眠。这个阶段生长激素大量合成，这有助于肌肉的修复和重建，并告诉大脑向何处分配脂肪和葡萄糖。快速眼动睡眠是精神恢复性睡眠。此阶段大脑会将信息从你的短期记忆移入长期记忆。你的大脑对你一天中收集到的所有信息进行整理，过滤掉不必要的内容，然后整合有用的信息以备之后检索。

戒掉咖啡因

如果你在肝脏支持方案中还没有停止使用咖啡因，为了康复，这里会对你进行再次的提醒，你需要戒除对咖啡因的依赖。你可能认为咖啡因能帮助你保持清醒并维持工作效率，但是它可能正在破坏你的健康。即便饮用少量的红茶，其中的咖啡因也会对受损的肾上腺带来压力，并阻碍你获得所需的、具有恢复作用和治疗作用的睡眠。想了解打破对咖啡因依赖的相关策略，请参阅第 4 章内容。

步骤 2：减压

准确地讲，我的客户最常见的日常挑战就是压力过大。在接下来的 2 周里，尽可能地减少承诺对你很重要。如果能去度假或者获得居家休息的许可将是很理想的情况。任何假期都是有益的。花些时间休息，吃点美味的食物，然后好好放松一下。养成放松的好习惯：每周至少做一次按摩、每天泡热泻盐浴、听舒缓的音乐并考虑冥想或深呼吸。想象一下你会在水疗中心做的事情，并在你自己的生活中再现相同的环境。

尽管压力管理看上去不是我们能够改善的事情，但是存在可以让你增强压力耐受性的实践方法，以及帮助你将压力最小化的策略。关键是你要与这些减压技巧保持一致。让我们来看看对我的客户和我来说最为有效的一些技巧。

锻炼

许多用心良苦并愿意为自身症状好转而竭尽所能去做任何事的患者，他们会询问我在执行该方案的过程中是否应该进行锻炼。这是一个聪明的问题，考虑到我们在努力治疗桥本甲状腺炎并对肾上腺给予支持，错误的运动类型可能会适得其反。对本方案来说，我的建议是让你的肾上腺来决定对你最为适合的运动量及类型。

通过使用《肾上腺重置饮食》（*The Adrenal Reset Diet*）一书的作者艾伦·克里斯蒂安森医生的这份量表，你可以了解自己可能处于肾上腺功能障碍的哪一阶段。以下是他对肾上腺功能障碍的 3 个阶段的描述：

- 阶段 1：有压力的（紧张、难以入睡、心理活动快而散乱）；
- 阶段 2：紧张不安的（不知所措、难以保持睡眠、心理状态不稳定）；
- 阶段 3：崩溃的（疲惫不堪、无法获得恢复精力的睡眠、不能产生新创意）。

一些拥有健康的肾上腺甚至处于肾上腺功能障碍阶段 1 的人，也可以通过跑步、骑自行车和其他类型的有氧运动变得更加强健，不过这些有氧运动应与力量训练保持平衡。但是，如果你确定自己可能处于较高级的阶段（阶段 2，特别是阶段 3），繁重的锻炼和以心肺功能为基础的训练——即使是健步走——都会让你感觉更糟糕。但无论处于哪一阶段，你都可以通过放松式运动——比如拉伸和强度适中的肌肉训练——获益。

肌肉训练很重要，因为它们有助于恢复体内分解过程（分解代谢）与合成过程（合成代谢的）之间的平衡。一个健康的机体可以维持这种平衡。但是，对一个存在肾上腺功能障碍的人来说，其机体的分解代谢过程会占据主导地位，导致大量组织被分解。

开始时，我建议每周进行 1~3 次温和的增肌训练，比如瑜伽、普拉提或者重量训练。因为你需要花些心思将训练融入治疗方案中，所以一定要充分地休息。以下是关于上述推荐运动类型的更详细的信息。

- **瑜伽：**一种非常注重呼吸、正念和拉伸的温和型运动。瑜伽是一种适合减压的极佳锻炼方式。
- **普拉提：**这项运动致力于修复和调整身体，改善我们的体态和活动肌肉的方式，达到逐步强化和调理身体的目的。一些专家认为，诸如弯腰驼背这样的不良姿势可能会加剧甲状腺的问题。理论上讲，这有一定的道理，因为不良姿势会导致甲状腺腺体受压迫。普拉提有助于矫正姿势。
- **重量训练：**举重可以促进增肌，从而使机体处于合成代谢主导的模式中。

一般来说，你应当只做那些让自己感觉好转的运动。如果在锻炼后你感到更加疲劳，这意味着你的肾上腺还没有为此做好准备。我的客户中就有人为了通过运动实现减肥的目标，过度进行了体育锻炼，结果使其身体变得愈加衰弱。

林赛（Lindsay）是一位忙碌的母亲，她曾经有过这样的经历。她曾经每天分出 2 个小时用于外出散步或者在跑步机上锻炼。她需要应付疲劳、脑雾和易怒的症状，但她更为自己的体重而感到苦恼，而且甲状腺激素类药物和饮食的改变似乎都对她没有帮助。

当我审查她的案例时，我发现她的饮食需要一些调整，而且她的肾上腺也需要休息——她的肾上腺唾液检测显示她已经处于肾上腺疲劳的阶段 3 了。我建议她停止散步 1 个月，将更多的时间用于休息并实施自我护理，同时服用肾上腺适应原以支持自身的肾上腺激素的分泌。在遵循我的建议并坚持调整 1 个月之后，林赛报告说她感觉更加快乐和健康了，而且她在没有感到饥饿或计算卡路里的情况下减少了 7 lb（3.2 kg）体重。

就像林赛一样，我建议你只做那些适合肾上腺状态的运动。正如你在她的案例中所看到的，过多的散步也会导致问题。肾上腺友好型运动应当能够提供更多的精力和满足感，让你感觉可以再来一次。

积极看待问题

积极看待问题和练习冥想可以让你的身体转入休息–领悟–康复的模式。本质上，积极的想法和放松会向身体发送促进康复的信号。即使是练习瑜伽呼吸时的暂停也可以带来平静感的提升。我最喜爱的一种瑜伽呼吸法是 4-7-8，也就是用数 4 个数的时间完成吸气，接下来屏住气数 7 个数，然后用数 8 个数的时间完成呼气。

埃米勒・库（Émile Coué）是一位法国药剂师和心理学家，他发现积极的想法能够促进治疗。积极的想法可以是一种肯定的形式，你可以在一整天内进行重复。埃米勒・库原创的咒语是"我每天都在通过各种方式变得越来越好"。

以下是我发现的另外一些有帮助的积极表达。

"我爱我自己。"

"我是强大的。"

"我正在恢复健康。"

"我是被爱着的。"

"世界是安全和美丽的。"

"我是美丽的。"

我也推荐把正念练习作为一种消除压力的方法。这意味着你要停下来并真正置身于当下——花时间去留意世界上存在的所有美丽、善良和美好的事物。如果你一开始没有看到它，试着更努力地看一下——你也许会惊讶于自己突然注意到了树木的美丽或者陌生人的善良，甚至是你此前多次驾车经过的路边的鲜花。

其他减压方法

你可能会发现有帮助的其他减压策略，包括阅读自助书籍、练习感恩、聆听水疗音乐、冥想、收纳、清理杂物、大笑、领养一只宠物、散步、编织和记日记。

如果你总感觉自己落后于人、忘东忘西而且生活大体上是失败的，花上 1 天时间来"计划"自己的生活能让你感觉非常自由和振奋。寻找日程安排中的冗余项、需要放弃的责任和成为代表的机会，以及在可能的情况下将各项任务系统化或自动化的方法。也许你能在周一完成一周所有的购物事项，周二进行批量的烹饪，并用自动支付的方式付清你的定期账单。这样有助于你制订休息计划，了解自己能够承担多少责任的健康界限。

我发现每周安排"个人管理时间"同样很重要。不管是在一个工作日结束后的晚上还是在周末，撇开所有的责任为自己准备 4 个小时——做你想做的事，而非你应做的事。用这段时间做任何你内心渴望的事情，无论是自己看场电影、约朋友吃一顿午餐、购物还是去进行一次日间水疗。

把这些好主意作为一个起点，花些时间去发现可以将你的身体转入一种放松、领悟和康复状态的策略。

步骤 3：减少炎症

我希望我能给你一粒魔法药片用来消除你体内的炎症，但是正如你已经猜到的那样，减少炎症并不是个一蹴而就的过程。相反，它的进程很缓慢，但是我们能采取行动来推动它。

在基础的肝脏支持方案中我们已经开始应对炎症了，我们摆脱了 3 种最具炎性的食物并添加了可以减少炎症反应的补剂。在执行基础的肾上腺恢复方案过程中，我们会通过遵循疾病根源原始饮食进一步完善我们的食谱，并努力减少炎症反应。在执行基础的肠道平衡方案时我们将继续致力于炎症的处理，我们会解决额外的触发因素并添加针对性的抗炎补剂。对一些人来说，这些用来减少炎症的策略已经足够了。对其他人而言，可能需要一项或更多的高级治疗方案。

疾病根源原始饮食

疾病根源原始饮食包含坚果、种子、肉类、蛋类、蔬菜和水果，不包含所有的加工食品及谷物。这种饮食可用于降低你对促炎食物的摄入，并增加抗炎食物的摄入，包括可以帮助你的身体进行自我修复的高质量的动物性蛋白质。疾病根源原始饮食源于传统的原始饮食，一种反映了我们祖先饮食特点的食谱，我对它进行了战略性的修改，以保证其特别适合桥本甲状腺炎患者。例如，豌豆蛋白质在传统的原始饮食食谱中是具有争议的，将其纳入食谱是因为它对桥本甲状腺炎患者而言是低致敏的蛋白质，可以被大多数人很好地耐受。

疾病根源原始饮食不包含：

咖啡因

乳制品

谷物

尖辣椒

豆类（绿豆和豌豆蛋白质除外）

海藻

糖

疾病根源原始饮食包含：

所有水果

所有肉类

所有蔬菜（尖辣椒除外）

蛋类

坚果

豌豆蛋白质（尝试疾病根源绿色蔬果汁，配方见第 79 页）

水解牛肉蛋白质（尝试疾病根源构建蔬果汁，配方见第 124 页）

种子

额外的指南

你可能会惊讶，我在推荐一种包含肉食的饮食，因为你可能听说过吃肉会导致炎症的说法。常规饲养的动物的确会如此，因为其肉中含有高水平的促炎性物质ω-6 脂肪酸。但肉类对机体的修复过程而言非常重要，而且天然饲养的动物，其肉中含有最佳比例的抗炎物质——ω-3 脂肪酸。你应寻找草饲、牧场畜养、野外捕获和自由放养的动物作为肉类来源。

除了标准的原始饮食指南，我发现回避尖辣椒（它们会导致肠漏）、所有乳制品（包括黄油和印度酥油）和海藻（由于含碘且具有潜在的免疫调节能力），并食用比传统原始饮食中更多的蔬菜可以促使大多数人的症状得到改善。

把水解牛肉蛋白质纳入蔬果汁（配方见第 124 页）中可以提供一种营养密集型的零食或早餐，而且由于其有助于消化和营养吸收，故还能够缓解疲劳。

我很愿意与你分享我的饮食计划、饮食配方和购物清单，以便你可以开始使用。请前往 www.thyroidpharmacist.com/action 网站获取相关资料！

步骤 4：平衡血糖

食物缺乏和血糖失衡会给身体造成不必要的压力。如果你存在与桥本甲状腺炎患者一样的糖耐量降低、低血糖症和胰岛素抗性的早期症状，你可以通过调节自身的营养摄入来使这些症状得到改善，减缓或停止糖尿病和桥本甲状腺炎病情的发展。血糖水平的平衡使我发生了很大的变化，帮助我减少了焦虑程度并降低了甲状腺抗体水平。

为在接下来的 2 周内帮助你平衡血糖，我希望你主要食用脂肪和蛋白质食物，尤其是你的早餐，当你饥饿时，你要确保进食并直到吃饱为止。这将重置你的身体对食物缺乏的“思考”，减少身体面临的压力。

在开始执行肾上腺恢复方案之前，我建议你花些时间计划出为期 2 周的饭菜，并尽可能地通过批量烹饪的方式将其准备好。一旦开始执行这里的饮食建议，你就会注意到，经过 1 周左右的时间，你自己会感到心情更为平静、身体更为好转。为了有助于连续追踪你的感觉，你需要在开始调节饮食的同时，对自身的症状以及它们的改变进行记录。

食物如何影响你的血糖

衡量食物如何影响血糖的最佳方法是测量血糖指数。血糖指数是对食物被转化为葡萄糖（血糖）并在之后被身体吸收的速率的一种测定。你也可以把它当作食物的燃烧速率，因为其本质上体现了我们燃烧这些来自食物中的燃料的速率。与其尝试了解每种食物的血糖指数，不如分类考虑更为简单。

- 碳水化合物：糖和淀粉的燃烧速率非常快。碳水化合物被身体吸收的速率非常快，这会造成血糖的迅速攀升。在进食碳水化合物之后，我们会在 1 小时内再次感觉饥肠辘辘。

我的肾上腺平衡法

作为一名与健康问题进行斗争并已经从公共卫生药剂师岗位上离开，转变为健康活动家、作者和企业家的人，我的工作量大大增加。更不用说我自己要去肩负的诸多职责了。当我生病的时候，我太过疲惫以至于难以追寻自己的梦想。当我恢复精力后，我开始弥补失去的时间……并以劳累过度而告终。我撰写了一本书，开通了一个博客和一个脸书页面。随后，我发现我用掉了自己所有的自由时间，用来撰写博客、在脸书上与人们互动、接受桥本甲状腺炎患者的咨询以及在广播节目和网络峰会中作为一名逆转桥本甲状腺炎病情方面的专家发言。

我开始更多地外出旅行。我的丈夫和我决定去欧洲居住 1 年的时间，于是我离开了自己作为一名临床药剂师的岗位。我为能去欧洲居住而感到兴奋，并且很喜欢每隔数周就去不同的国家旅行。在海外居住期间，我有机会游览了西班牙、波兰、希腊、德国和许多其他的国家。不利的一面是，我时常出现时差反应、放弃了自己的日常习惯并停止了瑜伽锻炼。我开始依赖咖啡因，并经常因为各种项目工作熬夜到很晚。我一直在想，这是出于一个高尚的理由——我在帮助桥本甲状腺炎患者！

但是我忘记了，尽管我已经有所好转，但并没有变成超人。尽管事实上我的饮食非常好，但是我还是退回到了肾上腺疲劳的状态，并且不得不重新启动肾上腺的调理，致力于重回健康……再一次。

现在，为了保持我的肾上腺健康，我意识到我的生活需要以下内容。

- 健康的界限：让自我护理成为优先事项，为自己设定限制，而学会说不帮助我在数不清的机会和请求中保持了中立。
- 社会交往：作为一个天生性格外向的人，我努力同人们建立联系，并在与他人的共处中获得了活力。日复一日独自完成单调的工作任务是我对地狱的个人定义，并给自身的健康增加了不必要的压力。
- 瑜伽或普拉提练习：每周进行 1~3 次瑜伽或普拉提可以帮助我平衡身心。
- 正念练习：这让我感到放松和平和。
- 规律的就寝时间：按时睡觉帮助我恢复了精力。
- 回避咖啡因：咖啡因让我认为自己有超能力并导致我熬夜不睡觉，即使是在我很疲惫且应当休息的时候。
- 每日泡热泻盐浴：这些在帮助我减压时发挥了巨大作用。
- 每周的伊莎贝拉管理环节：我每周会抽出至少 4 个小时忽略掉所有责任，只做我想做的事情。对我而言，通常是做一次按摩、逛服装店或者做一些女孩子会做的事。
- 假期：如果你想要放松，假期总是有帮助的（我们当中没有人能像我们想象的那般经常得到假期，我想你会同意这个观点）。
- 补剂：如果我特别有压力或者工作的截止日期将近，我会服用额外的肾上腺支持性补剂。

- **脂肪和蛋白质：**这些物质的燃烧速率较慢。它们会被我们的身体更加缓慢地、逐步地吸收，并且不会造成血糖水平的快速提升。它们也能使我们的饱腹感保持更长的时间。假设我们进食了令人饱足的足够的热量，我们再次感到饥饿的时间大概是：食用蛋白质 2~3 小时后，食用脂肪 4 小时后。

下面的快速查阅表可以帮助你使平衡血糖的过程变得更容易。记住，食物带给你的饱腹感保持得越久，它对你的血糖稳定越有利。

食物和饥饿指南

食物类型	你再次感到饥饿的时间
碳水化合物	45 分钟 ~1 小时
蛋白质	2~3 小时
脂肪	4 小时

一般而言，我推荐限制碳水化合物，优先食用脂肪、蛋白质和蔬菜。当你一定要吃碳水化合物，比如红薯、水果和偶尔的无谷蛋白谷物时，要始终将其与脂肪或蛋白质组合起来食用。碳水化合物与蛋白质的比例永远不要超过 2∶1。这会确保饮食的整体血糖负荷维持在低水平。

食用低血糖指数的饮食有助于保持更久的饱腹感并改善胆固醇状况、血糖状况、认知表现、精力和气色。它同样可以降低糖尿病、心脏病和一些癌症的发病风险，并能帮助那些超重者减重。许多人发现，在血糖恢复平衡之后，他们的情绪也得到了改善。

我最喜爱的用于稳定血糖的蛋白质和脂肪来源包含以下食物。

- 牛油果
- 奇亚籽
- 鸡肉
- 椰子
- 椰汁
- 鸭油
- 蛋类（如果不敏感）
- 蛋清（如果不敏感）
- 草饲牛的牛肉
- 水解牛肉蛋白质
- 羊羔肉

- 坚果（除花生以外）
- 橄榄
- 橄榄油
- 豌豆蛋白质
- 猪肉
- 三文鱼肉
- 沙丁鱼肉
- 种子，如南瓜籽
- 牛油
- 火鸡肉
- 白鲑

我建议你每餐进食大量的蛋白质和脂肪。添加膳食纤维可以用作保持血糖稳定的额外策略。

如果你不对任何所列成分敏感的话，用疾病根源蔬果汁（见第 85 页）开启你的一天将会帮助你全天保持血糖稳定。

稳定自身血糖的习惯

这里有其他你可以采纳并用于保持自身血糖平衡的饮食策略。经常吃零食是很重要的，特别是在你平衡自身血糖旅程的早期阶段，而且醒后 1 小时内确保进食早餐也将帮助你开启美好的一天。

可以考虑的优质零食包括坚果、种子、煮蛋、100%草饲动物来源的蛋白质条、自制牛肉干、沙丁鱼肉和蛋白质奶昔。值得注意的是，当你执行基础肠道平衡方案中的排除饮食时，你可能会发现自己对其中的部分成分不耐受，所以此时先不要购买各种罐子。

那么你要在睡醒后的 1 小时内进食的早餐都包含什么呢？我推荐你以能平衡血糖的蔬果汁作为你自己一天的开始，这种蔬果汁含有优质的脂肪（牛油果、奇亚籽、蛋黄、椰子油）、蛋白质（蛋黄、水解牛肉蛋白质）和膳食纤维（莴苣和其他蔬菜）。疾病根源构建蔬果汁和疾病根源绿色蔬果汁（见第 79 页）都是早餐的极佳选项（也可作为零食食用！）。另一个好选择是鸡蛋与培根外加含有甜菊糖的草药茶以及牛油果，我喜欢称之为我的快乐激素早餐。这是百吉圈配奶油芝士外加橙汁和加糖咖啡这种标准美式早餐的完美替代品。

疾病根源构建蔬果汁

½ 杯小胡萝卜

1 个牛油果

1 杯椰汁

1 杯蔬菜

2 个蛋黄（如果耐受的话）

1 勺水解牛肉蛋白质

将所有成分放入搅拌机中充分搅匀。你可以加水稀释降低其黏稠度，这会让它更便于食用而且较不易产生吃撑的感觉。

你每天应当获取多少蛋白质?

- **低活动度：**大多数进行低水平至中等活动量的人应当以每天每千克体重摄取 1.2 g 蛋白质为目标。
- **高活动度：**那些进行运动和在其他方面活跃的人应当每天每千克体重至少摄入 1.2 g 蛋白质。
- **疾病：**大多数患有急性或慢性疾病的老年患者每天每千克体重可以摄入 1.2~1.5 g 蛋白质。患有严重肾脏疾病（预计 GFR < 30 ml/min/1.73 m^2），但是并未进行透析治疗的老年人是例外情况；这些人可能需要限制蛋白质的摄入。
- **健身：**那些用大重量训练的人每天每千克体重可以摄入 2 g 蛋白质。

既然有你可以多吃一些的食物，那肯定也存在你应当回避的食物和做法，因为它们会引起血糖水平的波动。以下是一些最糟糕的血糖压力源。

- **糖、甜品和谷物：**你可能意识到了甜品和苏打水对血糖平衡而言不是理想的食物。但是，如果你和我一样的话，你可能会吃比你自己想象的还要多的糖。小麦，甚至是用大米、玉米和土豆等谷物制成的无谷蛋白制品，也会对我们的血糖稳定造成破坏。这就是我提倡桥本甲状腺炎患者以无谷蛋白和无谷物饮食作为起点的原因之一。
- **水果和果汁：**你可能认为水果和果汁是健康的零食——并且其对普通的健康人而言也是适度的。但对那些肾上腺存在压力的人来说，即使是水果中的糖

疾病根源研究角：甜菊糖是好是坏？

许多人问我，甜菊糖究竟是好是坏。嗯，这得看情况！如果你是糖尿病患者，甜菊糖可能有帮助，因为它被发现可以在葡萄糖耐量试验中减少葡萄糖的升高，并增强胰岛素的分泌和利用。

报道称，甜菊糖的医疗作用是降血压、减肥和降低血糖。这对存在高血糖、高血压和超重的人是有益的。

但是如果你是一个伴有低血压和低血糖（或体重过轻）的肾上腺疲劳高级阶段的患者，甜菊糖可能会使你的症状恶化。

尽管没有做过甜菊糖对低血糖、低血压或者阿狄森病患者影响的研究，但是坊间传闻，有人称甜菊糖令他们的血糖愈加下降，其肾上腺功能也被削弱了。

分（尤其是果汁中的）也会是过量的！水果应当被限制在每天 1~2 份的量，而果汁则为 1 个月半份。一旦你的肾上腺重新恢复了平衡，你将可以耐受更多的水果。

- **禁食：**禁食和最新的间歇性禁食是可供选择的养生方法，具有净化和治疗的性质。不幸的是，它们对肾上腺造成的压力极大。所以，尽管一些人能从禁食中获益，但是据我观察，在治疗的初期阶段禁食后，桥本甲状腺炎患者经常会由于难以控制的肾上腺问题而感觉更糟糕。这就是为何我建议在进行基础治疗期间不要禁食。

步骤 5：补充营养并添加适应原

我制订的用于平衡肾上腺的增补方案中包括添加调节生理功能的草药、B 族复合维生素和维生素 C，以及硒和镁。这些补剂对大多数桥本甲状腺炎患者来说是安全且有效的，这就是我通常不推荐在补充这些制剂之前对营养缺乏状况进行检测的原因。

维生素 C 和 B 族维生素在皮质醇大量合成与更新的过程中会逐渐耗尽。泛酸和 B 族维生素中生物素的缺乏与动物和人类的肾上腺功能下降尤为相关。钾、锌、铁和镁在皮质醇过量合成时也会变得匮乏，并会导致肾上腺疲劳。补充这些营养素可以逆转这个过程。

调节生理功能的草药

调节生理功能的草药包含许多天然的草本产品，可以增加机体应对压力源的能力。20 世纪 40 年代，药理学家尼古拉·拉扎列夫（Nikolai Lazarev）首先定义了适应原的概念。

适应原是可以提升机体对各种类型压力抵御能力的物质，既包括生理压力也包括情绪压力。要想被认作适应原，一种草药必须具备数种特质。

首先，在以正常剂量服用时它对患者不具毒性。其次，该草药应当能够帮助整个机体应对压力。最后，无论当前的压力对患者的身体功能产生了怎样的影响，它应当可以帮助身体恢复正常状态。换言之，一种能够调节生理功能的草药既要能够调和体内过度活跃的系统，又要能够提升功能不足的系统状态。适应原被认为可以使下丘脑–垂体–肾上腺轴正常化。

调节生理功能的草药包含南非醉茄、黄芪、灵芝、党参、刺五加、人参、绞股蓝、甘草、玛卡、五味子、甘松和巴西人参。这些是可以提升机体抗压能力的草药范例，而且将其与维生素和矿物质结合使用有助于治疗肾上腺功能障碍。

我也发现瑜伽士（Yogi）甘草茶是一种温和的肾上腺滋补品（如果你有高血压则需回避）。在你的蔬果汁中添加一些玛卡根粉同样会有帮助。我配制了疾病根源药理学肾上腺支持药剂（Rootcology Adrenal Support），而另一种高质量的选项是倍

更换你的食盐！

存在肾上腺问题的人经常渴求食盐，这是由肾上腺功能障碍造成的亚临床电解质失衡所导致的（也被称为“我刚吃了一整包薯片”综合征）。但是，加工过的食盐与自身免疫性疾病紧密关联，而碘盐是造成桥本甲状腺炎蔓延的部分原因（请阅读我的第一本书《桥本甲状腺炎：通过改变生活方式消除病症》，其中有一章专门讨论了这种现象）。这并不意味着你需要回避食盐。恰恰相反，我鼓励你多吃些盐。当然，你需要选择正确种类的食盐。丢弃你的加工碘盐，改用无碘的海盐（灰色或粉红色的最好），后者饱含营养素并且是我们的身体所渴求的美味食盐！

在食物中添加令你满意的足量食盐，并在 1 杯温水中添加 1 茶匙海盐，全天饮用，以维持体内水盐平衡。

宜健康胶囊出品的每日压力配方（the Daily Stress Formula）。

B 族维生素

B 族维生素在细胞代谢、甲状腺功能和肾上腺功能中发挥着重要作用。它们经常在自身免疫反应出现之前的压力状态下被消耗殆尽。

4 种特别重要的 B 族维生素是泛酸（维生素 B_5）、硫胺素或苯磷硫胺（维生素 B_1）、生物素（维生素 B_7）和钴胺素（维生素 B_{12}）。

服用 B 族维生素的复合补剂应当是一种很好的开始，并对大多数能量水平低下的人有帮助。B 族维生素是水溶性维生素，而且不能在体内合成，所以几乎不存在毒性风险。

对 B 族维生素严重缺乏的患者来说，补充额外剂量的 B 族维生素可能是必要的，例如独立的维生素 B_{12} 补剂、生物素补剂、硫胺素补剂或者包含甲基叶酸的补剂。在我的第一本书《桥本甲状腺炎：通过调整生活方式消除病症》中我已经较为详细地论述了大多数的维生素成分。我很愿意在 www.thyroidpharmacist.com/gift 网站中与你分享"耗竭和消化"这一章节的内容。

维生素 B_1（硫胺素）。硫胺素是 B 族维生素之一，被称为维生素 B_1。它具有将碳水化合物转化为能量并辅助消化蛋白质和脂肪的重要作用。硫胺素是我们的胃酸正确释放所必需的，而胃酸是正常消化蛋白质所需要的。大多数桥本甲状腺炎患者存在胃酸水平偏低或者不能释放胃酸的情况。硫胺素支持血糖功能、肾上腺功能，并能够提高身体的能量水平。

明显的硫胺素缺乏被认为主要会影响酗酒者。但是最新的研究认为，轻度的硫胺素缺乏可能存在于自身免疫性疾病的患者中，并与吸收异常相关。硫胺素是一种重要的营养元素，并被添入到麦片和面包等浓缩型的加工食品中。因为你会回避加工食品，所以我推荐额外补充硫胺素。硫胺素缺乏产生的温和症状包括疲劳、易怒、抑郁、脑雾、腹部不适、低血压、胃酸水平低和碳水化合物消化困难等。

在那些进食任何碳水化合物（甚至水果）的人中，硫胺素的长期缺乏会导致葡萄糖代谢的副产物——丙酮酸的积累，并可引发精神模糊、呼吸困难和心脏损伤等症状。那些饮食中碳水化合物含量较低的人出现丙酮酸积累的风险较小，而且除了疲劳可能不会出现其他症状。

选择 B 族维生素的最佳形式

B 族维生素序号	名称	最佳形式
B_1	硫胺素	盐酸硫胺素或苯磷硫胺
B_2	核黄素	核黄素-5'-磷酸
B_3	烟酸	烟酰胺
B_5	泛酸	D-泛酸钙
B_6	吡哆醇	吡哆醛-5-磷酸
B_7	生物素	D-生物素
B_8	肌醇	肌肉肌醇
B_9	叶酸	甲基叶酸、甲基四氢叶酸钙或天然叶酸
B_{12}	钴胺素	甲基钴胺素

对于 19 岁以上的女性，推荐的硫胺素每日允许剂量只有 1.1 mg，这可能无法满足无谷蛋白饮食的患者以及存在吸收不良问题（在自身免疫性疾病中非常普遍）的患者的需要。意大利的研究者发现，对已经开始服用甲状腺激素类药物的女性桥本甲状腺炎患者来说，每天摄入 600 mg 的硫胺素缓解了她们的疲劳。我见证了使用硫胺素以及苯磷硫胺（硫胺素的一种衍生物）的取得的极佳效果。

我已经说不清楚，有多少读者因为我关于硫胺素的博客帖子而在会议上走到我面前给予我拥抱或感谢了，这个帖子帮助他们改变了疲劳状况。

记住，600 mg 对硫胺素来说是一个巨大的剂量，你可能需要服用数量很多的药片或胶囊才能达到该目标（在大多数复合形式的维生素 B 产品中，硫胺素的剂量是不够的）。

不幸的是，硫胺素缺乏的标准实验室检测不会显示某人是否存在轻度的缺乏——它们只能显示出硫胺素严重缺乏的情况。如果你正在承受疲劳、胃酸水平低、

疾病根源研究角：对癌症患者的一个忠告——硫胺素可能不适合你

虽然推荐剂量的硫胺素对大多数人来说是极为安全的，但晚期癌症患者不宜服用。这是因为硫胺素是细胞复制所必需的，而癌细胞有可能会窃取体内储存的硫胺素并用于自身的增殖。提供足量的硫胺素用于纠正硫胺素的缺乏反而会助长肿瘤的生长（硫胺素会流向肿瘤细胞而非正常机体），而巨大剂量的硫胺素实际上可以抑制肿瘤的生长。如果患者患有癌症同时存在硫胺素的缺乏症状，与一位癌症专家进行合作是必要的。

碳水化合物不耐受、低血压和肾上腺的痛苦，你可能会从硫胺素的测试中获益。

维生素 C

维生素 C 对肾上腺发挥功能而言是必不可少的。在可以耐受的情况下，我推荐每天的补充剂量是 500~3000 mg。

硒

硒元素的缺乏被普遍认为是桥本甲状腺炎的一种触发因素。硒在甲状腺功能中扮演着非常重要的角色，作为催化剂用于将无活性的 T4 转化为具有生物活性的 T3，并保护甲状腺细胞远离甲状腺激素合成过程中出现的氧化损伤。

疾病根源的思索：桥本甲状腺炎的焦虑

我们知道压力、焦虑和紧张不安的状态会导致肾上腺问题，但这是一条双行道。我的许多读者和客户报告称桥本甲状腺炎的发生改变了他们以往平静悠闲的举止。一位读者写道："在我被确诊患有桥本甲状腺炎之后，突然之间我发现自己患上了惊恐症和焦虑症。这不是真实的我。我从一名轻松愉快的社交达人，变成了一个在工作会议上几乎不能发言并时常处于焦虑的人。仿佛突然之间我无法应对任何事情了！"

在桥本甲状腺炎的阶段 2 及随后的情况中，甲状腺处于免疫系统的攻击之下。随着甲状腺细胞的崩解，它们将甲状腺激素释放到血流中。这会导致甲状腺激素水平激增，或者出现短暂的甲状腺功能亢进。这种甲状腺激素过量的状态会使我们极度焦虑、易怒和紧张。这是格雷夫斯病的常见症状之一，但同样可以出现在桥本甲状腺炎中。

我知道焦虑的感觉有多可怕，正因如此我非常兴奋地告诉你，这里存在着一种解决的方法。你不必继续体会这种感觉了。每个人都是不同的，但有两件事帮助我的客户和我自己创造了奇迹：早晨补充硒元素并于睡前补充柠檬酸镁，以及补充营养物质来平衡血糖。

你是否还在焦虑中挣扎？

你是否意识到这种症状可能是由桥本甲状腺炎引起的？

如果你的焦虑症状减轻了，你的生活会得到怎样的改善？

当我们因小肠损伤出现吸收障碍而患有肠道疾病时，硒缺乏症就会出现。

补硒可以降低桥本甲状腺炎的抗体水平，改善其症状，并能改善格雷夫斯病患者的健康状况，孕期服用可以降低产后甲状腺炎的发病率。

硒的用量范围很窄，100 μg 以下的剂量可能对改善桥本甲状腺炎的症状和标志物水平是不足的，而每天超过 800 μg 的剂量则可能具有毒性。众多的研究表明，在临床试验中每天摄入 200 μg 的硒代甲硫氨酸可以降低甲状腺抗体的水平——在部分研究中，硒在 3 个月内可以使甲状腺抗体水平减半。这就是我始终推荐服用一种硒补剂，替代从巴西坚果中获得硒的原因。尽管巴西坚果含有丰富的硒，但其中的硒含量因生长地不同而各异，因此一个人可能会不经意间摄入了不足量的或者致毒剂量的硒。

在我的经验中，每日 200~400 μg 剂量的硒代甲硫氨酸，可以帮助桥本甲状腺炎患者降低甲状腺抗体水平，并使患者更平静，同时改善其能量水平并促进毛发再生。

我不推荐对身体的硒水平进行常规检测；相反，我发现对桥本甲状腺炎患者来说，每天 200~400 μg 的硒补剂大体上是安全和有效的。

镁

我已经在肝脏支持方案中讨论过镁的使用，而且我推荐在进行肾上腺恢复方案和肠道平衡方案的过程中持续补充这种重要的物质。因为这种营养素会由于压力而消耗殆尽，并且常常难以从食物中获得，所以大多数人会从长期的增补中获益。

后续步骤和障碍

休息不足、情绪压力、血糖失衡和炎症是造成肾上腺功能障碍的主要原因。在本章中，我概述了一份治疗方案，可解决那些触发因素，大多数桥本甲状腺炎患者和肾上腺疾病患者都能遵循该方案并从中获益。进一步的肾上腺干预措施将会在最后的基础方案——肠道平衡方案中进行介绍，我们将在那个方案中添加减少炎症的补剂，进一步优化营养，并处理菌群失调和受损的消化功能（会加剧炎症反应）。

执行 4 周的肾上腺恢复方案将帮助大多数存在肾上腺功能障碍的患者感觉明显的好转，而且随着你完成了肠道平衡方案，你会看到自身的整体症状和肾上腺症状得到进一步的改善。如果你在完成所有基础方案后症状仍然存在，请参阅第 7 章以确定额外的触发因素。你可能会从诸如肾上腺唾液检测、服用肾上腺激素或腺体营养制品，抑或是通过靶向治疗处理创伤性应激等平衡应激反应的更多干预措施中获益。不要担心，在执行基础方案过程中所做的一切都会帮助你好转，并会为进一步的康复奠定基础。接下来让我们继续讨论你的肠道健康吧！

肾上腺补剂总览

推荐的产品	描述
疾病根源药理学肾上腺支持药剂、倍宜健康胶囊每日压力配方或健康设计肾上腺素（Adrenotone by Designs for Health）	一种调节生理功能的草药、维生素、矿物质和氨基酸的混合物，用以支持肾上腺 对茄科植物存在反应的患者应当回避含有南非醉茄的混合物 *
倍宜健康胶囊复合维生素 B（B-Complex Plus by Pure Encapsulations）、倍宜健康胶囊硒补剂（Selenium by Pure Encapsulation）或倍宜健康胶囊苯磷硫胺至尊 600 mg（BenfoMax 600 mg by Pure Encapsulations）	B 族维生素，尤其是泛酸（维生素 B_5）和硫胺素（维生素 B_1），可以维持正常的肾上腺功能，而甲基钴胺素（活性维生素 B_{12}）支持能量代谢。部分人也可能会从活性维生素 B_{12} 的舌下制剂中获益 硫胺素和苯磷硫胺可以维持桥本甲状腺炎患者的能量水平。每日的推荐剂量是 600 mg
诺奥维生素 C（Vitamin C by NOW Foods）	维生素 C 是正常的肾上腺功能所必需的。每日 500~3000 mg 的剂量对肾上腺功能是有助益的。如果出现腹泻则须减少用量
硒	硒是一种被发现能够降低甲状腺抗体水平、减轻焦虑症状的营养素。200~400 μg 的硒代甲硫氨酸是推荐剂量
倍宜健康胶囊柠檬酸镁（Magnesium citrate by Pure Encapsulations）	镁维持健康的脱氢表雄酮水平并可促成一次恬静的睡眠。柠檬酸盐有助于促进排便。如果出现腹泻则须减少剂量或更换为甘氨酸镁

注：* 在 71 页查看更多关于茄科植物敏感性的信息。

第6章

肠道平衡方案

欢迎来到第三项也是最后一项基础方案，该方案被设计用于恢复你的肠道平衡。最初的两项治疗方案可能已经帮助你稳定了激素水平、解决了化学物质敏感症并降低了——甚至于消除了——关节痛、皮疹、脑雾、情绪波动和疲劳。换句话说，你已经感觉到了明显的好转！现在，我们来到了肠道，我们将会致力于修复受损的肠黏膜并恢复肠道菌群平衡，上述问题是反酸、浮肿、肠易激综合征、焦虑等症状的根源。做好准备给予肠道一些爱吧（是的，你的肠道也需要爱），并准备好在这项治疗方案完成时收获种种改善吧。

了解肠漏

我们已经讨论过，肠道渗透性的改变是各种自身免疫性疾病的诱发因素，桥本甲状腺炎自然也不例外。肠道渗透性改变，也称为肠漏症，被定义为肠黏膜出现了间隙，使得刺激性分子和大分子物质的片段逃逸进入血流的症状。依据来自亚历西奥·法萨诺（Alessio Fasano）医生的研究，每位患有自身免疫性疾病的人都存在某种程度的肠漏。

尽管肠道渗透性改变听上去很不舒服或者无法解决，但它实际上给我们这些存在自身免疫反应的人提供了一个很好的治愈机会。我们知道，自身免疫反应需要相关基因的表达、必要的触发因素和肠道渗透性改变三者结合起来才会出现（在功能医学界这被称为自身免疫反应的三足）。在这三种因素中，我们的基因是一种相对固定的因素，而触发因素可能难以明确识别，但肠道渗透性改变——这是我们可以施加影响的因素！当我第一次了解到肠漏时我感到特别兴奋，因为它为我提供了一个清晰的关注重点。

肠道渗透性改变是自身免疫性甲状腺疾病的致病因素，这一发现标志着对这种疾病理解的重要突破。不幸的是，你现在不太可能遇到一位将解决肠道渗透性改变作为治疗的一部分的内分泌学家。当下的西方主流医疗系统非常的支离破碎，并把每个器官当作独立的存在对其施加单独的治疗。桥本甲状腺炎与谷蛋白和肠道感染的关联已经被发表在权威的胃肠病学医学期刊上，但是大多数内分泌学家根本不读这些期刊。他们只关注内分泌学方面的期刊，侧重于改进甲状腺腺体的诊断和手术方法。

所幸的是，当我们为摆脱困惑找寻更为进步、思想开放的专家时，我们拥有了自然医学和功能医学的世界。在这些医学领域，所有疾病始于肠道问题以及肠漏问题的概念已经被广泛接受，而且专注于治疗肠道的种种方案已经创造了数不清的成功范例。

肠道渗透性对我来说很重要，因为我存在腹胀、胃痛、肠易激综合征和反酸等许多症状。桥本甲状腺炎患者通常也会经历这些症状，尽管并非每个肠道渗透性发生改变的人或者桥本甲状腺炎患者都存在这些症状。部分人可能没有明显的肠道症状，但他们的肠道功能可能同样需要调理。

有趣的是，胎儿的甲状腺腺体起源与消化道上皮和舌头是相同的——因此我们可以把甲状腺细胞视为消化道细胞。在一种罕见的出生缺陷中，功能完善、可以生成甲状腺激素的甲状腺腺体出现在了舌底而非颈内。这种“舌甲状腺”甚至能够引发桥本甲状腺炎，并会变得肥大。这种共同的细胞起源可能是消化功能得到改善后甲状腺症状减轻的另一个原因。

为什么肠道会“漏”？我们要如何治疗它？

根据需要，通过选择性地关闭和开启肠道的紧密连接，健康人的肠道同时作为屏障和过滤器发挥重要的作用。健康的肠道可以吸收营养，并阻止对毒素和病原体的吸收。在自身免疫性疾病中，肠道的渗透性变得过大，使得潜在的问题性物质被吸收。多种因素具有调节肠道紧密连接的能力，而修复紧密连接功能的关键就是清除触发因素。以下是部分导致肠道渗透性增加的因素。

- 肾上腺疲劳
- 酒精
- 辣椒素（胡椒和红辣椒中）
- 菌群失调
- 酶缺陷
- 食物敏感症
- 谷蛋白
- 肠道感染
- 非甾体抗炎药（Nonsteroidal anti-inflammatory drugs，简称 NSAIDs）
- 营养物质缺乏
- 心理压力
- 小肠细菌过度生长
- 鼻窦感染、口腔感染
- 剧烈运动
- 压力
- 手术或创伤
- 毒素

尽管有很多因素可以造成肠道渗透性的改变，但最常见的因素是压力、食物敏感症、营养物质缺乏、消化酶缺陷、肠道菌群的失衡和肠道感染。我们已经在之前的两项方案中解决了一些问题：你已经采取了措施用以改善压力反应，并对一些常见的食物敏感症与营养物质的缺乏足够重视（你应当在接下来的 3~6 个月尽可能地采取进一步的干预措施）。在本章中，我们会专注于发现更多的敏感性食物、纠正之前尚未解决的营养物质缺乏问题，平衡酶与肠道菌群。经常需要进行检测和靶向治疗的肠道感染，我们将会安排在高级方案中进行探论。

通过执行本章中的干预措施，你会看到自身可能存在的任何残留症状的减轻（特别是与肠道相关的症状），而且你的甲状腺抗体水平也会在执行这些干预措施的 6 周内出现下降。如果 6 周后你没有看到身体的改善，并且在完成所有基础方案后没有解决所有的症状，说明你可能存在其他的触发因素，比如肠道感染，你需要做进一步的调查和干预。在你致力于识别其他触发因素时，你应当继续执行基础治疗方案。如果你发现自己属于后者，不要绝望——如果你存在任何迁延不愈的感染，在接下来的 6~12 周，努力为身体提供支持将提高你消除任何感染的能力。

肠道健康评估

标记出你存在的症状

- ☐ 我患有 1 种自身免疫性疾病
- ☐ 我有胃肠积气
- ☐ 我有食物敏感症
- ☐ 我有肠易激综合征
- ☐ 我每天排便次数在 1 次以下
- ☐ 我的大便坚硬难通
- ☐ 我有腹泻
- ☐ 我有便秘
- ☐ 我有胃痉挛
- ☐ 我的大便中往往有未消化的食物
- ☐ 我需要服用泻药来排便
- ☐ 我在去年服用过 1 次以上的抗酸药物（碱式水杨酸、水杨酸铋、抗胃酸钙片等）
- ☐ 我在过去的 5 年中服用过抑酸药物，如甲磺噻脒（Pepcid）、法莫替丁（Famotidine）、兰索拉唑（Prevacid）、奥美拉唑（Omeprazole）、雷尼替丁（Zantac）、埃索美拉唑（Nexium）或奥美拉唑缓释剂（Prilosec）
- ☐ 我已经服用抗生素超过 2 个星期
- ☐ 在我出现症状之前，过去 10 年间我服用过 3 个疗程以上的抗生素
- ☐ 在我出现症状之前，过去 10 年间我服用过 2 周以上的激素类药物，如泼尼松（Prednisone）
- ☐ 我服用过避孕药
- ☐ 我定期服用非处方的止痛药，比如布洛芬（Ibuprofen）、萘普生钠（Aleve）、雅维（Advil）或萘普生（Naproxen）
- ☐ 我有皮疹、痤疮或荨麻疹
- ☐ 我有季节性或环境诱发的过敏症
- ☐ 我有舌肿胀、地图舌或舌苔
- ☐ 我在进食抑或是经历积气或打嗝之后感觉腹部肿胀
- ☐ 我有肛门瘙痒
- ☐ 我进食后感觉恶心
- ☐ 我的大便有恶臭
- ☐ 我渴望甜食、酒精或碳水化合物
- ☐ 我定期饮用咖啡或酒精
- ☐ 我经常外出就餐
- ☐ 我喜欢吃寿司和没有煮熟的肉

症状总数：

（续表）

肠道健康评估
标记出你存在的症状
＜ 2：低风险 1~2：中度风险 ＞ 3：高风险

来源：改编自马克·海曼（Mark Hyman）的 *The UltraMind Solution：Fix Your Broken Brain by Healing Your Body First*（New York：Scribner，2008） 和 *The UltraMind Solution Companion Guide*（Lenox，MA：UltraWellness，2009）这两本著作。

我的肠道治疗方案包含 4 个步骤，它们将会帮助你移除我刚刚列出的部分触发因素，帮你打造一个更强壮、更坚韧的肠道。以下是这 4 个步骤：

1. 移除反应性食物；
2. 补充酶类；
3. 平衡肠道菌群；
4. 滋养肠道。

反应性食物和桥本甲状腺炎中的食物敏感症

在执行肝脏支持方案的过程中，你已经了解了食物敏感性在桥本甲状腺炎中的角色。肠道方案将通过清除残存的、桥本甲状腺炎患者常见的反应性食物，进一步完善你的饮食，使你的肠道恢复健康。

蛋白质消化不良和“有害”细菌

研究发现，桥本甲状腺炎和甲状腺功能减退症患者经常存在盐酸消化酶的缺乏，导致胃酸水平低下（胃酸过少）或者胃酸完全缺失（胃酸缺乏症）。胃酸不足会使蛋白质的消化变得更加困难，进而导致疲惫感增加。消化是我们的身体最大的需能过程之一，所以当需要额外的代谢努力为其供给能量时，你更易感到疲劳。

最初的蛋白质消化困难会引起连锁反应，造成更严重的消化问题。这是因为在消化谷蛋白、乳制品和大豆中存在的更为复杂的蛋白质分子时，虚弱的消化功能可能会开始出现问题。当蛋白质没有得到充分消化时，我们更易变得对其敏感，因此许多桥本甲状腺炎患者存在对谷蛋白、乳制品和大豆以及其他蛋白质的敏感性。这一方面是因为这些蛋白质属于最难消化的蛋白质，还有部分原因是它们是标准的西方饮食中最常见的蛋白质。最终，你会产生针对这些蛋白质的免疫球蛋白 G 抗体，它们与自身免疫性疾病中靶向攻击甲状腺腺体的抗体完全相同。当某人持续摄入这些蛋白质时，这种免疫系统的攻击会变得不受控制，因为难以消化的蛋白质会触发免疫系统生成更多此类抗体。

使情况变得更为糟糕的是，反应性蛋白质可以与抗体结合，形成被称为循环免疫复合物的产物。正常状况下，人体可以利用自身合成的蛋白水解酶降解循环免疫复合物。这是一种由胃和十二指肠释放的特异性的蛋白酶。但是，蛋白水解系统会因为过量循环免疫复合物的存在而变得不堪重负。随着这些复合物的积累，它们可能导致肝脏充血、自身免疫性疾病以及诸如疼痛、炎症甚至心脏病等许多相关症状的发生！

虽然单纯清除反应性蛋白质可以帮助一个人获得很大好转，并可以减少自身的免疫攻击，但遗留未决的胃酸水平低的问题可能会使身体对其他食物的敏感性处于大门敞开的状态，包括对诸如谷物、蛋类、坚果和种子等食物的敏感性。

难以消化的蛋白质也可能变成生活在我们肠道中的条件致病菌的“食物”。肠道是一个脆弱的环境，当其中的益生菌（有益的）和条件致病菌（潜在的致病菌）的比例平衡时，其功能最佳。不平衡的菌群——条件致病菌多于益生菌——被视为许多自身免疫性疾病的根本原因，而且大多数桥本甲状腺炎患者已经被证明存在肠道细菌菌群的失衡。这种菌群失衡也被认为是导致肠道渗透性改变的一个原因。在过去的数年间，我看到自己的客户表现出非常明显的肠道菌群多样性低、有益菌比例偏低和条件致病菌比例升高的倾向。相比之下，感觉良好的客户在跟踪测试中表现出了肠道菌群高度多样、益生菌比例高和条件致病菌比例低的特征。

胃酸的缺乏会使我们变得更易招致幽门螺杆菌、耶尔森菌和寄生虫引起的肠道感染，这可能是造成自身免疫性疾病的潜在根源。

你会看到，很多问题都源自于胃酸的缺乏。而你或许想知道它是如何发生的。胃酸不足可能由许多因素导致，包括营养素缺乏（比如硫胺素）、素食或严格素食主义的饮食、耗尽氯离子储备的肾上腺问题，以及通过中和胃酸以获取自身生存条件的幽门螺杆菌的感染。此外，胃酸的缺乏会导致多种类型的贫血，包括维生素 B_{12} 和缺铁性贫血，因为我们需要胃酸以利于从食物蛋白质中吸收维生素 B_{12} 和铁。正如你看到的那样，这会导致一种恶性循环，造成脱发、疲劳、食物敏感性等症状。

许多人已经通过提高胃酸水平、消除肠道感染提高了自身的铁蛋白和维生素 B_{12} 的水平。

治疗肠漏症的最佳方法是什么？

为了治疗肠道，我们需要在 30~90 天的时间里移除最常见的反应性食物，并通过补充消化酶来改善肠道的消化功能及降解循环免疫复合物。在某些情况下，酶还能通过“消化”感染的微生物或降解其所含蛋白质的隐藏位点来帮助消除感染。同时，我们需要补充机体所需的营养物质，而且我们必须在补充有益菌的同时促使病原菌“知难而退”以重建肠道菌群的平衡。

为期 6 周的肠道平衡方案

在开始实施这项方案之前，你需要考虑一些肠道治疗的前提条件。首先，确保每晚继续给予自己充足的睡眠，因为这在治疗过程中起着重要的作用。其次，你应当完成肝脏支持方案和肾上腺恢复方案，这有利于提高你从肠道平衡方案中取得的成效。

肾上腺通过其释放的皮质醇控制着肠道的恢复速率，皮质醇的缺乏或过量都会阻碍肠道的正常恢复。皮质醇不足意味着我们不能恰当地控制炎症，皮质醇过量则意味着我们正在降解肠道屏障用以供能。首先对肝脏提供支持是非常重要的，因为经常出现在自身免疫性疾病中的多种免疫复合物和肠道功能的损伤会加重肝脏的解毒负荷。

最后，你仍要避免剧烈的运动和高强度体力劳动，因为这会加剧肠道的渗透性改变而非修复它——修复肠道渗透性是我们的主要目标之一！如果你是一名极限运动员，我建议你在执行治疗方案的同时，从训练中抽出些时间全身心地投入治疗。

肠道平衡方案包含以下 4 个步骤：

1. 移除反应性食物；
2. 补充酶类；
3. 平衡肠道菌群；
4. 滋养肠道。

这些年我见到过许多人，他们听闻了各种各样有益于桥本甲状腺炎患者的饮食方法，并在没有采取其他相关措施的情况下执行这些饮食方案，结果他们只是暂时性地抑制了自身症状的发展，其中许多人实际上进入了治疗的平台期。在完成肠道平衡方案之后，请务必仔细检查，确认是否存在可能阻碍肠道正常恢复的肠道感染和其他触发因素。

步骤 1：移除反应性食物

在开始执行肠道平衡方案之前，你已经去掉了大多数对桥本甲状腺炎患者来说常见的反应性食物，包括谷蛋白、乳制品、大豆和谷物。如果你的症状依然存在，尤其是与肠道相关的症状，现在是时候加强你的饮食，执行疾病根源自身免疫饮食方案了，其进一步排除了对桥本甲状腺炎患者具有反应性的食物，包括坚果、茄属植物和蛋类。

当你致力于治疗肠道时，你将执行这份饮食方案 6~12 周。6 周以后，你应当重新评估你的肠道功能，如果你所有与肠道有关的症状都已解决的话，你可以重新安排饮食。否则，你需要在接下来的 6 周继续执行该饮食方案。

疾病根源自身免疫饮食

通过排除额外的反应性食物，疾病根源自身免疫饮食较疾病根源原始饮食更进了一步。

疾病根源自身免疫饮食不包含：

咖啡因
乳制品
蛋类
谷物
豆类
茄属植物
坚果
海藻
种子
糖

疾病根源自身免疫饮食包含：

水果，特别是椰子

肉类

橄榄油

贝类

蔬菜

我知道，这份食物名单看上去非常短，但我向你保证，你会有很多美味可以选择。请前往我的网站 www.thyroidpharmacist.com/action 查看专门制订的饮食计划、食谱和购物清单！

步骤 2：补充酶类

我向桥本甲状腺炎患者推荐两种类型的酶：与食物一同摄入的消化酶和空腹摄入的蛋白水解酶。

消化酶

硫胺素天然具有增加胃酸分泌的作用，甜菜碱盐酸胃蛋白酶是可以提高胃酸水平的另一种补剂。盐酸甜菜碱和胃蛋白酶是胃液中的天然成分，有助于打开蛋白质中的化学键，使得营养物质与氨基酸更具生物可利用性。它们对蛋白质、钙、维生素 B_{12} 和铁的正常吸收尤为重要。

甜菜碱也叫作三甲基甘氨酸，是一种从甜菜中分离出来的天然氨基酸衍生物，其酸性盐酸盐形式可以促进胃酸分泌。盐酸甜菜碱曾经作为非处方药被使用，作为酸化剂和助消化剂进行销售，但是由于“缺少足够的证据证明该药有效”，其于 1993 年被食品药品监督管理局从非处方药物中移除，并被禁止作为饮食补剂使用（饮食补剂企业不能就其产品的有效性进行索赔，而制药公司可以提出具体的赔偿要求）。但是，2014 年进行的研究发现，盐酸甜菜碱可以酸化胃内环境，降低 pH 值。

作为一种附带的好处，三甲基甘氨酸有助于降解同型半胱氨酸，这对那些存在亚甲基四氢叶酸还原酶基因突变的患者尤其有帮助。此外，甜菜碱通过增加内源性 S−腺苷甲硫氨酸（S-adenosylmethionine，简称 SAMe，一种能够提升情绪和缓解疼痛的天然物质）的合成，可以作为抑郁症的辅助药物发挥作用。

胃蛋白酶是一种天然存在的消化酶（补剂中的酶来源于猪），可将蛋白质分解成较小的碎片，使其可以被小肠正常吸收。

当进食含有蛋白质的食物时，摄入甜菜碱盐酸胃蛋白酶确实有助于增强你的消化功能并提高身体能量水平。在开始与蛋白质饮食搭配服用甜菜碱盐酸胃蛋白酶以后，困扰我近10年的衰弱性疲劳症状几乎一夜之间就不见了。仅仅因为能够更好地消化食物，我每晚的睡眠时间就从11~12小时变成了8小时。实际上，正是在服用了正确剂量的甜菜碱盐酸胃蛋白酶后的翌日早上，我开始了写作自己有关克服桥本甲状腺炎的第一本著作——把我自身的胃酸缺乏与桥本甲状腺炎联系起来，这对我而言是一个了不起的顿悟时刻。精力的恢复给予我希望，使我可以投身于研究以寻找自身疾病的根源，并能分享自己的知识帮助其他人。

不幸的是，胃酸不足可能经常被误诊为反酸，因为二者的症状几乎相同。被诊断为反酸的人往往会被开具抑酸药物，比如奥美拉唑缓释剂、埃索美拉唑或甲磺噻脒，这些药物也被称为质子泵抑制剂（Proton Pump Inhibitors，简称PPIs）。这些药物会发挥其本来的作用抑制胃酸的合成，如果你实际上存在胃酸不足的情况，这只会加剧营养缺乏和疲劳症状。

使用甜菜碱盐酸胃蛋白酶的诀窍是找出适合你的剂量，这需要一些试验。

开始时可以在你吃完含有蛋白质的食物后立即服用1粒胶囊（大多数品牌的胶囊每粒含有约500 mg的甜菜碱和约20 mg的猪源胃蛋白酶）。然后监控任何可能出现的反应，比如喉咙中轻微的灼烧感。如果你确实感觉到喉咙有灼烧感，说明你不需要补充该补剂或者你的饮食中没有包含足够的蛋白质食物。喝1杯添加1茶匙小苏打的水可以缓解持续的灼烧感。如果你没有任何感觉，请在下一顿含蛋白质的饮食结束后，将服用的剂量增至2粒胶囊。

接下来，每次增加1粒胶囊，直至你感觉到了轻微的灼烧或不适。一旦达到了这一阶段，你就会知道，自己的目标剂量是在此基础上减少1粒胶囊的用量。比如，如果你在服用1粒胶囊后没有感觉，服用2粒、3粒胶囊后仍然没有感觉，但在服用4粒胶囊后出现了灼烧感，那么你的目标剂量就是3粒胶囊。

这种补剂可以显著地缓解疲劳，我建议你尽快找到适合自己的剂量。希望在你身上也能看到显著的改善，就像在我和我的许多客户身上见到的那样。许多桥本甲状腺炎患者（包括我）都惊叹于食物的正常消化所产生的巨大改变。

值得注意的是，在服用甜菜碱盐酸胃蛋白酶之前，你需要考虑一些重要的限制因素。

- 如果患者当前存在溃疡或者有溃疡病史，那他不应服用甜菜碱–盐酸胃蛋白酶，因为胃酸会进一步使溃疡恶化。
- 因为非甾体抗炎药和类固醇药物会增加发生溃疡的可能性，所以在服用这两种药物中的任何一种时，我不建议同时服用这种补剂。非甾体抗炎药包括阿司匹林、布洛芬和萘普生钠——涉及拜耳（Bayer）、雅维、萘普生和许多其他品牌。类固醇药物包括泼尼松、氢化可的松及其他药品。
- 抑酸药物，包括之前提到的流行的质子泵抑制剂和像甲磺噻脒这样的非处方抑酸剂。它们能够抵消甜菜碱盐酸胃蛋白酶的作用，所以我不建议把它们放在一起服用。

如果你患有桥本甲状腺炎并且有溃疡病史，有服用质子泵抑制剂、非甾体抗炎药或类固醇药物的经历，我强烈建议检测肠道感染情况，尤其是幽门螺杆菌和小肠细菌过度生长的情况，这可能是肠道症状和桥本甲状腺炎的触发因素。

蛋白水解酶

蛋白水解酶，亦称全身性酶（Systemic Enzymes），作为天然免疫调节剂，肩负着帮助我们的免疫系统达到平衡的使命。全身性酶是一种源自植物和动物的酶类混合物，通常包含以下成分的组合。

- 菠萝蛋白酶（来自菠萝）
- 木瓜蛋白酶（来自木瓜）
- 芦丁或芸香苷三水合物（生物类黄酮）
- 胰凝乳蛋白酶（猪）
- 胰蛋白酶（猪）
- 胰酶（猪）

全身性酶可降解常见于自身免疫性疾病中的炎性细胞因子，并且含有可降解诸如细菌和寄生虫等病原体的蛋白酶。这些酶可以通过减少炎症反应加速组织修复。此外，全身性酶可以通过降解自身免疫性疾病中形成的循环免疫复合物减少针对食物和甲状腺的抗体。

全身性酶已经在欧洲得到了广泛的研究，并成为关节炎和许多炎性疾病止痛药的热门替代品。

2002 年，在法国戛纳举办的“过敏反应、免疫学及全球互联网”国际免疫康复大会上展出了一张学术海报，组合酶产品（Wobenzym）在桥本甲状腺炎的治疗上显示出了非常有前景的成效，该药是具有专利权的一种全身性酶混合物，使用剂量为每日 3 次，每次 5 粒。

该研究中，使用左旋甲状腺素的桥本甲状腺炎患者在服用了 3~6 个月的全身性酶后，不但报告说甲状腺症状减轻，而且甲状腺超声也显示正常，并且甲状腺中的炎性细胞数量减少，甲状腺过氧化物酶抗体和甲状腺球蛋白抗体的水平也出现了显著下降。许多患者减少了左旋甲状腺素的用药量，而且部分人还可以完全停止用药。在开始服用酶制剂之前胆固醇水平偏高的患者，其胆固醇的整体状况也得到了改善。

在我与桥本甲状腺炎患者合作的过程中，我同样得到了积极的反馈。使用全身性酶补剂 1~3 个月，患者的甲状腺抗体水平和对食物的敏感性显著降低了。一个额外的好处是，由于全身性酶是在总体上对免疫系统起作用，因此它们被认为能够为机体提供保护，防止未来自身免疫性疾病的发生。

关于这些酶你需要记住的关键点在于，它们不能随餐一起摄入。这意味着，你要么至少在饭前 45 分钟的空腹状态下服用，要么需要在饭后 1.5 小时服用。如果你将其随餐服用或者饭后服用过早的话，它们会在消化过程中被用光，而非进入血流并作用于循环免疫复合物。

尽管大多数全身性酶的产品标签会规定每日服用 6 粒胶囊，但是这通常被认为是一种维持剂量。在戛纳的这份研究中，酶的用量比上述规定用量高出 2.5 倍，或者每天 3 次，每次 5 粒胶囊，空腹服用，这是我推荐的剂量。有经验的临床医生会使用这种更高的剂量并推荐用至少 8 oz（236.6 ml）的 1 整杯水送服。在某些情况下，急性期的用药量甚至会达到每天 3 次，每次 10 粒胶囊，以有效地调节免疫系统。

步骤 3：平衡肠道菌群

平衡肠道中的菌群有助于修复肠道渗透性的改变，这在克服自身免疫性疾病的过程中起到了关键作用。当肠道菌群失去平衡的时候，会通过持续的抗原刺激加剧自身免疫性疾病的病情。

食物多样化有助于形成健康的肠道菌群。但是，这在桥本甲状腺炎的早期治疗阶段往往是一种挑战。所以在此期间，我们需要依靠外源的有益菌群，包括来自发酵食物的益生菌和益生菌的补剂。

发酵食物

发酵食物，比如泡菜和其他发酵蔬菜（保存在杂货店的冷藏区域或者可以在家中自制并冷藏）含有大量的有益菌，对平衡肠道菌群非常有帮助。开菲尔和酸奶也含有大量益生菌，但如果你对乳制品蛋白质敏感的话，这些选项对你并不适合，你应当改为尝试发酵椰汁或发酵椰子酸奶。

我发现大多数桥本甲状腺炎患者确实可以从发酵食物中获益。但是，有些人，比如存在小肠细菌过度生长症状的患者，则可能会产生不良反应。

尝试用我的发酵玛格丽特酒来寻找灵感吧（见第 87 页）。

益生菌

益生菌被广泛用于肠道菌群的再平衡。益生菌有助于取代病原菌并重建我们所追求的肠道平衡。使用益生菌补剂的关键是不要一开始就使用过多的量，而应专注于从小剂量起始，然后逐渐增加用量，直至感觉到出现了好转反应（Die-off Reaction）。好转反应——也被称为雅-赫反应，或赫克斯海默反应——会在死亡的病原菌以快于身体清除毒素的速率释放内毒素时出现。

好转反应的症状包括嗜睡、注意力不集中、渴求甜食、腹泻、皮疹、易怒、积气、腹胀、头痛、恶心、呕吐、充血以及自身免疫症状的加剧。如果好转反应过于严重，可适当减少益生菌的剂量，但是在坚持益生菌剂量不变的情况下，症状也会在 3~5 天得到解决。尽管这个过程听起来并不有趣，但是许多人发现，他们只要忍过了这种短期的不适，就会感觉到显著的好转！

需要注意的是，并非所有益生菌都是以同等的方式生产出来的。在药店和健康食品商店货架上的许多品牌中，其益生菌的浓度都非常低，不足以纠正自身免疫性疾病中的肠道失衡问题。我发现三种益生菌对桥本甲状腺炎患者非常有帮助：乳酸菌、布拉酵母菌（*S.boulardii*）和孢子类益生菌。

能够生产乳酸的乳酸杆菌益生菌最为常用，并且对肠道菌群失调的再平衡非常有帮助。许多桥本甲状腺炎患者的大便检测会显示出这些益生菌的缺乏。尽管我建议从低剂量开始——每天 10 亿 ~100 亿菌落形成单位（CFUs）——并缓慢增加用量，但是每天的剂量只有达到 500 亿 ~36000 亿菌落形成单位才能达到治疗的效果。通常，乳酸益生菌可以与双歧杆菌类益生菌混合，有时也可以与链球菌益生菌混合。我发现，高剂量的多菌株混合物似乎效果最佳，特别是干酪乳杆菌，对肠道恢复尤

益生菌混合物	
益生菌种类	**最佳产品**
乳酸类	混合益生菌 VSL#3、克莱尔实验室婴幼儿配方全益生菌（Ther-Biotic Complete by Klaire Labs）、倍宜健康胶囊益生菌 50B 型（Probiotic 50B by Pure Encapsulations）
酵母类	倍宜健康胶囊酿酒酵母（Saccharomyces boulardii by Pure Encapsulations）
孢子类	生物大孢子（MegaSporeBiotic）、疾病根源药理学大孢子（Rootcology MegaSpore）

其有帮助。乳酸片球菌是一种乳酸益生菌，其被发现可以通过增加调节性 T 细胞的表达削弱自身免疫反应，这有助于减少炎性自身免疫级联反应。

这些益生菌对肠道实验室检测显示菌群水平低下的桥本甲状腺炎患者非常有帮助。但是，它们对存在小肠细菌过度生长的人而言则可能存在一定的问题，小肠细菌过度生长可由多种细菌的过度生长导致，包括经常存在于益生菌中的乳酸菌和链球菌。值得注意的是，高达 50%的桥本甲状腺炎患者可能存在小肠细菌过度生长，其中高达 75%的患者可能存在乳酸菌或链球菌的过度生长。请阅读第 11 章关于感染的内容，以获取更多信息。

布拉酵母菌是一种有益的酵母类益生菌，有助于提高免疫球蛋白 A 的分泌，并作为肠道中的保护性屏障，能够把条件致病菌和病原微生物从肠道移除，阻止新发感染以及再感染。这类益生菌是解决菌群失调、酵母菌过度生长和寄生虫感染的极佳工具，而且可与抗生素同时使用。此外，酵母类益生菌不会加重小肠细菌过度生长症状。我建议每天的摄入剂量为 250~2000 mg。

孢子类益生菌，是在我的同事报告称这类益生菌具有极佳治疗效果之后，近期才引起我注意的一种药物。孢子类益生菌是天然的土壤类细菌，而且拥有独特的作用机制，可以直接调节肠道微生物群组。孢子类益生菌已经在治疗多种自身免疫性疾病以及减少过敏反应和哮喘方面展现出了良好的应用前景。孢子类益生菌也具有促进乳酸菌生长的能力，所以它们可以与乳酸菌类益生菌同时应用，也可以作为乳酸菌类益生菌的替代品。与乳酸菌类益生菌不同，孢子类益生菌可以通过促进其他有益菌群的生长减少小肠细菌过度生长，并增加肠道的菌群多样性。

患有桥本甲状腺炎的客户和同事报告了补充益生菌 30~90 天取得的成效：甲状腺抗体水平降低、情绪改善、疼痛减少、排便好转、精力更充沛以及食物敏感性降低或完全消除。

孢子类益生菌的起始服用剂量为隔日 1 粒胶囊，而治疗剂量为每日 2 粒胶囊。一旦取得了预期的效果（桥本甲状腺炎患者通常需要 3~6 个月），我建议降低剂量至每日 1 粒胶囊的维持剂量。

步骤 4：滋养肠道

简易骨头汤

5 根鸡腿

2 杯混合的碎胡萝卜、洋葱和芹菜

1 汤匙苹果醋

海盐调味

纯净水

将所用成分加入慢炖锅中过夜烹煮，醒来后就可以享用美味的骨头汤了。依据《骨头汤食谱》（*Bone Broth Diet*）一书的作者凯利·彼得鲁奇（Kellyann Petrucci）医生所说，骨头汤应当烹饪 8~24 小时，将大多数的营养提取出来。用慢炖锅烹制骨头汤是最佳方式，比使用炉灶要容易得多！

移除反应性食物，使用益生菌和全身性酶，这些措施对肠道修复大有助益，但是单独完成这三个步骤，可能并不能让你获得维持长期肠道健康所需的支持。为此，我建议你用骨头汤滋养自己的肠道，并使用 L-谷氨酰胺、锌、N-乙酰半胱氨酸、ω-3 脂肪酸和维生素 D 补剂。

谷氨酰胺

谷氨酰胺是治疗肠道渗透性改变的物质中被研究的最为彻底的。研究发现，补充这种重要的氨基酸可以减少与非甾体抗炎药的使用和腹腔手术有关的肠漏症的发生。谷氨酰胺的缺乏会造成实验小鼠和营养不良儿童肠道渗透性症状的加重。

胃肠道每 3~6 天会产生新的细胞，而谷氨酰胺通过与其他氨基酸（比如亮氨酸和精氨酸）协同作用，可以帮助修复胃肠道黏膜。成人推荐使用的剂量为每日 3 次，每次 5 g。不过，更高的剂量也已被使用过。

锌

锌是我们健康所必需的一种元素。锌在体内发生的约上百种不同酶促反应中充当催化剂的角色，而且它还参与 DNA 合成、免疫反应、蛋白质合成和细胞分裂。它对正常的味觉和嗅觉、解毒功能、伤口愈合以及甲状腺功能来说是必需的。

一般人群中可能有 1/4 的人存在缺锌的问题，包括大多数甲状腺功能减退症患者。缺锌会阻止 T4 转变为有活性的 T3 形式。你同样需要锌来合成促甲状腺激素，这就是为何持续合成促甲状腺激素的人——患有甲状腺功能减退症的人——更可能发生这种重要矿物质的缺乏。

如果你患有已造成肠道损伤的乳糜泻或任何其他吸收不良综合征，你的锌吸收能力可能存在损伤。含有植酸盐的食物，比如谷物、豆类、坚果和含锌食物的种子，或者随餐服用的铁补剂（铁会干扰食物中锌的吸收）也会造成锌的吸收不良。

锌在肠道健康中具有特定作用，其缺乏与肠漏症的加重、易于感染和对细菌毒素的解毒功能降低有关联。在克罗恩病这样的疾病中，补锌有助于肠黏膜的修复。

因为锌不会在体内储存，所以即便是一般人群也可以每日补锌，桥本甲状腺炎患者和其他自身免疫性疾病患者应当考虑将补锌作为其日常治疗的一部分。

锌缺乏的症状包括伤口愈合不良、味觉和嗅觉受损以及指甲纤薄、脆弱、出现剥离或白斑。波谱细胞实验室（SpectraCell Laboratories）微量营养素检测这样的测试会显示出身体的实际锌水平。虽然肝功能血液检测同样可以显示出锌的缺乏，但这种缺乏是以碱性磷酸酶水平低下的形式表现出来的。

为了应对锌的缺乏，可以使用锌补剂，但在没有医生监督和辅助的情况下，补锌的剂量不应超过每日 30 mg。补充剂量大于每日 40 mg 可能会造成铜的损耗。研究表明，超过 10 周、每日服用 50 mg 的锌会同时导致铜和铁的枯竭。但在某些情况下，比如当患者存在铜中毒症状时，这会是件好事，因为补充的锌有利于解除铜的毒性。在正常情况下，过量补锌会引起铜的缺乏，你可能需要额外补充铜制剂。铜缺乏会导致对铁补剂无反应型的贫血、行走和平衡困难、疲劳以及眩晕等症状。

你也可以通过饮食来增加锌的摄入。牡蛎的锌含量在食物中是最高的，但它在西方饮食中往往不被认为是一种日常食品。牛肉、动物肝脏、猪肉、龙虾和鸡肉是次佳的食物锌来源。肠道从肉类中提取锌比从非肉类食物中要更容易，这就是为何素食主义者存在更高的锌缺乏风险。

并非所有的锌补剂都具有同等的效果。我倾向于选择吡啶甲酸锌的形式，因为它具有更好的吸收特性。为了保障最理想的吸收效果，锌补剂应当随餐服用。

N-乙酰半胱氨酸

我将 N-乙酰半胱氨酸看作桥本甲状腺炎患者的一种超级补剂。N-乙酰半胱氨酸会在体内转变为谷胱甘肽，不但可以支持肝脏功能，而且还可以清除重金属，并能通过去除肠道细菌的毒素和破坏肠道病原体的生物膜促进肠道的恢复。桥本甲状腺炎患者体内经常缺乏抗氧化剂谷胱甘肽，谷胱甘肽有助于防止甲状腺受到自由基的损害。N-乙酰半胱氨酸已被用于治疗肠漏症，并应以口服方式使用。值得注意的是，如果空腹服用会造成胃部不适，应将其随餐一起服用。如果你执行了肝脏支持方案，你应当已经服用 N-乙酰半胱氨酸一段时间了，我建议你继续服用 3~6 个月的时间。

ω-3 脂肪酸

ω-3 脂肪酸可以帮助减少炎症，这类脂肪酸主要存在于鱼肉、贝类和亚麻籽中，当然对那些不能食用足量鱼肉或担心汞含量的人来说，他们也能以补剂的形式进行补充。

我们的免疫功能会在我们摄入足量的 ω-3 和 ω-6 脂肪酸时达到最佳，两种脂肪酸的理想比例为 1:1。问题在于大多数人摄入了过多的 ω-6 脂肪酸，因为这种脂肪酸存在更加广泛，从油菜籽、玉米、大豆、花生、向日葵、红花籽、棉花籽和葡萄籽中提取的植物油，以及人造黄油和起酥油中都有存在。当你食用加工的沙拉酱、市售调味料、薯片、人造奶酪、商店贩售的烤坚果、曲奇饼、薄饼干、零食、酱料以及杂货店中间过道的几乎一切商品时，你都在摄入这种脂肪酸。

因为 ω-6 脂肪酸会促进炎症反应，所以最好的做法是尽可能地减少其摄入量，而不是消耗更多的 ω-3 脂肪酸以取得平衡。你应当寻求通过鱼肉和亚麻籽制品以及高质量的补剂补充 ω-3 脂肪酸。ω-3 脂肪酸补剂对一系列自身免疫性疾病的治疗有帮助，并具有减少炎症反应的能力。我推荐的剂量为每天 1~4 g。

维生素 D

桥本甲状腺炎患者中维生素 D 缺乏的情况更为常见——我的桥本甲状腺炎读者中有 68%的人被诊断为维生素 D 缺乏——这种缺乏与抗甲状腺抗体的存在有关。土耳其的一项研究发现，92%的桥本甲状腺炎患者存在维生素 D 的缺乏，而另一项 2013 年的研究则发现低水平的维生素 D 与甲状腺抗体水平升高和较差的疾病预后相关。

维生素 D 在免疫平衡、建立恢复能力以对抗诸如 EB 病毒造成的感染以及在维持肠道健康方面发挥着重要作用。科学家认为，由于维生素 D 水平不足，自身免疫性疾病更可能集中在远离赤道的区域——因为维生素 D 主要是人体皮下的 7-脱氢胆固醇在日光照射后转变形成的。

维生素 D 可以预防和调节自身免疫反应，而且我相信，其对先前曾有过 EB 病毒感染的人而言尤为重要（这种感染经常会触发桥本甲状腺炎并产生一种慢性低度感染），因为对抗这种病毒的 T 淋巴细胞是依赖于维生素 D 的。

维生素 D 在我的恢复过程中很有帮助，而且我发现，沐浴日光总是可以让我的客户和读者们感觉更好一些。此外，对报告感觉良好或者症状得到缓解的客户进行抽样调查发现，他们当中大多数人的维生素 D 水平处于最佳范围。

现有标准会推荐每日 400 IU 的摄取量，但是研究表明，这个剂量对大多数人来说是不足的。我通常会向患有桥本甲状腺炎的客户推荐每天服用 5000 IU 作为起始的参考量。但是，我也建议对维生素 D 水平进行监测，以确保每个人的摄入量

你的处方？一个海滩假期！

日光浴、安全日光浴床以及口服维生素 D_3 补剂是恢复体内维生素 D 水平的最佳方式。维生素 D 的次佳来源是野生三文鱼（每 100 克三文鱼含 806 IU 的维生素 D_3）和鳕鱼肝油（每茶匙含有 700 IU 的维生素 D_3）。但是，脂肪吸收不良的人可能无法从食物中正常吸收维生素 D。

维生素 D 的支持者们建议在正午时分，保持肌肤在没有涂抹防晒霜的状态下接受阳光照射 15 分钟。或许你可以在午餐时间出去散散步。如果你皮肤白皙，不习惯照射阳光，开始时可能无法忍受如此剂量的日晒，那你可能需要在服用维生素 D 补剂的同时逐步适应这个过程。注意不要让自己过度暴露在阳光下，以防晒伤。

但是，一些健康护理专家指出，在维生素 D 严重缺乏的情况下，要恢复足够的维生素 D 水平，你需要连续 7 天、每天在沙滩上照射 4~6 小时阳光！除非你有一个计划内的海滩假期（带上我不？），否则服用维生素 D_3 补剂就是你的最佳方法。

基础检测：铁蛋白、维生素 D 和维生素 B_{12}

许多被诊断为桥本甲状腺炎的人会呈现维生素 D、维生素 B_{12} 及铁蛋白（一种储铁蛋白质）水平偏低的症状。食用无反应性食物的营养密集型饮食通常可以解决这些物质的缺乏。但是，补剂可能在许多情况下都是必要的，尤其是在患者存在长期严重缺乏以及多种营养素缺乏的情况下。

我建议你向自己的医生要求安排铁蛋白、维生素 D 和维生素 B_{12} 的检测，然后依据检测结果进行有针对性的补充。对于维生素 D，有两种可用的检测方法：1, 25（OH）D 检测和 25（OH）D 检测。其中 25（OH）D（亦称为 25-羟基维生素 D）检测是优先选择。此外，在服用补剂时，你应当每 3~6 个月对这些营养元素进行检测，以确保你获得的补充是足够的而非过量的。请阅读第 9 章以获取更多关于实验室结果解读和正确补充补剂的信息。大多数的保险公司会对这些检测费用承保，但是如果你的医生不为你安排检测或者你的减免额度很高，你可以自己购买这些检测。请前往 www.thyroidpharmacist.com/action 查阅更多有关行动计划的信息。

处于最适范围内（60~80 ng/L 以保障最佳的甲状腺受体及免疫系统功能）。在某些情况下，医学工作者可能会使用高达 20000 IU 的剂量以达到治疗目标，但是我不建议你自己这样做，因为维生素 D 会在体内积累。

肠平衡补剂

全身性酶（见推荐品牌）：每天 3 次，每次 10 粒或 10 片，空腹服用

益生菌：以你的方式逐步达到目标剂量

L-谷氨酰胺粉剂：每天 3 次，每次 5 g

锌：每天 30 mg

N-乙酰半胱氨酸：每天 1800 mg

ω-3 脂肪酸：每天 1~4 g

维生素 D：每天 5000 IU

肠道平衡方案将帮助你克服菌群失调和一些肠道感染，但是如果你发现自己在完成此方案后仍然存在肠道症状，我建议你通过高级方案做进一步的调查。你可能会发现自己存在需要进行深度干预的肠道感染和其他触发因素。在你根除感染期间

以及随后的3~6个月内，你都应该继续执行基础的肠道平衡方案，以帮助你进一步封闭和治疗肠道。

后续步骤和困难

在你完成三项基础方案之后，务必再次回到第36页的甲状腺症状评估表测算得分。你注意到了什么变化和改善没有？

如果你同过去数年间与我合作过的80%的客户一样，那么你在完成基础方案之后将会感觉到显著的好转。但是，如果你在完成肝脏支持方案、肾上腺恢复方案和肠道平衡方案之后，仍然没有100%康复的感觉，抑或你的甲状腺抗体水平仍然很高，我建议你深入挖掘导致自身症状与病情的特定疾病根源和触发因素。这就是我在基础方案之后设计和安排高级治疗方案的原因。我的目标是帮助每一个人逆转症状，恢复健康。翻过这一页，去寻找你进一步挖掘疾病根源所需要的工具。

肠道健康的补剂概览

补剂类型	作用	推荐品牌	备注
甜菜碱盐酸胃蛋白酶	帮助消化含有蛋白质的食物	倍宜健康胶囊	与含有蛋白质的食物一起服用。不要与治疗溃疡和幽门螺杆菌感染的药物、非甾体类抗炎药、类固醇或质子泵抑制剂一起使用，如果在服用后产生灼烧感也不要使用此药
全身性酶和蛋白水解酶	降解循环免疫复合物、针对甲状腺腺体的抗体以及食物	组合酶产品、倍宜健康胶囊全身性酶复合制剂（Systemic Enzyme Complex）	可能会影响凝血实验。在进行任何手术前要停用2周时间
益生菌	平衡有益菌群	疾病根源药理学生物大孢子、克莱尔实验室、VSL#3、倍宜健康胶囊	不要在存在小肠细菌过度生长的情况下服用含有乳酸菌的益生菌
L-谷氨酰胺	每日3次，每次5 g，有助于治疗肠漏	倍宜健康胶囊（粉剂）	如果感觉过于焦躁不安的话，不要服用
吡啶甲酸锌	每日30 mg有助于维持肠道屏障	倍宜健康胶囊	随餐服用可能会造成铁、铜缺乏

（续表）

肠道健康的补剂概览			
补剂类型	作用	推荐品牌	备注
N-乙酰半胱氨酸	支持肝脏功能，破坏肠道病原微生物的细胞膜，维持谷胱甘肽的水平	倍宜健康胶囊、疾病根源药理学	随餐服用。空腹服用可能会造成不适
ω-3 脂肪酸	每日 1~4 g 可减少炎症反应并修复肠道	倍宜健康胶囊 EPA/DHA	如果服用后出现打嗝，可在服用前将其冷藏起来
维生素 D	维持免疫功能和肠道的完整性	倍宜健康胶囊 EPA/DHA	以每日 5000 IU 起始，然后基于实验室检测数值增加。由于可能会在体内积累，故应在开始补充后的 3~6 个月内进行检测

完整的基础方案

以下是关于完整的基础方案，以及每个方案包含的具体步骤的概述

关注点和时长	概述
肝脏支持方案（2 周）	概述：移除潜在的触发性食物，添加支持性食物，减少毒素暴露，支持解毒通路 饮食：疾病根源推广食谱，需移除谷蛋白、乳制品、大豆和糖 补剂：肝脏重置粉剂（Liver reset powder）、N-乙酰半胱氨酸、甲基化反应支持性补剂和镁 功效：总体上消除在毒素中的暴露，提高机体的解毒能力，减少身体的毒性负荷
肾上腺恢复方案（4 周）	概述：休息，减压，减少炎症反应，平衡血糖，补充营养并添加适应原 饮食：疾病根源原始饮食，需移除谷物 补剂：肾上腺适应原，B 族维生素，镁，硒，硫胺素，维生素 C 功效：使身体转入一种再生的过程，增加力量和韧性，使炎性激素再平衡

（续表）

完整的基础方案

以下是关于完整的基础方案，以及每个方案包含的具体步骤的概述

关注点和时长	概述
肠道平衡方案（6 周）	概述：移除反应性食物，补充酶类，平衡肠道菌群，滋养肠道 饮食：疾病根源自身免疫饮食，需移除肠道反应性食物，包括蛋类、茄属植物、种子和坚果 补剂：甜菜碱、L-谷氨酰胺、ω-3 脂肪酸、益生菌、全身性酶、维生素 D 和锌 功效：更新肠道细菌，恢复肠道微生物平衡，消除消化不良，降低自身免疫性表达

第7章

高级疾病根源评估

如果你读到了这里，你肯定已经熟悉了能够帮助你修补自身潜在漏洞的基础方案。很多人只是完成了基础方案就使其桥本甲状腺炎的相关症状得到了显著的缓解。如果你已经完成了这些方案，但自我感觉依旧不是很好的话，不要担心——帮助就在这里！我将指引你更为深入地调查疾病根源，帮助你优化接下来的治疗步骤。

这项调查包括仔细研究你的个人健康时间表，并弄清楚在你发生桥本甲状腺炎之前，我们能找到哪些潜在的风险因素。你需要尽力追忆自己的过往，以建立确切的个人总体健康史，并筛查出可能促使你发病的潜在事件或触发因素。一旦确定了致病因素，你必须将其解决才能获得完全的康复。

我设计了一系列的评估表，它们可以帮助你识别个性化的触发因素，并为实施接下来特异性的治疗方案优化治疗步骤。潜在的触发因素超过20种，在没有一个清晰指向的情况下对其进行医学测试会令人不知所措，并且这些测试价格不菲。我建议你不要走这条间接且令人沮丧的道路，而要完成本章中的评估表，让你的分数告诉你，应当优先选择哪种高级治疗方案。

不过，在这样做之前，让我们首先基于自身免疫反应，尤其是桥本甲状腺炎的背景，对什么是触发因素进行定义。

对触发因素及其于高级方案中的角色进行定义

我倾向于从抗原负载的角度考虑触发因素。抗原是可以引发免疫系统针对其生成相应抗体的物质，它可以是一种化合物、细菌、病毒或者花粉颗粒，也可以是毒素或细胞。当体内抗原过多时，免疫系统就会变得不堪重负，失去辨别自身和非自身物质的能力。当免疫系统攻击自体物质——或者说是机体本身而非抗原时——这就发生了自身免疫性疾病。

我在工作中发现，一些抗原组合经常充当桥本甲状腺炎的触发因素，它们可以是任何可能压迫身心、破坏肠道屏障或阻塞我们自身解毒通路的事物。对那些具有遗传倾向、易患桥本甲状腺炎的人群来说，公认的触发因素包括过量的碘摄入、硒缺乏、激素失衡、毒素以及使用某些特定类型的药物。科学研究同样表明，妊娠期、青春期和更年期的激素水平变化与桥本甲状腺炎的发作存在关联。

从适应生理学的观点来看，触发因素是能使我们的机体“认为”应当保存能量而非消耗能量的任何事物。

为了创建你的个人健康时间表，仔细回顾可能出现过的、所有的桥本甲状腺炎的潜在触发因素是件很重要的事情。当你看到这份潜在触发因素的列表时，你是否想起了任何自己遇到或经历过的内容？

□维 A 酸（痤疮药物）
□胺碘酮（心脏药物）
□细菌感染
□输血
□巨细胞病毒
□牙科 X 射线
□情绪压力
□ EB 病毒
□过量的碘摄入
□氟化物
□重金属
□幽门螺杆菌
□丙型肝炎病毒
□丙型肝炎治疗
□疱疹病毒
□人乳头瘤病毒疫苗
□干扰素和细胞因子类药物
□锂（用于治疗双相障碍的药物）
□莱姆病或蜱虫叮咬
□霉菌
□寄生虫
□牙周病
□妊娠
□辐射
□缺硒
□压力
□毒素暴露
□颈部创伤
□酪氨酸激酶抑制剂（用于癌症治疗的药物）
□病毒感染
□鞭打
□耶尔森菌

一旦确定了自身的触发因素，下一步就是正面去解决它们，以确保最佳的治疗效果。

在高级治疗方案中，你将会掌握应用药物、创新技术和自然疗法的艺术——一种优化甲状腺激素水平的重要艺术。为了方便大家治疗，我整理了四类最常见的触发因素：食物、压力、感染和毒素。我会针对每一种因素安排专门的讲解章节和独特的治疗方案。你应当从哪种特定方案开始，将取决于你完成高级疾病根源评估后的分数。

疾病根源评估

基于环境中的各种信号，当我们的身体收到一种发生自我破坏的信息时，桥本甲状腺炎就会发生。诸如营养素缺乏、食物敏感、毒素、压力、肠道渗透性改变和感染这样的因素，是导致甲状腺激素水平异常的根本原因。在极少数情况下，一个人可能只有一种疾病根源，但在大多数情况下，一个人会存在多重疾病根源。因此，一种全面的治疗方案对于康复是必要的。

在基础方案中，我们解决了多种营养素缺乏、食物敏感和肠道失衡的问题，帮助你的身体清除了毒素，并增强了你的身体抗压能力。不论你的疾病根源是什么，这些策略都有助于你的好转。

高级治疗方案将帮助你发现额外的触发因素。随着这些触发因素被一一解决，你会看到自身健康的改善！

有两种开始执行高级方案的方式。

- 你可以先执行基础方案，之后如果你的症状或免疫失衡仍然存在，再完成进一步的评估。这些评估将有助于你对自身特异的疾病根源和失衡状况进行深入的探索。
- 你可以在执行基础方案的过程中，完成下述评估和有关的高级治疗方案，以帮助你更快地恢复。

请完成下述评估量表并标出自己存在的症状。如果你存在一项或多项评估表中的症状，说明你需要做进一步的检测，并深入挖掘相关的高级方案的潜力。

甲状腺激素评估量表

标出你存在的症状

- □ 我的头发杂乱、稀疏或脱落
- □ 我的眉毛变得稀疏
- □ 我的面部浮肿
- □ 我存在记忆减退或脑雾症状
- □ 我感到悲伤或冷漠
- □ 我很疲劳
- □ 我几乎不出汗
- □ 我比一般人体温偏低
- □ 我的体重增加，且难以减轻体重
- □ 我存在关节疼痛的症状
- □ 我往往月经过多
- □ 我感到易怒、躁动或不安，并存在情绪波动
- □ 我存在心悸或心率过速症状
- □ 我不能耐受高温
- □ 我的经期时间短，或者月经量少
- □ 我正在经历无意识的体重下降
- □ 我承受着失眠的痛苦
- □ 我会过度流汗

甲状腺激素评估得分：

营养评估量表

标出你存在的症状

- □ 我执行素食主义饮食超过 6 个月
- □ 我执行严格素食主义饮食超过 3 个月
- □ 我食用加工或包装食品
- □ 我从未进行过营养咨询
- □ 我的伤口愈合缓慢
- □ 我一直贫血
- □ 我执行低脂饮食
- □ 我有多种奇怪的症状
- □ 我不能很好地沐浴日光，每天的日照时间无法达到 2 小时
- □ 我存在皮肤干燥、头皮屑或者发质干燥的症状
- □ 我每天食用的蔬菜少于 6 份
- □ 我对多种食物敏感
- □ 我的食谱非常有限

（续表）

营养评估量表

标出你存在的症状

☐ 我有厌食症、贪食症、暴饮暴食或健康食品痴迷症等饮食功能失调病史
☐ 我从未进行过食物敏感性检测
☐ 我存在多种自身免疫性疾病

营养评估得分：

创伤后应激评估量表

标出你存在的症状

☐ 我曾有过早失去亲人的经历
☐ 我在童年曾受过虐待或创伤
☐ 我在生活中感到被社会所孤立
☐ 我一直处于某种虐待关系中
☐ 我没有处于快乐或充实的人际关系中
☐ 我非常忧虑或感觉这个世界不安全
☐ 我承诺的太多并且难以拒绝他人
☐ 我一年中感到内疚或羞愧达 1 次以上
☐ 我没有可信任的朋友
☐ 我经常感觉沮丧，容易生气，抑或是不易原谅或忘掉一些事情
☐ 我经常扮演殉道士的角色或者感觉其他人正在占我便宜
☐ 我经常感到疲劳。每日的任务都难以完成，而且压力令我难以承受
☐ 我是一个夜猫子，或者我在早晨难以睡醒
☐ 我睡眠时间过长或不足，或者我在睡眠过后感觉不到精力充沛
☐ 我难以在团队中表达自己并进行发言，或者我往往感到羞涩
☐ 我没有时间玩耍，或者我没有一种创意性的宣泄方法或用于减压的兴趣爱好
☐ 我有低血压或者当我起床过快时会感觉头晕眼花
☐ 我有经前综合征（PMS）、月经不调、不孕不育或性欲下降的症状
☐ 我强烈渴望咸的食物（亦称“我刚吃了一整包薯片”综合征）
☐ 我要花很长时间才能从疾病中恢复，我的伤口愈合缓慢，而且锻炼和压力会使我感到精疲力竭

创伤性应激评估得分：

感染评估量表

标出你存在的症状

☐ 我曾得过一种神秘的疾病，并且之后再没有过同样的感觉

（续表）

感染评估量表

标出你存在的症状

- ☐ 我感染过 EB 病毒（传染性单核细胞增多症）、人乳头瘤病毒或巨细胞病毒
- ☐ 我存在鼻塞或鼻窦炎
- ☐ 我存在淋巴结肿胀或喉咙痛
- ☐ 我存在慢性低烧症状
- ☐ 我有肠易激综合征
- ☐ 我有反酸症状
- ☐ 我对 1 种以上的食物敏感
- ☐ 我有腹泻或胀气的症状，或者我的大便有恶臭
- ☐ 我缺乏铁蛋白、铁或维生素 B_{12}
- ☐ 我经历过食物中毒
- ☐ 我渴望酒精或甜食
- ☐ 我在刷牙时牙龈会出血
- ☐ 我有牙痛、牙龈萎缩或口臭
- ☐ 我每月有 1 次以上的便秘、腹泻、浮肿、消化不良、吸收不良或胃痉挛症状
- ☐ 我参加过野营，被蜱虫咬过，或者生活于莱姆病流行的区域
- ☐ 我的身体各处感到疼痛
- ☐ 我有荨麻疹、皮疹、过敏症或哮喘

感染评估得分：

毒素评估量表

标出你存在的症状

- ☐ 我有皮疹、粉刺和其他类型的皮肤反应
- ☐ 我对多种化学物质或气味敏感
- ☐ 我有或曾经使用过牙科汞合金（银色填充物）
- ☐ 我每年食用金枪鱼 20 次以上
- ☐ 我存在由运动或熬夜这种明显原因之外的因素造成的疲劳
- ☐ 我不能耐受酒精
- ☐ 我曾接触过大量诸如杀虫剂、化妆品、塑料制品或工业化学品这样的化学物质
- ☐ 我生活于一个存在霉菌的地方
- ☐ 我服用口服避孕药 1 年以上
- ☐ 我的身体曾出现过血块（女性可能出现在月经期间）
- ☐ 我曾在农场、牙科诊所、工厂工作过，或者当过油漆工
- ☐ 我在一个大都市中生活了 1 年以上
- ☐ 我很少流汗

（续表）

毒素评估量表
标出你存在的症状
□ 我有亚甲基四氢叶酸还原酶基因突变
□ 我有出生缺陷的家族史
□ 我有鼻窦炎
□ 我曾经执行素食主义饮食 3 个月以上
□ 我存在肢端刺痛
□ 我存在速脉症状
□ 我嘴里有一种金属味
毒素评估得分：

现在你已经识别出了自身潜在的疾病根源，是时候开始着手解决它们了！

第三部分

高级方案

第 8 章

优化甲状腺激素的治疗方案

你可以像大多数桥本甲状腺炎患者那样，从优化自身甲状腺激素水平中获益。在本章中，我会探讨五种可以帮助你优化甲状腺激素水平的独特策略：甲状腺激素处方药、低剂量的免疫调节药物纳曲酮、低剂量激光疗法、服用天然的甲状腺腺体和一些补充的芳香治疗方案。

在进入激素处方药这第一项方案之前，我想先说明一下目标设置问题，因为它与甲状腺激素类药物有关。这是由一些初次与我合作的客户提出的课题，他们希望避免服用药物或者寻求减少对甲状腺激素类药物的依赖。我告诉他们，尽管我认为这是一个合理的长期目标，但是对部分人来说，他们在短期内仍然需要使用甲状腺药物以优化其激素水平。甲状腺激素受体几乎存在于身体的每个细胞中，并对控制众多的身体功能有重要作用，包括我们的代谢功能（这对治疗很重要）。如果甲状腺激素水平没有得到适当的维持，你就是在冒险延迟甚至破坏自身的恢复过程。

甲状腺激素处方药

坚持使用甲状腺激素替代药物是获得病情好转的重要一步。如果使用得当，服用甲状腺激素类药物是减轻症状、限制针对甲状腺腺体的自身免疫攻击、缩小甲状腺肿的体积、降低甲状腺癌的风险，以及帮助你在致力于改善自身健康的过程中保持精力充沛、头脑清晰的最快捷、最有效的途径。

在我们解决导致自身免疫性甲状腺炎的问题时，甲状腺激素类药物具有极大的益处。我们知道，桥本甲状腺炎是一种进行性疾病，而且在许多情况下，甲状腺腺体已经出现了明显的损伤，所以药物是必需的。作为一名药剂师，我认识到药物在帮助患者克服桥本甲状腺炎方面是一种很好的工具，但是正如我的治疗方案中提到的，它们不应被认为是你唯一的武器。

如果你还没有服用甲状腺激素类药物，这部分内容将会帮你确定它们是否适合你。如果你已在服用甲状腺激素类药物，你可能会惊讶地发现自己没有得到最佳治疗，那么你会在这里获得与医生合作时优化药物使用方案所需的工具。坚持以正确的剂量和种类使用药物，并以正确的方式服用它，可以让你的身体状况得到巨大改善，尤其是在精力、体重、大脑功能和毛发外观等方面。

优化甲状腺激素类药物使用的 4 个“正确”

在甲状腺患者和他们的健康护理团队需要考虑的事情中，我将分享与药物有关的 4 件最常见的事，即优化甲状腺激素类药物使用的 4 个“正确”，其中包含针对各种场景的指南，以确保你可以找到使用甲状腺激素类药物的正确平衡点。

1. 正确的人：你适合使用甲状腺激素类药物吗？

你适合使用甲状腺激素类药物吗？这是一个首先需要解决的重要问题，因为我常常看到应该使用甲状腺激素类药物的患者被他们的医生拒绝给予治疗（有时候则是患者拒绝来自医生的治疗）。

如果你存在超过 2.0 μIU/ml 的促甲状腺激素水平、显著的甲状腺炎症状或者升高的甲状腺抗体水平，甲状腺激素类药物会对你有所帮助。

研究人员发现，服用外源性甲状腺激素可以减少甲状腺的炎症反应，降低甲状腺抗体水平，减轻甲状腺的症状，延缓疾病的发展。这是因为外源激素允许我们自身的甲状腺腺体下调内源激素的合成，这有利于减少总体的氧化应激反应，此种反应部分是在功能低下的甲状腺努力合成甲状腺激素时产生的。

如果你的促甲状腺激素较长时间处于较高水平，那不服用甲状腺激素类药物其实是有害的，并可能会阻碍你的恢复。有些人不愿意服用任何外来物质。但是，作为一名药剂师，我可以告诉你，甲状腺激素类药物不是一种外来物质——它们与身体自身合成的激素具有生物相似性。尽管部分药物由于能够控制我们身体内的化学信使而造成明显的副作用，但是大多数甲状腺激素类药物的副作用实际上是由不正确的甲状腺激素剂量导致的。不要把药物想象成无期徒刑的判决。你应当把它们视为有助于你获得好转的工具。在某些情况下，一旦你修复了体内造成甲状腺自身免疫破坏的“漏洞”，你就可以摆脱这些药物。

如果你存在甲状腺抗体水平升高、促甲状腺激素水平升高或者甲状腺症状的话，你可能需要与你的医生讨论一下甲状腺激素类药物的使用问题。当你在寻找导致自身疾病的根本原因时，没有必要承受病痛的折磨。

如果你患有阿狄森病、心血管疾病或者糖尿病，那你应当谨慎使用甲状腺激素类药物，因为它们可能会加剧这些疾病的症状。如果你服用安非他命或者其他兴奋剂类药物，我也建议你谨慎服用甲状腺激素类药物，因为前者与甲状腺激素存在相互作用。不论你当下正在服用何种药物，你都有必要咨询医生或药剂师，讨论药物间潜在的相互作用。

2. 正确的方式：你在以保证正确吸收的方式服用药物吗？

我见过很多患者，他们没有得到保障甲状腺激素类药物吸收的正确建议，这导致他们不能正确地服用药物。本节内容中的许多策略将依赖于你和医生之间的合作。不过，你完全可以自行负责正确服用药物，并确保药物被正确地吸收。

甲状腺激素的吸收发生在小肠的十二指肠和空肠部位，并可受到食物、饮料、药物、补剂、内源因素等多种因素的影响。我怀疑需要大剂量甲状腺激素类药物或者服用了相同剂量的药物，但甲状腺实验室检测结果却并不一致的患者存在药物吸收的问题。

以下是可能影响甲状腺激素正确吸收的部分因素。

- 胃酸
- 药物相互作用
- 食物
- 咖啡
- 肠道功能紊乱

让我们详细地分析一下每种影响因素。

甲状腺激素的吸收需要胃酸的存在，这就是为何吸收功能障碍会见于胃酸水平低下的患者（胃酸过少）以及不能生成胃酸的患者（胃酸缺乏）当中。

我的一些胃酸水平偏低的客户和读者发现，用 8 oz（236.6 ml）的热柠檬水（其中含有 1 个柠檬的果汁）或 8 oz（236.6 ml）的苹果醋水（其中含有 1 茶匙苹果醋）送服甲状腺激素类药物有利于产生足够的酸度以促进甲状腺激素的吸收。（基础肠道平衡方案和用于解决感染的高级治疗方案对胃酸水平低下的疾病根源进行了更为深入的探讨。）

药物的相互作用同样对甲状腺激素的吸收存在影响。抗酸剂、质子泵抑制剂、钙、镁、铝和铁也会抑制胃酸生成，进而阻碍甲状腺激素的吸收。我通常会建议患者，服用这些药剂与服用甲状腺激素类药物之间至少要间隔 4 个小时。其他的大多数补剂和药物应当在服用甲状腺激素类药物之后的 30~60 分钟服用。

如果你当下正在服用抑酸药物治疗反酸，我建议你与医生重新对这些药物的使用进行评估。抑酸药物会加剧低胃酸症状，而低胃酸在桥本甲状腺炎患者中也很常见，并且其症状与反酸是相同的。如果你正在服用任何类型的质子泵抑制剂药物，请注意逐渐减少这些药物的用量，以防症状出现反复。

食物也会妨碍甲状腺激素的吸收，这就是我始终建议空腹服用甲状腺激素类药物的原因。一个拥有正常消化功能的人可以在早餐前的 15~30 分钟这个时间段服用甲状腺激素类药物，这样可以很好地将药物吸收，但是有些人可能需要在服用甲状腺激素类药物后将早餐时间至少推迟 60 分钟才能保证甲状腺激素的正常吸收。一项研究发现，为了保证甲状腺激素能够被正常吸收，有些人需要等待足足 5 个小时才可以吃早餐。如果你发现自己的甲状腺实验室检测结果全部有所升高，或者你需要的药物剂量越来越高，这些都可能暗示，你需要在服药和进食之间间隔更长的时间。

我建议你把甲状腺激素类药物存放在床头（放在儿童和宠物接触不到的地方），睡醒之后立刻服用，然后等待至少 30 分钟再吃饭。其他可供选择的给药策略包括睡前服药或者每日 2 次（通常是早晨和下午）服药，而且这对一些人而言更为有效。在这种情况下，建议在进食前 1 小时或者进食后 2 小时服用药物。

咖啡与甲状腺激素类药物一起服用会显著地改变甚至阻止药物的吸收。意大利的研究者发现，喜欢喝浓咖啡的患者不能正常地吸收甲状腺药物。一个在服用甲状腺激素类药物后的 10 分钟内饮用了一杯浓咖啡的患者，其促甲状腺激素水平持续升高，达到 13~18 μIU/ml 的水平。但如果他在用 1 整杯水送服药物后等待 1 小时再饮用咖啡，尽管服用的药物剂量相同，但这种细微的调整使他的促甲状腺激素检测结果在长达 15 个月的时间内保持在了 0.03~0.1 μIU/ml 的低位水平！这就是为何我建议大多数患者在服用甲状腺激素类药物之后，等待 30~60 分钟再饮用咖啡。

有趣的是，另外一组意大利研究人员发现了一种专门配制的甲状腺激素类药物，并称之为泰罗圣（Tirosint），其可承受咖啡的影响。泰罗圣是左旋甲状腺素的一种胶囊制剂，即便是在同质子泵抑制剂和咖啡一并服用时也可被充分吸收。你应该感谢热爱浓咖啡的意大利人完成的这项研究，对吧？

最后，肠道问题，包括乳糜泻、乳糖不耐、萎缩性胃炎、炎性肠病和幽门螺杆菌或寄生虫感染在内，可以干扰甲状腺药物的吸收。但愿，你已经做出的营养改变可以帮助你正常吸收药物，并消除肠道症状。如果在完成基础方案之后，你仍然存在食物不耐受、肠易激或者甲状腺抗体水平升高的症状，那么你可能存在肠道感染。请参阅第 11 章以获取进一步的指导。

3. 正确的药物：你正在服用正确类型的药物吗？

我见过很多患者服用对其身体效果不佳的药物，产生的结果自然也不会理想。人工合成的甲状腺激素，通常被称为左旋甲状腺素，是最常用的甲状腺激素类药物。但这显然并非唯一可用的甲状腺激素类药物类型。我在这里列举了 3 种类型的药物，可用于治疗甲状腺功能低下。

- **左旋甲状腺素**（Levothyroxine）：这是一种含有 T4 的药物，常见品牌包括合成甲状腺、莱沃克斯、泰罗圣、优甲乐（Euthyrox，欧盟品牌）、昂特欣锭（Eltroxin，加拿大品牌）以及奥克森（Oroxine）或优特信（Eutroxsig，澳大利亚品牌）。这些品牌的产品含有活性较低但更长效的 T4 激素。T4 分子被认为是一种激素前体，因为它需要被转化为更具生理活性的 T3 甲状腺激素。T3 有时候被称为我们的“行动”激素，因为它会告诉身体增强代谢、生出毛发，并产生更多的能量。T4 向 T3 的转化会受到诸多因素的影响，包括压力、营养缺乏以及肝脏和肠道功能的不足。
- **碘塞罗宁**（Liothyronine）：含有碘塞罗宁的 T3 药物包括塞罗宁和合成 T3（Compounded T3）等品牌。这些产品可提供具有活性但作用时间短暂的 T3 激素。一般不推荐使用这些药物作为甲状腺功能减退症的唯一疗法，因为它们较短的半衰期可能会让患者的甲状腺激素水平剧烈起伏。但是，它们可以在只服用 T4 药物的情况下作为附加药物使用。
- **T4/T3 复合药物**（T4/T3 Combination Medications）：T4/T3 复合药物包含两种主要的甲状腺激素，其比例与我们体内两种激素的比例相同。甲状腺盔甲、天然甲状腺和 WP 甲状腺等品牌的产品被称为天然脱水甲状腺（有时也被称为脱水甲状腺提取物，或 DTE)，是以猪的甲状腺腺体为原料提取的。天然脱水甲状腺激素也含有 T1 和 T2 形式的甲状腺激素，它们也具有一定的生理活性。合成型的 T4/T3 药物也可以使用。

在探讨药物治疗的话题之前，我已经帮助你减轻了压力、解决了营养缺乏的问题，并对你的肠道与肝脏固本培元，使其正常功能得到了恢复，这样的流程安排绝非偶然。你采取的一切恢复身体功能的行动应当已经提高了体内 T4 向 T3 的转化能力，但是如果你在服用了含有 T4 的药物后仍然感觉不适，并存在甲状腺功能减退的症状，你需要同医生讨论，更换一种配方中已经含有预先转化为 T3 形式甲状腺激素的药物。

荷兰内分泌学专家、顶尖的甲状腺研究学者维尔马尔·威尔森加（Wilmar Wiersinga）医生指出，一些患者可能存在遗传缺陷，从而不能正确地激活和转运甲状腺激素，他们可能从 T4/T3 药物的联合治疗中获益，而那些促甲状腺激素水平正常但持续存在甲状腺炎症状的患者，也可能从其药物治疗方案里添加的 T3 成分中获益（不管是向 T4 药物方案中添加 T3，还是通过服用 T4/T3 联合药物）。

尽管只含有 T4 或 T3 的药物有其自身的价值，但是我发现，我的大多数客户在服用同时含有 T4 和 T3 的复合药物时感觉最好，例如 WP 甲状腺、甲状腺盔甲、天然甲状腺、合成型的 T4/T3 药物以及一种左旋甲状腺素与碘塞罗宁的复合药物。当然，我的经验也会存在偏差，因为大多数向我求助的患者通常只是在使用单纯的 T4 药物时效果不佳。那些单独使用 T4 药物并取得良好效果的患者不大可能向我寻求帮助！

服用甲状腺激素类药物时需要考虑的另一件事情是患者对填充物的反应，比如甲状腺盔甲中的玉米、塞罗宁中的谷蛋白、泰罗圣和合成型药物之外的大多数甲状腺激素类药物中含有的乳酸或者其他成分。首选的低致敏性产品包括泰罗圣、WP 甲状腺和合成型 T4/T3 药物等。

尽管在不同的甲状腺药物品牌之间进行切换有时候是必要的，但这意味着一个之前使用某种品牌的药物已经处于稳定剂量阶段的患者，在换用新品牌的药物后他需要的剂量可能会比之前更高或更低。在更换药物或改变剂量 4~6 周后，你需要重新对甲状腺进行测试，以确保新的药物剂量是合适的。

疾病根源研究角：问卷调查

一份超过两千名疾病根源读者的问卷调查，给出了哪些药物可使其感觉更好或更糟的结果。

请用这些结果指导你的治疗计划，但也要记住：你是一个个体而非统计数据。只是因为大多数人应用一种特定药物获得了好转，并不能意味着这将会是你的理想药物。

疾病根源药物调查问卷

药物	报告感觉好转的百分比	报告感觉更糟的百分比	无差异的百分比
甲状腺盔甲	59.0	18.5	22.5
天然甲状腺	56.5	11.0	32.5
合成型 T4/T3	55.0	11.5	33.5
塞罗宁	52.0	12.0	36.0
合成甲状腺	43.0	31.0	26.0
泰罗圣	26.0	8.0	66.0
莱沃克斯	25.0	25.0	50.0

对药物的偏见

我实话对你讲——并非许多接受传统培训的医生甚至于内分泌学专家会愿意开具含有 T3 的药物。尽管研究表明，患者倾向于使用含有 T3 的药物，它也确实能显著地改善症状——比如情绪好转、精力更充沛、毛发生长加快和体重减轻——但事实是，含有 T3 的药物，尤其是天然脱水甲状腺提取物，历史悠久且较为复杂。

在过去的岁月中，不存在甲状腺疾病的超重患者会被开具 T3 与安非他命的混合药物，用以快速减轻体重，这是非常危险的。现在的很多执业医师都曾亲眼见过这种危险的做法，所以他们对使用这种药物心有余悸。另外，天然脱水甲状腺提取物已经显示出在不同批次间存在剂量差异。这种差异是由制造商通过碘含量测算甲状腺激素含量所导致的（碘含量是多变的并且不一定与药物剂量有关）。但是，当前的天然脱水甲状腺提取物制造商已经使用 T4 和 T3 的实际含量来规范剂量。天然甲状腺和 WP 甲状腺产品的制造商——RLC 实验室在其网页上宣称，天然甲状腺产品从未因 T4 和 T3 激素含量不一致而被召回。

传统西医不愿改用其他药物的另一个原因是受到制药企业的影响。作为一名前任的医药销售代表，我可以告诉你，制药公司很精明地利用其营销资金影响了医生开具处方的习惯。尽管这个产业现在已经变得更加正规，但是在过去，大多数的医学教育资源都直接来自医药公司，这些企业为了既得利益都致力于推销自家的产品。由于 T3 和天然脱水甲状腺提取物长期以来没有申请专利保护，而合成甲状腺品牌则多年以来保持了一种独有的生物等效性地位，大多数医生在左旋甲状腺素药物制造商的直接或间接影响下接受了这种对甲状腺激素类药物的认识。我在药学院时了解到合成甲状腺品牌的产品是标准的治疗药物，而天然脱水甲状腺提取物则是不可靠的。当我从药学院毕业后，我自己在用含有 T3 的药物时感觉并不舒服，而且大多数医生对开具标准治疗药物之外的药品是反感的。

医生对 T3 或 T4/T3 联合药物的厌恶是可以理解的，因为其不当应用的历史、不稳定的剂量以及医生所接受的存在偏见的教育内容。大多数医生是真的关心你的安全，并且希望患者能做到最好。公平地讲，你不应当要求或期盼医生做他们不熟悉或者没有经验的事情。所以，你同一名已经了解如何安全、有效地使用含 T3 药物的医生进行合作是最为可行的。作为一名患者，你有权利寻求不同的选择。

因为每种甲状腺激素配方中的激素剂量都不相同，所以我创建了一张甲状腺激素的换算表，用以在不同甲状腺激素配方间切换时，指导你确定大致的使用剂量。你可以从 www.thyroidpharmacist.com/action 网址中下载这份换算表。

同样，我要针对网络药物对你进行提醒。我强烈建议你避免在网络上订购药物，因为它们可能是假冒的和不安全的产品。选购药物是一件严肃的事情，你需要对基于实验室检测结果的治疗过程进行监管！

归根结底，这里有多种甲状腺激素治疗方案供选择。每个人都应当与一位开明的医生合作，以找到对他们最为有效的甲状腺激素类药物。使用甲状腺激素类药物应当针对患者的情况实施个性化的治疗方案。

4. 正确的剂量：你服用的剂量正确吗？

甲状腺激素是一种“金发姑娘”（童话故事《金发姑娘和三只熊》中的小女孩）般的激素，这意味着药物剂量必须“恰到好处”才能让我们感觉最佳。经常出现的情况是，患者服用的甲状腺激素类药物剂量不足，而在部分情况下，又存在药物剂量过高的问题。

这两种情况都会导致有害的症状出现。

“低剂量起始，缓慢加量”是一句经典的药剂师格言，在使用甲状腺激素类药物时我同样推荐这种方式。通常患者会使用低剂量的甲状腺激素类药物开始治疗，然后逐渐增加剂量，以使促甲状腺激素、游离 T4 和游离 T3 的水平正常化。这样做能够避免激素水平的剧烈变化对身体的冲击，并有利于确定所需的适当剂量。

在患者开始按照起始剂量服用激素药物之后，应于 4~6 周内重新检测甲状腺功能，并依据检测结果相应调整使用剂量。这种常规的测试–调整循环应当持续进行，直到患者的实验室检测结果和症状都不再显示甲状腺功能障碍。

虽然大多数医生知道激素的使用要从低剂量开始，但他们提供的剂量通常没有进行优化。许多患者的给药剂量不足，只有给予他们足够剂量的甲状腺激素类药物，才能使他们从明显的甲状腺功能不足状态转变为轻微的甲状腺功能减退症状。这是许多人服用药物但仍然存在症状的另一个原因！

尽管数字并不代表最后的效果，但我的大多数读者和客户报告称，在促甲状腺激素处于 0.5~2 μIU/ml 之间，以及游离的 T3 和游离的 T4 处于参考范围的上半部分时，他们感觉最为良好。

另外，高达 10 μIU/ml 的促甲状腺激素水平可能会被某些临床医生认为是正常的。这就是我始终建议你复制一份实验室检测结果的原因——不要只相信医生说的话——并自己进行深入的探索。

正如我们在第 2 章中所讨论的，最初对促甲状腺激素的“正常”范围进行设定时，研究者们无意间将老年患者和其他存在甲状腺功能损伤的患者计算在内了，结果导致参考范围过于宽松。因而，许多甲状腺激素分泌不足的患者会被告知，其甲状腺检测结果是正常的，尽管实际上它们并不正常。要记住，参考范围可能并不适用于每一个人，你应该同时顾及自身的症状和实验室检测的结果，这是一件非常重要的事情。

甲状腺药物的总结

品牌名称（通用名称）	描述
甲状腺盔甲、天然甲状腺、WP 甲状腺和无损甲状腺（No Problem Thyroid，简称 NP Thyroid）	来自脱水的猪甲状腺腺体，是 T4/T3 联合药物。药物中 T4 与 T3 的比例为 4:1，模拟了体内 80% T4 与 20% T3 的比例关系。产品中可能会含有甲状腺过氧化物酶抗体和甲状腺球蛋白抗体，会在某种程度上使体内的自身免疫攻击持续存在。WP 甲状腺具有低致敏性
专业甲状腺（Proloid）（甲状腺球蛋白）	部分提纯的猪甲状腺球蛋白，其中 T4 与 T3 的比例为 2.5:1
合成甲状腺、甲状腺左旋（Levothyroid）、莱沃克斯、甲状腺标签（Thyro-Tabs）、统一甲状腺（Unithroid）（左旋甲状腺素）	人工合成的 T4。产品之间的吸收特性不同。不应在品牌和仿制药之间来回切换
塞罗宁	人工合成的 T3
复合甲状腺素（Liotrix）（三碘合剂）	T4 与 T3 的比例为 4:1 的人工合成药物。在本书写作期间该产品尚处于未发售状态
复合甲状腺激素类药物	拥有独特的 T4、T3 比例和由专业复合药剂师配制的非致敏性填充剂。可以被配制为速释型或者缓释型药物。缓释型药物可能更难以吸收
泰罗圣（左旋甲状腺素）	T4 的新型液体胶囊剂，只含有甘油、明胶和水作为填充剂。能够更好地吸收，且具有低致敏性。受到咖啡或质子泵抑制剂干扰的可能性更小

第二方案

如果因甲状腺疾病治疗不到位，你持续承受着相关症状的折磨，你需要向一位精通各种甲状腺激素药物处方（不只是左旋甲状腺素）的医生寻求第二意见。我推荐你以我的网站上提供的医疗从业人员数据库为起点，寻找一位新的医生，你也可以同一位本地的复合药剂师合作（参见我的网站中关于复合药房的数据库），看他们能否为你推荐一个当地最富学识的甲状腺医生。你可能会感到惊讶，因为甲状腺社群中最受欢迎的医生可能并不是内分泌学专家！

在进行预约之前，建议你先通过电话与医生交谈，以确定他们是否具有各种甲状腺激素类药物的使用经验。你可以询问工作人员，这位医生是否开过甲状腺盔甲、天然甲状腺、WP 甲状腺、复合甲状腺药物、泰罗圣或者塞罗宁等甲状腺激素类药物。

请前往 www.thyroidpharmacist.com/action 以访问医疗从业人员数据库和复合药房数据库。

疾病根源的思索：掌管你的自身健康！

就我个人而言，我依然保留着自己一份显示数值为 4.5 μIU/ml 的促甲状腺激素检测结果副件，其上的医生说明这样写道："你的甲状腺功能正常。无须进行任何处理。"但在当时，7 月中旬的南加州，我会穿毛衣，每晚睡 12 个小时以上！在我自己的健康问题上，我错误地相信了另一个人，并因此丧失了 1 年的优质生活。我不能追寻自己的热情，取而代之的是每天下班回家后感到疲惫不堪。我不想让你也犯和我同样的错误。

我鼓励你努力掌管自身的健康。尽可能地了解自己的病情。每次都要获得 1 份你的实验室检测结果的副本。不要害怕告诉你的医生，现在的治疗让你感觉不舒服，你要坚持要求获得更好的治疗。有许多其他的可以为你提供所需治疗的医生，所以你不要害怕寻求第二方案。

今天你会怎样掌管自身的健康呢?

当然，获得你的实验室检测结果和理解其内容是两回事。我始终鼓励我的客户要精于解读这些实验室检测结果。尽管可以做许多甲状腺实验室检测，但是为了优化甲状腺激素类药物的使用，需要重点关注三个最重要的实验室检测项目，它们是促甲状腺激素、游离 T3 和游离 T4。反 T3 检测也可用于确定一个人是否能从更多的 T3 中获益。你可以使用下面的提示作为解读实验室检测结果的通用准则。

- 如果促甲状腺激素低于 0.3 μIU/ml，伴有或不伴有超出参考范围上限的游离 T3 或游离 T4，很可能表明你所用的药物剂量过高。
- 如果促甲状腺激素高于 2 μIU/ml，伴或不伴有低于参考范围下限的游离 T3 或游离 T4，很可能表明你所用的药物剂量不足。
- 相反，如果促甲状腺激素低于 0.3 μIU/ml，伴有低于参考范围下限的游离 T3 或游离 T4，很可能表明甲状腺与脑垂体之间的联络中断。

- 当游离 T3 低于参考范围的下限或处于参考范围的下限附近，而游离 T4 高于参考范围的上限或处于参考范围的上半部分的最佳区域时，表明由于转化功能的损伤，患者可以从 T4/T3 联合药物中获益。
- 当致力于减少压力，消除其他可能导致反 T3 水平升高的触发因素时，反 T3 的升高表明患者可能从更高的 T3 给药剂量中获益。

关于实验室检测结果需要注意：甲状腺盔甲、合成型的 T4/T3、三碘合剂（Thyrolar）和塞罗宁等含有 T3 的甲状腺激素类药物可能会影响对甲状腺功能检测结果的正确解读，使患者在使用准确的药物剂量时会产生药物剂量过量的错觉。对甲状腺功能进行检测应当安排在每日服药之前。因为这些药物通常是在早晨服用，所以人们应当将服药时间推迟到完成血液检测之后。

要记住，使每个人的感觉达到最佳的给药水平是不同的。你的甲状腺处于最佳状态时的参数与你母亲的对应参数是不同的，同样，你母亲的甲状腺参数与邻居的对应参数也是不同的。这就是在服用甲状腺激素类药物的同时，对你的甲状腺症状进行追踪，以确定对你来说最佳给药剂量的重要原因。

一些医生可能会固执己见，而且正如他们不愿为你更换药物一样，他们可能也不愿对你的服药剂量进行调整。他们可能在面对促甲状腺激素水平低于 10 μIU/ml 的患者时非常小心翼翼。同样，在这种情况下，你要自己决定，是否需要寻求第二选择。

疾病根源研究角：对 2232 名桥本甲状腺炎患者的问卷调查结果

提问：让你感觉最为良好的最佳促甲状腺激素水平是多少？

疾病根源促甲状腺激素问卷调查

TSH 范围	报告感觉更好的百分比	报告感觉更糟恶化的百分比	无差异的百分比
1 μIU/ml 以下	70	12	18
1~2 μIU/ml	57	20	23
2 μIU/ml 以上	10	67	23

关于药物剂量过高的警告

用药剂量并非越高越好！用药剂量过高会导致甲状腺功能亢进，这是非常危险的，因为甲亢会导致骨质疏松、焦虑和心脏问题。我们已经讨论过了治疗不足的相关问题。

请通过下面的评估量表来确定，你没有产生任何用药过量或治疗不足的症状。如果你正在经历其中的一种的症状，你需要同你的医生谈谈，对你的甲状腺功能进行检测。

我希望通过落实优化甲状腺激素类药物使用的四个“正确”，你可以看到你的头发、精力和代谢功能得到改善，任何其他的残留症状会进一步减轻或消除。

如果在调整药物方面你仍然需要帮助，那么你或许可以从非传统的药物方案中获益。关于甲状腺激素类药物，有专门的著作可供参阅。实际上，我还有一本名为《优化甲状腺激素类药物的使用》（*Optimizing Thyroid Medications*）的小册子，我在其中对各种类型的甲状腺激素类药物、药物治疗方案、药物滴定（定量）、甲状腺药物敏感性、填充剂、案例研究及更多内容进行了深入探讨。你可以在 www.thyroidpharmacist.com/action 网站上下载免费的电子书副本，并获取其他有用工具。

治疗不足或用药过量评估表

标记出你存在的症状

治疗不足的症状	**用药过量的症状**
☐ 冷漠	☐ 躁动
☐ 脑雾	☐ 过量出汗
☐ 畏寒	☐ 畏热
☐ 眉毛稀疏 / 脱落	☐ 失眠
☐ 疲劳	☐ 易怒
☐ 脱发	☐ 情绪波动
☐ 月经过多	☐ 心悸
☐ 关节疼痛	☐ 心率快
☐面部浮肿	☐烦躁不安
☐悲伤	☐月经过少
☐毛发打结	☐体重减轻
☐体重增加	

长期考虑：药物和甲状腺再生

除了通过处方药帮助平衡激素，本章也会分享可以促进甲状腺组织再生的方法，包括低剂量激光疗法、服用天然腺体制品和互补性芳香治疗方案。

大多数来自传统西医体系的医生和内分泌专家会说，在桥本甲状腺炎中，甲状腺功能的减退是不可逆的，并且会以甲状腺细胞完全被损坏结束，导致患者需要终生依赖甲状腺激素类药物。在这种情况下，桥本甲状腺炎会变成一种慢性疾病，而治疗则依赖于持续地拜访医生、实验室监控和每日用药这种传统的西方医疗体系。随着甲状腺组织的损伤加剧，沿着这条路所能见到的唯一变化就是需要逐渐增加的用药剂量。

但是，这种认识是不正确的！据报道，20%的桥本甲状腺炎患者出现了甲状腺功能的自发性恢复。这些人甚至在停止甲状腺激素类药物的替代治疗之后恢复了正常的甲状腺功能。研究表明，一旦自身免疫攻击停止，损伤的甲状腺有能力进行再生。甲状腺超声的结果会告诉你，甲状腺组织已经再生并恢复了正常功能，而且患者的甲状腺过氧化物酶抗体检测不再呈现阳性。

生活方式的干预也可以减少甲状腺过氧化物酶抗体，逆转甲状腺功能减退及桥本甲状腺炎的症状，并能预防其他的疾病——而且它们可以使大多数患者病情好转。当自身免疫攻击停止、甲状腺腺体能够再生时，一些人可以减少和消除对甲状腺激素类药物的依赖。成人患者的甲状腺腺体再生经常会被忽略，因为他们被认定会终生存在甲状腺功能减退症状，并且在最初的诊断之后通常不会再次进行抗体和超声检测。

尽管存在20%的自发性恢复率，但是大多数医生仍会告诉他们的患者要终身服用甲状腺激素类药物。或许是因为相较于进行测试并尝试逐渐削减药量来说，让患者终生服药更易于操作，也更廉价吧。

随着患者的身体开始恢复，他们对甲状腺激素类药物的吸收量增加，抑或是随着甲状腺组织的再生，患者自身合成了更多的内源激素，一些人会表现为甲状腺功能亢进。患者心跳加速和促甲状腺激素水平的下降会鼓励大多数医生降低甲状腺激素类药物的使用剂量。

在其他情况下，即使是在甲状腺腺体通过再生得到了恢复，能够合成足量的甲状腺激素而无须补充外源激素时，由于激素的反馈作用，药物仍然会发挥其生理作用，并关闭内源激素的合成功能，因为外源激素已经足够维持循环的需要。这些人的甲状腺功能恢复情况会变得更加难以捕捉。医生可以检查甲状腺抗体的水平，并通过甲状腺超声来察看甲状腺组织的正常化情况。如果甲状腺的超声检查结果显示正常，并且抗体水平处于缓解范围内，患者可以尝试缓慢减少甲状腺激素类药物的使用剂量。

除了进行超声和甲状腺过氧化物酶抗体的检查，还可以通过给予患者促甲状腺激素释放激素（Thyrotropin-releasing Hormone，简称 TRH）完成另一项检测。如果甲状腺功能已经恢复，那么 T3 和 T4 的水平会升高。尽管这项检测是确定患者能否安全脱离甲状腺药物的最佳方式，但却很少在实践中应用。纽约的拉斐尔·凯尔曼（Raphael Kellman）医生是一位杰出的功能医学医生，也是懂得运用这项检测的少数医生之一。

对那些已经服用外源甲状腺激素类药物的患者来说，绝不能突然停止用药，这一点很重要。突然停药会导致严重的甲状腺功能减退症状，并引发促甲状腺激素的迅速升高，进而造成更严重的甲状腺损伤。逐渐减少药物的使用剂量是必要的，并且患者必须在医生的监督下进行。

恢复甲状腺功能

虽然随着症状的缓解，受损的甲状腺有能力进行再生这是事实，但是甲状腺腺体再生的速率会因人而异。此外，桥本甲状腺炎症状的缓解通常被认为是甲状腺组织再生的先决条件，但并非每个症状得到缓解的患者都会出现自发的甲状腺组织再生的情况。

因此，即使做好了一切准备，也并非每个人都能够减少甚至摆脱对甲状腺激素类药物的依赖。另一点可以理解的是，那些甲状腺已经完全切除的患者是无法使甲状腺组织再生的。一般来说，患者患病的时间越久，甲状腺遭受的损伤越严重，甲状腺组织的再生就会越困难。

当谈到加速甲状腺组织再生时，我的客户们汇报了 4 种完全不同的干预措施产生的结果。这些措施包括使用免疫调节药物纳曲酮、低剂量激光疗法、服用天然腺体制品和互补性芳香治疗方案。接下来，让我们详细分析每一种措施。

低剂量纳曲酮（LDN）

如果我没有探讨低剂量纳曲酮的使用，这本关于桥本甲状腺炎的书籍就是不完整的。

纳曲酮是美国食品药品监督管理局批准的、用于阿片类药物戒断的药物，每天的使用剂量为 50 mg。可喜的是，研究发现低剂量的该药物可以调节免疫系统，而且在治疗自身免疫性疾病——包括克罗恩病、多发性硬化症和桥本甲状腺炎，以及其他免疫系统相关疾病，比如癌症和艾滋病——方面显示出了有效性。

通常推荐每天晚上睡觉前服用 1.5~4.5 mg 的纳曲酮。有报告称，这种药物是通过增加内源性内啡肽的合成、减少炎症反应、促进 DNA 合成以及减缓胃肠道蠕动、促进身体恢复等方式增强免疫功能的。

根据肯特·霍尔特夫（Kent Holtorf）博士的介绍，纳曲酮可以促进甲状腺激素向细胞内的转运、提高 T4 向 T3 的转化并减少 T4 向 T3 的反向转化。

我的客户和读者报告称，随着纳曲酮的使用，其甲状腺症状减轻或消除，甲状腺抗体水平下降（有些患者的抗体在数月之内就从高达 1000 IU/ml 降至了小于 35 IU/ml 的范围），甲状腺激素中游离 T3 的水平提高，并且在某些情况下甲状腺药物的用量减少。

纳曲酮不会对每个人都起作用，应当将其与其他功能医学治疗方案结合起来以获得最佳效果。在我的调查中，尝试了纳曲酮的桥本甲状腺炎患者中有 38%的人报告称感觉到了好转，而看到成效的人也取得了一些惊人的成果——将近 50%的患者甲状腺抗体水平下降，61%的患者情绪得到改善，66%的患者精力更加充沛，40%的患者减轻了疼痛。

一名读者写道："低剂量的纳曲酮让我的生活变得更加美好。如果没有在治疗方案中加入它，我不仅要面对桥本甲状腺炎的问题，而且还会处在神经疼痛和无法控制的过敏症状的痛苦之中。"

因为纳曲酮可以引发自身免疫反应快速下降，所以患有桥本甲状腺炎并服用甲状腺激素类药物的患者报告称，存在甲状腺功能亢进的患者需要降低甲状腺激素类药物的用量。对桥本甲状腺炎患者来说，纳曲酮的推荐起始剂量是每天 0.5 mg，并以 0.5 mg 的增幅定期增加药量，直至达到 3.0~4.5 mg 的目标剂量。

这种药物只能作为处方药使用，并可以由特殊的专业复合药房调配成较低的剂量。幸运的是，即使没有被纳入医保中，这种药物也能以仿制药品的形式取得，而且价格实惠，通常每月的花费在 15~40 美元。

最重要的是，与其他药物相比，纳曲酮的副作用极小。最常见的副作用是逼真的梦境，但其通常很短暂。

对于正在寻求降低甲状腺激素类药物剂量、患有多种自身免疫性疾病、经历多种症状、存在高水平甲状腺抗体或者疾病根源难以确定的患者，我推荐使用纳曲酮。

低剂量激光疗法（LLLT）

低剂量激光疗法是一种经过临床研究的桥本甲状腺炎治疗方法，可促使甲状腺组织再生并减少甲状腺自身免疫反应，恢复甲状腺的功能！尽管大多数身体器官无法接受激光治疗，但是甲状腺腺体距离皮肤表面足够近，所以激光可以穿透它。此外，这种疗法无痛、无创、成本低、风险低，因为它并不使用电离辐射。

在一些研究展开期间，巴西的研究者在患有桥本甲状腺炎并接受左旋甲状腺素治疗的患者身上进行了低剂量激光疗法的测试。患者的甲状腺腺体连续接受 10 次（每周 2 次，连续 5 周）低剂量激光疗法（波长 830 nm，输出功率 50 nW）治疗。在进行低剂量激光疗法治疗的 30 天后，超声检查开始显示出甲状腺结构的改善。甲状腺抗体水平在经低剂量激光疗法治疗后的 2 个月内开始下降，甲状腺功能持续得到改善，并在治疗后的第 10 个月达到峰值。

所有患者都能够减少左旋甲状腺素的使用剂量，而且几乎有一半（47%）患者在完成治疗 9 个月后不再需要左旋甲状腺素！患者平均的左旋甲状腺素剂量从 96+/-22 μg/d 降至了 38+/-23 μg/d。

总的来说，95%的实验组患者在接受治疗后甲状腺的损伤减轻，攻击性的白细胞减少。此外，那些甲状腺腺体肿大或缩小的患者也看到他们的甲状腺体积开始恢复正常，并且其中 43%的患者的甲状腺完全恢复了正常！因此，这种治疗也可以减少甲状腺中的自身免疫反应、降低甲状腺抗体水平、减小甲状腺肿体积，甚至可以使萎缩的甲状腺腺体恢复正常！

研究人员指出，治疗作用可能不会永远持续下去——患者或许需要定期进行维持性的治疗。不过，当与可以移除触发因素的疾病根源分析方法一并使用时，这种疗法可以使部分人产生桥本甲状腺炎的功能性治愈。

请注意，这种疗法尚未在服用皮质醇这类免疫抑制剂的患者、甲状腺结节患者、患有由产后甲状腺炎导致的甲状腺功能减退症的患者或者格雷夫斯病患者身上进行过测试。目前，这种治疗仍被认为是实验性的，并未获得美国食品药品监督管理局的批准——但是，个别医生或许能将这种疗法作为一种适应症以外的方法治疗患者。

我一直在与激光企业、医生和研究机构合作，尝试推动这种疗法进入美国和欧洲。尽管我们正在取得进展，但是进展是缓慢且具有挑战性的。我很高兴地告诉大家，在撰写本书之际，来自加州西科维纳（West Covina）且同样身患桥本甲状腺炎的柯克·盖尔（Kirk Gair）博士，早在 2004 年就已经在他的诊所使用冷激光作为治疗手段了，并且开发了将低剂量激光疗法与功能医学模式相结合的治疗方案。他也在致力于培训其他的医疗从业人员以及传播有关将低剂量激光疗法用于自身免疫性甲状腺疾病的认识。有关专门从事低剂量激光疗法的医生名录及其更新信息，请务必前往 www.thyroidpharmacist.com/action 网站获取。

非处方类的甲状腺腺体

一些甲状腺腺体（分离自动物甲状腺腺体的制品）被报告称有助于甲状腺组织的再生。这可能是由于这些提取物中含有可以促进组织再生的信使化合物。

尽管并非所有的腺体产品都是以同等方式制造的，但是我已经看到了使用标准过程（Standard Process）品牌的保真促甲状腺激素（Thytrophin PMG）产品后所取得的积极成效，而我的同事凯利·布罗根（Kelly Brogan）博士也在使用过敏研究组品牌的天然甲状腺（Thyroid Natural Glandular）后获得了积极的结果。

已经有患者在使用甲状腺腺体产品后报告症状减轻、甲状腺抗体水平下降以及实验室检测结果中甲状腺激素水平得到改善。此外，部分患者报告称使用这些产品 6~12 个月，他们的促甲状腺激素水平恢复了正常，随后，在他们自身的甲状腺激素水平达到最佳时，它们可以停止使用腺体产品。

对那些不能找到医生开具天然脱水甲状腺提取物的患者、促甲状腺激素略微升高或者不能耐受甲状腺激素类药物的患者而言，这些选择可能格外具有吸引力。如果你正在考虑使用腺体产品，请在将其与甲状腺激素类药物联合使用之前，向医疗从业人员征求意见。

芳香疗法和精油

如果你像我一样接受过传统西医的教育或洗脑，你可能会对精油的使用表示怀疑。尽管我始终对生药学或者源自植物的合成药物很感兴趣——毕竟，我们最初的药物就来自于根茎和草药，而非实验室——但是应用精油治疗“真正的”健康问题似乎有些令人难以置信。

在得到我的一些客户使用乳香油降低了甲状腺抗体水平，减少了甲状腺激素类药物用量的汇报后，我对芳香疗法变得更感兴趣了。

芳香疗法，作为一种治疗模式，使患者可以通过精油的气味获得大量感知的益处，其会引起来自大脑的一种反应，该反应可以改变身体的设定。想象一下，当你闻到鲜花芬芳时的感受——如果你同大多数人一样的话，那么只是这种想法就可以提升你的情绪并帮助你感觉更加放松。正如我们所知道的，压力是自身免疫性疾病的一种主要触发因素，故很容易理解为何即便情绪的微小变化也可以对甲状腺和肾上腺产生一种积极作用。

经过深入调查，人们会认识到精油的确有其自身的优点。精油含有具有药理活性的有效成分，这些成分在精油被涂抹于皮肤、吸入或摄入时可以被吸收。尽管我从不会告诉患者停止服用药物，并用精油替代它们，但是我认为精油是一种极好的补充疗法，可以与你正在使用的其他干预措施一起使用（此外，它们的气味相当好闻，因此可以用作有毒香水的替代品）。

精油可以用香薰机弥散至空气中、摄入体内或者局部应用。我的同事卡丽・维特誓言将乳香、丁香、没药、墨角兰、罗勒和柠檬草等来源的精油混合涂抹在甲状腺周围，通过这种纯天然的方式支持甲状腺功能。香桃木和薰衣草（狭叶薰衣草，而非观赏类薰衣草）也会有帮助。香桃木是一种强效的适应原，薰衣草则有助于修复毛发和平抑焦虑。

使用精油应当谨慎行事。如果你正在考虑将精油纳入常规治疗中，请牢记以下内容。

- 许多精油在使用之前需要用椰子油或荷荷巴油这类的基底油适当稀释，然后才能涂抹在皮肤上，这样可以防止产生刺激性。
- 除非你在与一名有资质的芳香治疗师进行合作，否则我不建议将精油摄入体内，因为部分精油在内服时可能具有毒性。

脱离甲状腺激素类药物

由于激素的复杂反馈机制，甲状腺激素类药物的使用绝不应当突然停止。你应该为身体提供一个慢慢习惯以内源方式合成甲状腺激素的机会——因此，你应当在医生的监督以及实验室检测结果的指导下小幅地逐渐减少甲状腺激素类药物的使用剂量。开始时可以减少 25 μg 当量的左旋甲状腺素剂量，以确定甲状腺再生是否已经出现，并应在药物减量 4~6 周后完成实验室检测，以确保患者的甲状腺功能维持正常。如果甲状腺功能保持正常，可以尝试再次减少 25 μg 当量的甲状腺素剂量，然后 4~6 周之后再次进行测试。

优化甲状腺激素的结语

一旦自身的甲状腺激素水平得到优化，你会发现自己数日之内就可以拥有更充沛的精力、更好的耐寒能力和更好的情绪。你的体重状况也会在数周之内开始改观，脱发会在4~8周内停止，并且在药物剂量得到优化后的8~12周，毛发将会再生。此外，许多人报告说，一些看上去毫不相关的奇怪症状同样得到了解决，比如焦虑、膀胱痉挛和腕管综合征。优化甲状腺激素是你重获健康的重要组成部分，我希望本章内容能在你与医生合作时，为你提供一些可行的策略。

第 9 章

掌控营养与营养素的方案

如果你已经抵达了该项高级方案的门户，说明你存在一些仍未解决的症状，这可能与明显的营养缺乏或食物反应有关。在本章中，我将与你分享一些方法，用于解决这些可能干扰你的桥本甲状腺炎恢复进程的问题。

在我们了解这些高级策略之前，有必要对你讲一些同样会干扰恢复进程的危险的饮食教条。了解这些教条将会帮助你在桥本甲状腺炎的治疗过程中避免不必要的延迟。

危险的饮食教条

教条 1：饮食可以治疗一切。只要我除去更多的敏感性食物，我就会康复

尽管部分人通过改变自身饮食取得了巨大的成功，甚至桥本甲状腺炎的症状得到了完全缓解，但是只改变饮食在许多情况下还不足以完全康复。执行一种去除了反应性食物的营养密集型饮食可以创造奇迹，而且它是我优先推荐的做法之一，但是如果你已经执行一种清洁的饮食方案达 3 个月之久，却没有看到成效或者感觉止步不前，那么很可能你的体内存在着一位不速之客，它正在你的身体里肆虐并引发炎症反应。

这个不速之客可能是一种毒素，或者是寄生虫这样的病原体，抑或是一种过度生长的细菌。尽管人们易于接受毒素的存在，然而许多人会对寄生虫的存在感到惊恐。但是，当涉及肠道感染和阻止患者恢复的其他因素时，它们比你想象的要更为常见。2015 年，在我的单独改善营养状况的客户中，80%症状没有获得缓解的人的检测结果显示，他们都存在 1 种以上的肠道感染阳性反应。肠道感染会导致肠道渗透性改变，正如你所知的，这是桥本甲状腺炎的主要触发因素之一。大多数感染需要针对性的药物治疗，比如草药、抗生素、抗真菌药或者抗原虫药剂，以彻底根除感染。对食物的限制不足以治愈感染，而且当你存在感染时，你会变得对任何食物都很敏感（见第 11 章）。

教条 2：患有甲状腺疾病时，减少热量摄入并增加运动量是减轻体重的关键

这个教条可能已经被许多医生强化了，他们或许曾说过你患有“餐叉入口综合征”（Fork-to-Mouth Syndrome）。不幸的是，这种极端的热量限制（无论是否运动）不仅是不友善的，而且它会将你的身体置于一种保存热量的适应性生理模式中，就好像你身处饥荒的环境中那样，使你自身的甲状腺功能减退症状和肾上腺功能障碍恶化，并且还会阻碍你在营养充足时可以轻松实现的减肥目标。

教条 3：所有的营养素都应从食物中获得

一些理想主义者可能会说，我们应当从食物中获取所有的营养物质，但这并非总是可行的，尤其是对那些存在多种食物敏感症、营养素消耗性感染和消化困难的桥本甲状腺炎患者而言。而且，由于土壤变得贫瘠和西方的耕作方式，我们目前的食物并不像数十年前那样富有营养。此外，一些症状和疾病可以通过大剂量的营养物质的摄入得到缓解，这样的量是你无法从食物中获得的。这就是为何我总是建议患者用补剂来解决突出的症状问题。

在接下来的内容中，我将介绍一些方法，用来解决妨碍你从桥本甲状腺炎中恢复的这些问题。我将基于你自身的独特症状、食物敏感性、感染或者可能存在于体内的毒素，分享更多优化营养物质摄入的工具和技巧。

帮助你从桥本甲状腺炎中恢复的高级饮食调整方案

我可以撰写一系列的关于调整饮食的书籍，而且大多数信息可以从网络上轻松获得，因此为了节省篇幅，我只为我所推荐的前五个调整方案提供指导。如果需要寻找更多调整饮食的指南，请前往 www.thyroidpharmacist.com/action 网址。

调整方案 1：额外的食物敏感性检测

当我们的肠道渗透性发生改变时，我们可能会变得对所有的食物敏感！我们已经通过执行基础方案清除了首要的反应性食物，但是部分患者可能仍存在触发反应的食物。我通常推荐用我在基础方案中介绍的饮食——比如疾病根源推广食谱、疾病根源原始饮食和疾病根源自身免疫饮食——来找出你独有的敏感性食物，而不是进行食物敏感性检测。这是因为，在探查对食物的反应方面，没有任何食物敏感性检测能够像你自己的身体一样精准。

食物敏感性检测可以存在假阳性和假阴性的结果。一方面，我见过患者因为其食物敏感性分析对多种反应途径进行了检测，并认为大多数食物都具有反应性，而对饮食进行了毫无必要的限制；另一方面，有些患者由于持续食用含有谷蛋白的食物而延缓了自身的恢复，只因为食物敏感性检测并未报告任何反应性的存在，即使将近 90%的桥本甲状腺炎患者存在对谷蛋白的敏感性。

当然，我发现有些特定的检测项目往往比其他食物敏感性检测更为准确。我会分享我发现的这些最为有益的检测，但是首先，我需要强调进行食物敏感性检测时的两种情况。

- **当某人已经执行了类似疾病根源原始饮食或疾病根源自身免疫饮食这样的饮食方案，其症状仍持续存在时：**特别是诸如皮疹、腹胀、疲劳或者头痛等餐后食物敏感性反应。在某些情况下，问题可能出在一些罕见的问题食物上，比如柑橘类水果、桃子或者菠萝，它们不易被识别，所以很难经传统的排除饮食方法去掉。这些反应通常是暂时性的，当肠道功能恢复正常后就可以得到解决；但是，在 3~6 个月内将其消除可使症状得到明显的改善。
- **当患者需要看到其书面形式的结果以做出改变时：**我明白的，我曾是这些人中的一员，而且在检测项目上支付的大笔资金也促使我下定决心要紧密依靠检测结果。

要获得的测试类型

我记得告诉过一位同事，食物敏感性检测如何帮助我发现了自己对乳制品的敏感性，而且远离这种食物让我的反酸症状消失了。兴奋之余，我的同事找到他的过敏症专科医师并请他为自己安排了一次过敏源测试。不幸的是，这项检测并未发现其存在任何反应性食物。正如之前讨论过的，原因在于，过敏症专科医师用于分析食物过敏的检测方法是由免疫系统中的免疫球蛋白 E（IgE）分支所支配的。食物敏感症，尽管听起来很相似，但却是一种不同类型的免疫反应，其受到免疫系统中的免疫球蛋白 G，有时也会受到免疫球蛋白 A（IgA）和免疫球蛋白 M（IgM）分支的支配。食物过敏症被传统西方医学广泛认可为真正的医学问题，而食物敏感症则被认为是实验性的，而且并未被传统西方医学或者保险公司承认。

在桥本甲状腺炎中，我对免疫球蛋白 G 食物敏感性检测尤为感兴趣。这类食物反应被认为是Ⅳ型超敏反应。同样，桥本甲状腺炎似乎也是由免疫系统的免疫球蛋白 G 分支所支配的（至少部分程度上是这样），并且被认为是一种Ⅳ型超敏反应。尽管尚无研究支持这个观点，但是有趣的是，我已经观察到：食用免疫球蛋白 G 类型的反应性食物的确会使桥本甲状腺炎恶化。

如果你正在寻找一种特定的免疫球蛋白 G 测试品牌，在撰写本书时，我发现埃利泰斯（Alletess）食物敏感症检测对我的客户和我自己来说最为准确。如果某种食物在这项检测中呈现阳性结果，我知道它对被检测者而言很可能是一种反应性食物。在某些情况下，尤其是如果患者已经停止食用这类食物有一段时间的话，这项检测可能会产生假阴性结果。如果这类严重反应性食物中的一种表现为假阴性，我依然建议患者至少在接下来的 3 周去除这种食物，然后尝试将其重新引入饮食中以确定是否会出现反应。如果你已经停止食用某种食物并感觉到了好转，我建议你等待 3~6 个月的时间再尝试将其重新引入饮食中。

如果你正在与整合医学和功能医学的医生进行合作，你可以要求他们安排埃利泰斯敏感性检测。如果身边没有这样的医生，我很兴奋地告诉你，我终于有了一种无须处方就可以让患者自行检测的选项。这是我与一所直接面向患者的实验室合作完成的检测试剂盒，你可以将其放在家里完成测试，可以在世界上的任何地方使用。我建议每年进行 1 次检测。因为我们对食物的敏感性和对食物产生的反应会随着时间的推移而改变，并且我发现，年度检测可以帮助我掌控自身潜在的触发因素，在其造成危害之前将其消除。

实验室会定期把已经获得该项检测的桥本甲状腺炎患者最具反应性的食物的更新信息发送给我，以便我能够在未来的简讯中与你分享这些信息。如果你需要更多相关信息，请前往 www.thyroidpharmacist.com/action 网址寻找。

调整方案 2：碳水化合物摄入

如果你是一名运动员，或者你发现自己在执行传统的原始饮食或疾病根源原始饮食时感到更加疲劳，抑或是如果你的皮质醇水平过高、反 T3 水平升高以及激素水平异常，你可能会从摄入更多碳水化合物中获益。与加工谷物相比，我建议添加更多来自天然食物的碳水化合物，比如南瓜、小果南瓜（胡桃南瓜是一种极佳的选择）、甘薯、大蕉、香蕉、苹果、木薯粉、豆类以及谷物样的种子，比如荞麦、昆诺阿藜或者大米（只要你不敏感）。

请注意，部分人报告说在开始执行原始饮食这样含有大量蛋白质和脂肪的饮食后会感到疲劳，但这并非总是由碳水化合物的摄入减少导致的。实际上，严格的低碳水生酮饮食会使一些自身免疫性疾病和桥本甲状腺炎的患者收获惊喜。如果你在执行一种主要由脂肪和蛋白质组成的饮食后感觉疲劳，这可能是由于你的胃酸水平偏低，蛋白质没有得到正常消化导致的。

在肠道平衡方案中，我们讨论过大多数桥本甲状腺炎患者胃酸水平偏低的事实，这会削弱我们消化蛋白质食物的能力。胃酸水平低的患者可能会发现，他们会自然而然地倾向于通过食用碳水化合物获得能量，因为碳水化合物的适当消化不需要像消化蛋白质那么多的消化液。

如果你因为怀疑自己需要更多的碳水化合物来提供能量，而持续执行一种高碳水化合物饮食的话，我鼓励你回顾肠道平衡方案，尤其是消化酶部分关于甜菜碱盐酸胃蛋白酶的内容。在你确定低碳水化合物饮食是否适合你之前，绝对应当将其纳入你的补剂治疗方案中。许多人发现服用这种补剂有助于缓解疲劳。其他增加胃酸并改善消化功能的选择，包括在进食含有蛋白质的饭菜时饮用热柠檬水或者 1 杯添加了 1 茶匙苹果醋的水。

调整方案 3：“天然食物”蔬果汁

当一个人食用的都是天然食物时，某些被现代饮食中谷物的膨胀作用和乳制品中的激素所掩盖，因此导致我们经常忽略的事情就会显现出来：吸收不良和营养不良。这些症状会导致患者体重不足。部分疾病根源可能在于皮质醇合成功能受损（见第 10 章）、小肠细菌过度生长或寄生虫这样的肠道感染（见第 11 章）、药物使用过度（见第 8 章）、营养缺乏或者热量摄入不足等。其中热量摄入不足的原因，是由一直食用营养贫乏的食物后产生的饱腹感信号失调所导致的。

要确定你摄入的热量是否足够，请在你的手机上安装一款应用，比如减肥宝（MyFitnessPal），帮助你对每日的热量摄入进行持续的追踪。食用天然食物会比进食简单的碳水化合物更易让人感觉饱腹，所以你虽然感觉吃饱了，但很可能没有摄入足够的热量。该应用可以帮助你确定自己的目标体重（无论你是想减肥还是想增重）和为达到目标你每日需要摄入的热量值。

随着你解决了自己的其他致病因素，为了增加体重，我建议你在晚餐后添加疾病根源蔬果汁。蔬果汁是优质的热量来源，可以被更好地吸收。你应当将其安排在晚餐之后而非早餐期间，这样不会在白天引发机体产生信号——如果你将蔬果汁安排在了早晨，它会让你一整天都感到饱腹，所以如果你正在试图增加体重，你可以选择在早晨食用天然食物，在睡前饮用蔬果汁。

调整的疾病根源蔬果汁

1 个牛油果

1 杯椰汁

1 根香蕉

2 个蛋黄（如果你可以耐受的话）

1 勺水解牛肉蛋白质

将所有成分放入搅拌机中混合并彻底搅匀。你可以加水稀释降低其黏稠度，这会让它更便于食用而且不易产生饱腹感。这是一种非常好的方法，能够为你的每日饮食增加 700 千卡以上的热量。如果你需要摄入更多的碳水化合物或者热量来实现自身的目标，你可以在食物中加入煮熟的甘薯。

调整方案 4：碘摄入

我提到过，碘过量被认为是桥本甲状腺炎的触发因素之一。这对具有桥本甲状腺炎的遗传倾向性以及可能存在诸如硒缺乏症这样特定缺陷的患者尤为明显。

如果你长期接触高剂量的碘，那么每天服用 400 μg 的硒补剂可能会有帮助，它可以抵消碘过量的负面影响。

在某些情况下，低碘饮食有助于减少针对甲状腺腺体的自身免疫攻击，并使碘诱导的桥本甲状腺炎患者的甲状腺功能恢复正常。这种情况下患者需要在 1~3 个月内暂时将碘摄入量限制在每天 100 μg 以下（甲状腺腺体每天需要约 52 μg 的碘，其通常存在于含有少量碘的甲状腺激素中）。这意味着，你要限制从补剂以及海藻、海带、螺旋藻、小球藻和海鲜等含碘量高的食物中获取碘。请参阅我的第一本著作《桥本甲状腺炎：通过改变生活方式消除病症》，以获取更多有关低碘方法的信息。

疾病根源研究角：碘——极具争议的致病因素

如果你已经在网络上查阅过甲状腺疾病，关于碘在甲状腺健康中的作用，你很有可能会找到一些相互矛盾的信息。一些健康专家声称，碘缺乏是导致甲状腺疾病的原因，碘补剂可以解决它们。另一些专家则认为，碘过量是造成甲状腺疾病的原因，服用碘补剂只会使病情加重。真相究竟如何呢？就在中间的某个地方！碘是甲状腺激素的重要组成成分，碘缺乏会造成甲状腺功能减退。但是，桥本甲状腺炎通常与碘缺乏并不相关。实际上，对桥本甲状腺炎来说，碘过量被认为是一种触发因素。

碘的治疗指数相对很狭窄，剂量太低存在问题，会导致缺碘性甲状腺功能减退，而剂量太高则会引发或者加剧桥本甲状腺炎！

来自食物和补剂的碘必须经过甲状腺腺体的加工处理才能被身体正确利用。在这个过程中，过氧化氢——一种自由基——会被释放出来。当体内存在足量的硒，且其被正确利用时，它可以中和过氧化氢。但是，在碘过量的情况下，过氧化氢会对甲状腺腺体造成氧化损伤。

研究表明，过量的碘通过生成活性氧自由基——可以导致甲状腺组织过早损伤和程序性细胞死亡的化合物——造成甲状腺损伤。对具有遗传倾向性和肠道渗透性改变的患者来说，这些含有过量碘的细胞随后会释放启动自身免疫过程的危险相关或损伤相关分子模式（DAMPs）。当我们站在一种进化的、适应性的抑或是身体本身的立场思考这件事时，机体想要停止由于碘过量导致的甲状腺激素合成过量的解释就是合乎情理的。

服用高剂量的碘会加剧桥本甲状腺炎的症状并加速甲状腺细胞的破坏。美国甲状腺协会（The American Thyroid Association）警告说，每日摄入的剂量不要超过500 μg，并指出剂量高于1100 μg可能会造成甲状腺功能障碍。这些警告是针对一般人群的。研究发现，造成桥本甲状腺炎患者敏感性的剂量可能会更小。

尽管一些拥护者辩称，服用高剂量的碘对每位甲状腺疾病患者都是有帮助的，但是我在桥本甲状腺炎患者中看到的情况却并非如此。我看到的是，患者在服用高剂量的碘之后，他们的甲状腺激素水平骤然下降，并出现了新发的甲状腺症状及促甲状腺激素与甲状腺抗体水平比率的急剧上升。全世界最具权威的桥本甲状腺炎非药物治疗专家之一达蒂斯·哈拉齐安（Datis Kharrazian）博士报告称，碘不仅会提高甲状腺抗体水平，还会升高脑抗体水平，这种症状可能出现在部分桥本甲状腺炎患者中，并导致脑损伤的增加。

我在疾病根源的读者群中进行调查，找到了 356 名尝试过高剂量碘剂的患者。其中 25% 的人说高剂量碘令他们感到好转，28.5% 的人认为他们的感觉更糟了，而 46.5% 的人没有感觉到任何差异，尽管这并不意味着他们的甲状腺标志物没有受到影响。通过这项调查可以了解到的内容是，因为使用高剂量碘而变得更糟的人要多于获得好转的人。另外，限制碘摄入量让 32% 的人获得了好转，而只有 7% 的人感觉更糟糕。

相比之下，服用硒补剂帮助 63% 的人感觉好转，34% 的人未见差异，只有 3% 的人感觉变得更糟。无谷蛋白饮食帮助 88% 的人获得好转，11% 的人未见差异，1% 的人感觉更糟。

正如你看到的，在桥本甲状腺炎的干预措施中，存在许多比补碘更为有效的方法，这就是我专注于选择能够对大多数患者有帮助，且不易造成伤害的干预方法的原因。我将碘剂看作一种适用范围狭窄的治疗药物，并建议在桥本甲状腺炎的治疗过程中谨慎使用该药。

尽管关于桥本甲状腺炎患者是应该服用碘剂还是应完全予以回避仍存在争议，但是 1999 年启动的一项对 377 名桥本甲状腺炎患者长达 800 天的追踪研究发现，当与甲状腺激素类药物联合使用时，每日 200 μg 的日常碘剂可以被患者很好地耐受，甚至起到了降低甲状腺抗体水平的作用。

对大多数桥本甲状腺炎患者，我建议，非妊娠期的成人碘剂的每日服用剂量不要高于 150 μg，妊娠期和哺乳期的女性则各自不能超过 220 μg 和 290 μg。每日 300 μg 的剂量虽然不高，但也可能使桥本甲状腺炎恶化。

有一件很重要的事情要记住，碘是如同金发姑娘一样的营养素，只有恰到好处才能维持最佳健康状态。

第 9 章中，你会发现更多如何处理碘剂毒性，以及在摄入了过量碘剂时如何应对的内容细节。你也可以翻阅我的第一本书《桥本甲状腺炎：通过改变生活方式消除病症》，回顾桥本甲状腺炎中碘剂的使用知识，以及限制碘剂摄入的治疗方案。

调整方案 5：疾病根源交替饮食

对存在多种食物敏感性和相关症状，并且没有通过疾病根源推广食谱、原始饮食或疾病根源自身免疫饮食改善症状的患者，疾病根源交替饮食是有帮助的。这种饮食同样适用于那些持续丧失可食用的食物种类、随着时间流逝变得对越来越多的食物敏感或者患有多种自身免疫性疾病的患者。

疾病根源交替饮食的重点是给自己 24 小时的时间，用以享受特定食物“家族”范围内的食品，并在随后的 4 天内停止食用此类食物。某些食物每 4 天食用 1 次有助于减少食物反应、防止食物敏感并加快恢复进程。

每一天的饮食方案可以根据日历安排（例如，你可以在周一的早餐、午餐和晚餐进食标记为第 1 天的食物），或者为了你自己方便和饮食计划多样性的考虑，将其安排在任何一个 24 小时的区间内。（在这种情况下，你可以在周一的晚餐、周二的早餐和午餐进食标记为第 1 天的食物，从周二的晚餐开始算作第 2 天的食物。）

在致力于解决高级触发因素的过程中，你应当遵循疾病根源交替饮食 30~90 天。请记住，单独依靠饮食是无法使肠道得到治愈的！

疾病根源交替饮食中要完全排除的食物种类

咖啡因
乳制品
鸡蛋
谷物
豆类
茄属植物
坚果
海藻
种子
糖

最具反应性的食物都通过疾病根源交替饮食排除了。但是，根据埃利泰斯食物敏感性检测或排除饮食的反馈结果，你可能需要进一步清除一些食物。你要记住，部分食物与其他“家族”的食物之间存在交叉反应，比如，一个对杏仁敏感的人可能也会对杏、樱桃、油桃、桃、李子、葡萄干和西梅干敏感，一个对海枣敏感的人可能也会对椰子和棕榈树芯产生反应，反之亦然。

请访问 www.thyroidpharmacist.com/action 网址，以获取更多疾病根源交替饮食的资源。你将在这里找到配方、饮食计划和采购意见。

疾病根源交替饮食

食物按照“家族”进行了分组，相同“家族”的食物每4天只能吃1次，以减少食物反应造成的炎症

食物分类	第1天	第2天	第3天	第4天
蔬菜	甘薯、山药、酸叶草、蘑菇、秋葵、芦笋、绿豆	芝麻菜、西蓝花、抱子甘蓝、卷心菜、花椰菜、羽衣甘蓝、白萝卜、叶甘蓝、小萝卜、豆瓣菜、棕榈芯	南瓜、小果南瓜、苦瓜、黄瓜、绿皮西葫芦、胡萝卜、芹菜、茴香、欧芹、欧防风、橄榄	大蕉、牛油果、洋蓟、蒲公英、欧洲菊苣、莴苣、甜菜根、叶甜菜、藜菜、菠菜
肉类、鱼类和家禽	草饲牛、野牛、水牛、山羊、羔羊、鸭子、鹅、鹿、驼鹿、兔子、乳鸽	鳀鱼、鲶鱼、鳕鱼、比目鱼、石斑鱼、圣日比目鱼、三文鱼、沙丁鱼、啮鱼、剑鱼、金枪鱼	鸡、火鸡、螃蟹、龙虾、虾	蛤蜊、扇贝、鲈鱼、鳟鱼、鳎目鱼、白鲑、猪肉
水果	食用大黄、蓝莓、越橘、猕猴桃、柿子、杏、樱桃、油桃、桃、李子	葡萄柚、柠檬、柑橘、橙子、菠萝、葡萄	芒果、哈密瓜、白兰瓜、接骨木果、木瓜、石榴	香蕉、无花果、桑葚、苹果、梨、黑莓、覆盆子、草莓
坚果		椰子		
增稠剂	山药泥、甘薯泥		南瓜泥、竹芋粉	苹果酱
饮品	木槿花茶	柠檬水、椰汁	姜茶、薄荷	甘菊、欧洲菊苣、蒲公英根咖啡
香辛料	大蒜、韭葱、洋葱、红葱、香草、黑胡椒	罗望子果、角豆、辣根、芥末、青芥末、多香果、丁香	豆蔻、生姜、姜黄根、茴芹、葛缕子干籽、雪维菜、芫荽叶、芫荽籽、小茴香、莳萝籽、罗勒、墨角兰、薄荷、牛至、迷迭香、百里香	续随子、西红花、月桂叶、肉桂皮、龙蒿
甜味剂	蜂蜜、梅干	海枣	槭糖浆	黑醋栗、甜菊糖
脂肪和油	鸭脂、鹅脂	椰子油	鸡脂、橄榄油	牛油果油、红花油、猪油
酸味剂	越橘汁	柠檬汁、泡菜	酸黄瓜、石榴	苹果醋、甜菜格瓦斯

疾病根源交替饮食

餐饮类型	第 1 天	第 2 天	第 3 天	第 4 天
早餐	牛肉土豆丁配甘薯、洋葱、韭葱和大蒜或者前一天的剩菜	羽衣甘蓝或者前一天的剩菜煎鱼	火鸡香肠配欧防风泥	猪肉排配牛油果和洋蓟或者前一天的剩菜
午餐	波特菇、野牛肉汉堡配炸甘薯	圣日比目鱼配抱子甘蓝泥	火鸡肉丸配鱼翅瓜	续随子、西红花和扇贝放在一层菠菜上
晚餐	烤鸭配梅子酱和蒸芦笋	三文鱼配西蓝花和花椰菜泥	小鸡炖南瓜和胡萝卜	手撕猪肉、大蕉和牛油果
零食	牛肉干和蓝莓	沙丁鱼、干椰子片	橄榄、酸黄瓜和木瓜	牛油果配甜菜根、梅子酱

针对特定症状的附加调整方案

疾病根源饮食的调整涉及基础方案部分介绍的（疾病根源推广食谱、原始饮食和疾病根源自身免疫饮食）以及你在本章中刚刚学到的内容（疾病根源交替饮食），它们都是基于我对众多饮食的个人体会以及来自我的客户的经验制定的。这些饮食方法对你来说意味着新的起点，并且可能需要根据你的个人需求和反应情况进行有针对性的调整。

你个人的种族背景、当前的健康状态、所处的环境、面临的压力、感染、接触毒素的情况以及个人症状，你需要综合考虑这些因素以进一步调整你的饮食。以下是部分具体的饮食调整内容，你可以基于自身的症状或潜在的触发因素进行考虑。

- **果糖吸收不良或血糖异常：**将每天的果糖摄入量减少至 50 g 以下。
- **小肠细菌过度生长：**你或许可以从为期 2~6 个月的低水平短链碳水化合物（FODMAP）饮食中获益，其可以是一种要素饮食，其中的食物被简化的宏观和微观营养素——综合医疗（Integrative Therapeutics）品牌的医生要素饮食（Physician's Elemental Diet）是我推荐的饮食替代品——替代达 2~3 周，也可以是一种不包含发酵食品的饮食。
- **铜中毒症状**（比如痤疮和激素性皮疹、疲劳、情绪不稳以及毛发偏红）：考虑执行一种低铜饮食。更多信息详见第 250 页。
- **柑橘敏感症**（比如疲劳、过敏、头痛、鼻窦问题、皮疹和胃部不适）：去除柑橘类水果。
- **解毒功能受损：**尝试 2 周的素食或严格的素食主义饮食。

- **体重减轻过多：**在你的饮食中添加调整的疾病根源蔬果汁（见第 190 页）。
- **念珠菌：**尝试一种身体生态饮食（Body Ecology Diet）这样的限制酵母菌的饮食。
- **神经系统问题**（比如抑郁、焦虑、脑雾、癫痫或偏头痛）：生酮饮食——身体依靠脂肪而非碳水化合物作为燃料的饮食——可能是有益的。
- **碘毒性**（接触高剂量的碘之后）：一种长达 1~3 个月的低碘饮食将有助于你的恢复。
- **硫毒性**（比如皮肤干燥、粉刺和皮疹这样的症状）：一种低硫饮食有助于消除症状。关于低硫饮食的更多内容详见第 251 页。
- **汞中毒：**安排一种海鲜比例低的饮食。
- **严重的乳制品反应**（且仍然具有症状）：考虑回避牛肉，这也有助于减轻疼痛。
- **炎症问题**（比如身体疼痛、外阴疼痛、纤维肌痛、尿灼热、肾结石以及无法通过其他饮食方法或干预措施解决的膀胱刺激症）：执行一种低草酸饮食。
- **吸收不良：**考虑减少生鲜食品并尝试糊状食物。
- **解毒功能受损：**增加生鲜食物的摄入。
- **胆囊问题：**去除鸡蛋、猪肉、洋葱、鸡肉、咖啡、橘子、豆类、坚果、苹果和番茄。
- **霉菌毒性：**排除霉菌含量高的食物和饮料，比如花生、葡萄干、干果、坚果、咖啡、啤酒和红酒，并考虑执行一种防弹饮食（Bulletproof Diet）这样的低霉菌饮食。

上述需要去除或清除某个或某类特定食物的建议中，如果你遵循了其中之一，你需要对其进行检测，确定其是否就是引发症状的原因。为此，你需要在 3 周时间内去除所有来源的某种食物，并自始至终对症状进行观察，并在 3 周后连续食用 3 天的此种食物。仔细观察这 3 天中的症状，以确定这种食物是否具有反应性。

大多数基于某种症状的饮食调整应当执行 2 周至 3 个月。在治疗的初始阶段，我们会去除许多食物；随着你开始恢复，你将能添加越来越多的食物。尽管桥本甲状腺炎患者初始时会对多种食物敏感，但大多数患者在症状得到缓解时会只残留 3 种甚至更少的食物敏感反应。随着时间的推移、你摆脱了感染的困扰或者当你的肠道菌群获得平衡时，你的需求也会随之改变。

对大多数人来说，一种维持性饮食可以是完全的原始饮食或者无谷蛋白、无乳制品且无大豆的饮食（在完成基础方案之后执行）。部分个体在症状缓解后将有能力重新引入所有的食物；但是，大多数人将从长期的控制谷蛋白的饮食中获益。目前，我建议所有自身免疫性甲状腺疾病的患者考虑终生去除谷蛋白、乳制品和大豆。

掌控营养素

在这部分内容中，我将指导你如何通过应用补剂来优化你的营养水平。一些营养素可以很顺利地加入你的治疗处方中，而且无须担心在测试补剂的过程中营养素在体内的累积，但其他一些营养素则需要进行评估、检测和特殊的防护措施。

以下症状可能表明，你对相关维生素或矿物质存在额外的需求，抑或是需要使用大剂量的维生素或矿物质。

- **月经痛、偏头痛、下肢不宁综合征、便秘、焦虑：**你或许能从补充柠檬酸镁中获益。
- **肌肉损耗：**你可以从碳酸氢钾补剂、镁补剂、倍宜健康胶囊品牌的营养素 950（Nutrient950）（不含碘、铁和铜）复合维生素补剂，以及倍宜健康胶囊出品的天然比率氨基酸（Amino-NR）这种氨基酸粉中获益。
- **疼痛、炎症反应、皮肤干燥、油性发质、痤疮、湿疹：**你或许可以通过每天服用 1~4 g 的鱼油获益。
- **疲劳、脑雾、低血压、肾上腺问题、碳水化合物不耐受：**你可以从每天 600 mg 或者更高剂量的硫胺素补充中获益。
- **眩晕、癫痫、幽门螺杆菌感染、严格素食主义或素食主义饮食史：**尝试舌下含服甲基钴胺素片、液态维生素 B_{12} 或者维生素 B_{12} 注射剂（在补充前建议对所需剂量进行测试）。
- **EB 病毒、腺体肿胀、经常感冒：**你可以从每日口服 500~3000 mg 的维生素 C 或经静脉注射维生素 C 中获益。
- **产后、哺乳、妊娠、低水平反 T3、对硒存在不良反应、乳房纤维囊肿：**你或许可以从每日 200 μg 的碘补剂中获益。
- **脂肪吸收不良**（油腻，浮色或浅色粪便，积气或打嗝，皮肤干燥，胆囊疼痛，胆结石，胆囊切除，恶心，激素失衡，维生素 A、D、E、K 缺乏）：你或许可以从疾病根源药理学肝胆支持剂、倍宜健康胶囊出品的胆囊消化或者健康设计品牌的肝胆复合补剂中获益。

重新引入食物的规划表

当你开始将食物重新引入你的生活中时，会有一些症状提示你某种食物具有反应性，你可能需要将其去除 3~12 个月的时间

身体系统中食物反应的表现

系统	症状
呼吸系统	鼻后滴漏、充血、咳嗽、哮喘症状
消化系统	便秘、腹泻、痉挛、腹胀、恶心、积气、酸反流、烧心、打嗝
心血管系统	速脉、心悸
皮肤	痤疮、湿疹、瘙痒
肌肉骨骼	关节肌肉疼痛、肿胀、刺痛、麻木
精神	头痛、头晕、脑雾、焦虑、抑郁、疲劳、失眠

- **胰酶不足**（体重减轻、腹泻、积气、油性粪便、腹胀、进食数小时后胃部疼痛）：你或许可以从疾病根源药理学肝胆支持剂、倍宜健康胶囊出品的胰酶公式或者健康设计品牌的肝胆复合补剂中获益。
- **与硫敏感症相关的皮疹、干燥、粉刺：**你或许可以从每日 30 mg 以上的吡啶甲酸锌补剂和 100~600 μg 的钼补剂中获益。
- **脂肪吸收不良、生活于北方环境、脂质鱼摄入量低、日照不足、桥本甲状腺炎病史：**这些症状提示你补充维生素 D（在补充前建议进行测试以确定所需剂量）。
- **脱发、贫血、皮肤苍白、疲劳、渴求冰块和胡萝卜：**这些症状提示你需要补充铁蛋白或铁（在补充前建议对所需剂量进行测试）。

基础营养素检测

我在基础方案中已经讨论过对于维生素 B_{12}、铁蛋白和维生素 D 的检测。这里有更多关于铁蛋白和维生素 B_{12} 的内容。

铁蛋白

铁蛋白是你身体中铁储存蛋白质的名称。铁蛋白是将 T3 转运入细胞核以及利

用 T3 激素的必需物质。铁蛋白缺乏会导致疲劳、畏寒、呼吸困难、舌部异常和脱发。铁蛋白缺乏导致的脱发表现为在梳理头发和用洗发液洗头的过程中毛发脱落增多，以及无特定规律的毛发整体性稀疏或斑秃。这意味着，你会感觉自己的头发整体变得稀疏，不再像之前那样浓密。

铁蛋白含量同样可以测量，这有助于你了解自己的体内储存和可供利用的铁元素有多少。所有桥本甲状腺炎的女性患者和正在经历脱发的人都应检测铁蛋白的含量。

女性正常的铁蛋白水平在 12~150 ng/ml。一些专家认为，40 ng/ml 以上的铁蛋白水平是阻止脱发所必需的，至少 70 ng/ml 的铁蛋白水平才可以让头发再生。对甲状腺功能而言，最佳的铁蛋白水平在 90~110 ng/ml。

食物中的铁有两种类型：亚铁血红素形式和非亚铁血红素形式。亚铁血红素可以被更好地吸收，主要存在于动物制品中，其中内脏器官中的铁含量是最高的……是的，美味的肝脏。牛肉、火鸡肉和鸡肉是紧随其后的选择。（对不起，素食主义朋友们。）相比之下，非亚铁血红素铁主要存在于坚果、豆类和菠菜中，它们不像亚铁血红素那样易于吸收。

要恢复自身的铁含量，你可以每周吃 2 次煮熟的肝脏或者每周食用数次牛肉。维生素 C 可以增强铁的吸收，所以服用维生素 C 片或食用富含维生素 C 的食物，比如熟西蓝花和富含铁的食物是增加铁和铁蛋白水平的最佳方法。就餐时服用甜菜

铁缺乏概述	
常见的缺乏原因	抑酸药物 月经过多 失血 肠道感染 食物敏感 重金属
最佳水平	90~100 ng/ml
补剂	健康设计的菲洛可（Ferrochel）或者倍宜健康胶囊的优化型甘氨酸亚铁（OptiFerin-C）
如何服用补剂	请与你的医生或药剂师讨论剂量指导。同维生素 C 和甜菜碱盐酸胃蛋白酶一并服用
注意事项	可能有毒性并存在过量风险。置于儿童和宠物无法触及的地方

碱盐酸胃蛋白酶补剂来创造一种酸性的胃部环境同样可以有帮助。

你也可以服用铁补剂。但是，大多数的铁补剂属于非亚铁血红素类型，并不能被很好地吸收。此外，许多人在服用这种补剂后产生了极其严重的胃痛，出现了非常严重的便秘症状！

如果选择服用铁补剂，你一定要非常谨慎，因为它们是儿童和成人容易摄入过量的主要补剂之一。铁补剂过量是会致命的，所以你要确保将其置于儿童不能触及的地方。具体的补剂信息参见铁缺乏概述表。研究发现，每天补充 20~40 mg 铁元素可以提高贫血患者体内的铁含量，但你要确保同你的医生或药剂师针对适合你自身的剂量进行沟通。

维生素 B_{12}

低水平的维生素 B_{12} 可能会导致贫血、小肠绒毛（存储消化酶的场所）发育不全、消化功能受损以及炎症反应。我们饮食中的维生素 B_{12} 主要存在于动物性蛋白质中。

用于测量维生素 B_{12} 水平的实验室检测很容易获得，但其并不总是能反映出事件的全貌。

现有对“低水平”的界定有些过低了，研究者发现，这种“低水平”的维生素 B_{12} 与神经系统症状，比如平衡困难、记忆力衰退、脑雾、肢端刺痛、抑郁、躁狂、疲劳和精神病有关。桥本甲状腺炎患者常常存在胃酸水平偏低的情况，这会将患者置于维生素 B_{12} 缺乏的风险之中。摄入经叶酸强化的面包和谷物可能会在标准的实验室检测中掩盖这种缺陷。

维生素 B_{12} 主要存在于天然的动物性食物中，包括鱼、肉类、家禽、蛋类、牛奶和其他乳制品。但是，该种维生素一般不存在于植物性食物中，这会使素食主义者，尤其是严格的素食主义者面临更大的缺乏风险。使用维生素 B_{12} 补剂对严格的素食主义者而言是必不可少的，而且对胃酸水平偏低的患者也会有所帮助（在疾病被治愈前应坚持服用），因为维生素 B_{12} 是以游离形式存在的，无须进行分离。

维生素 B_{12} 的选择包括片剂、舌下型片剂和注射剂。我倾向于选择舌下型片剂（比如甲基钴胺素），因为它相较于口服药可以更好地被吸收，同时比注射剂更加方便。

维生素 B_{12} 缺乏概述	
常见的缺乏原因	严格的素食主义饮食 素食主义饮食 幽门螺杆菌感染 胃酸水平低 小肠细菌过度生长 抑酸剂 肠道疾病 减肥手术
最佳水平	700~900 pg/ml
补剂	甲基钴胺素形式的维生素 B_{12}，比如倍宜健康胶囊品牌的液体型制剂或者健康设计品牌的咀嚼型片剂
如何服用补剂	每日 5000 μg 服用 10 天，然后每周 5000 μg 服用 4 周，接下来每月 5000 μg 用于维持
注意事项	可能引发易怒症状

其他营养素检测

我的部分客户选择进行波谱细胞微量营养素检测——我更喜欢称之为营养素检测中的凯迪拉克——已经显示出了其他营养素的缺陷，尤其是下面列举的这些营养素：硒；其他 B 族维生素，特别是硫胺素；脂肪酸；锌；谷胱甘肽；天冬酰胺；肌醇；谷氨酰胺。

桥本甲状腺炎患者可能存在的另一种失衡是亚甲基四氢叶酸还原酶基因的变异，无论是纯合（一对等位基因同时突变）、杂合（等位基因中的一个基因突变）或者复合杂合（一对等位基因出现两种不同的突变）状态。在肝脏支持方案中，我建议患者补充 2 周的甲基化支持性补剂。如果你存在亚甲基四氢叶酸还原酶基因的变异，长期服用这些补剂是非常重要的（见第 4 章）。

请在 www.thyroidpharmacist.com/action 网址注册并参阅行动计划，以获取自行定购检测的更多信息。

后续步骤

我希望更深入地了解营养和营养策略在帮助你逆转长久以来想要摆脱的部分桥本甲状腺炎症状方面的作用。我知道需要不断进行探究是种什么样的感觉——特别是当你发现了一种有效的改变时，你会感到由衷的喜悦。

如果你仍遗留有某些顽固的症状，不要绝望，因为在其他的高级方案中，有可供你采纳的更加强力的措施。

第 10 章

克服创伤性压力的方案

如果创伤性压力评估将你带到了这里，那么让我们看一看可以帮助你从桥本甲状腺炎中恢复的重要的后续步骤吧。

基础的肾上腺恢复方案与肝脏支持方案和肠道平衡方案结合起来，可以帮助大多数患者在 3 个月内从各种肾上腺功能障碍症状中得到恢复。但仍有部分患者即使尽了最大的努力平衡血糖并减少了现存的压力源，仍会存在肾上腺功能障碍。这可能是由长期存在的创伤性压力病史导致的，其会引起压力反应体系严重受损。在这种情况下，压力反应的再平衡需要额外的干预措施。这其中包括彻底盘点阻碍你自身恢复的、亟须解决的任何创伤性压力，以及确保你的肾上腺获得了充分的支持。这两者都属于长期策略，并且应当同时进行。

当你着手处理导致压力反应体系受损的潜在心理根源时，通过结合生理性肾上腺平衡疗法（不局限于那些在肾上腺恢复方案中你已经采纳的治疗方法），你也可以使症状得到缓解。我通常建议患者对两种途径都进行一番探索。虽然你可以通过有形的治疗方式获得好转（即补充补剂），但是如果心理上的弱点没有得到解决的话，你重新陷入之前的肾上腺疾病模式的可能性仍然很高。

生理治疗方案能帮助你在短期内获得好转，而心理治疗方案将会为你提供长期的帮助。本章将介绍 5 种心理治疗方法，以及我发现的对我的客户很有帮助的高级生理性干预措施。

创建一种由内而外的抗炎环境

为了使身体恢复平衡，我们需要确保自己正在全方位地建立一种抗炎环境。炎症反应存在于大多数的自身免疫性疾病中，而且可以引起肾上腺功能障碍以及一种自身免疫的级联反应。造成体内炎症反应的原因有很多种，包括感染、食物不耐受、损伤、体内菌群失衡，以及由 ω-3 和 ω-6 脂肪酸的比例失衡造成的促炎环境。此外，研究显示，我们的思维模式也可以具有促炎性。我将这种由思想驱动的炎症视为反刍思维的产物。

反刍思维是一个具有多重含义的术语。在心理学中，它指代的是凭借想象将焦虑和压力源再现，而不去关注解决方案的行为；当用于描述动物的进食模式时，反刍意味着“将已经咀嚼和吞咽的食物呕出并再次咀嚼”。我喜欢把这两种意思联系在一起。为了正确处理难以消化的食物，牛和羊这样的反刍动物会将食物反刍并重新咀嚼。这是保障食物被正确消化所必需的，我们知道未消化的食物会具有炎性，所以这对动物来说是一个有用的过程！

对那些难以接受、处理和“消化”的痛苦想法和经历来说，这个术语同样适用。压力反应体系受损的患者会在他们的脑海中不断回顾这些致其痛苦的想法，而不是对这些想法进行透彻的理解分析，然后继续前行。我需要补充一点，尽管反刍过程对反刍动物而言是有利的，但人类不是牛或羊，还没有进化到依靠反刍思维变得强健的程度。相反，反刍思维导致了我们自身的炎性标志物水平升高，并使我们的肾上腺变得状态更糟。尽管并非广为人知，但有多种用于处理难以消化之经历的有益方法。在本章中，我将与你分享一些最为有益的方法，以消除过去的创伤和压力源，使你可以在人生的征程上继续昂首前进，并抛开令人烦扰的“炎性想法”，以一种健康和快乐的方式生活。

为了恢复身体平衡，我们需要确保自己正在建立一种全方位的抗炎环境。

创伤性应激和桥本甲状腺炎

在罹患桥本甲状腺炎的早期，我并没有深入思考过情绪受到压抑和创伤性压力在自身免疫性疾病中所起的作用。但是与客户们多年来的合作经历，让我在影响桥本甲状腺炎的心理层面这一问题上开阔了眼界（和思想），很多患者即使执行了最好的生理干预措施，也没能成功地从潜在的情绪性创伤中康复。当我们把身体看作一个系统时，这就解释得通了；正如我们的生理健康可以影响我们的心理健康那样，反之亦然。

斯塔塞·罗宾斯（Stacey Robbins），一位专门与女性桥本甲状腺炎患者进行合作的生活教练，她认为创伤性事件和情绪压力与普遍存在于女性桥本甲状腺炎患者中的行为模式有关——比如完美主义、控制欲、猜疑、自我否定以及生活于恐惧中等。在此仅列举上述几例使大家有一个直观的印象。她认为这些行为都是对我们往日未痊愈的伤痛产生的强烈回应——无论是性虐待或者躯体的虐待，或者某种完全的忽视，抑或是一场悲剧性事件。

你认识到自己属于这些模式的哪一种了吗？如果你属于其中的某种模式，那么潜在的或者未解决的情绪创伤可能是阻碍你获得完全康复的元凶。我知道，哪怕是将记忆之箱撬开，并一窥你已压抑多年甚至数十年的痛苦经历都会是很艰难的。但是，解决那些可能加剧你的压力反应或者你自身的甲状腺功能障碍的事件或经历，或许是你从桥本甲状腺炎的症状中实现完全康复所必需的环节。我亲身体会过，回首痛苦经历是什么样的感受，而我也愿意与你分享一些我自身的历程，希望这有助于激励你在自己的道路上走得更远。

克服创伤性事件并摆脱其导致的模式

生活创伤会使我们进入一种战斗-逃跑的设置状态，但是我们可以通过正确的干预措施重新设定自身的状态。创伤、虐待和性侵犯的经历可能会导致某人相信以下的一种或多种说法。

“世界是一个危险的地方。”

“人们想要伤害我。”

“我在这里不安全。”

“我不值得爱。”

“我需要保护自己。”

“没有人重视我。”

“没有人相信我。”

“我不够格。”

在某种程度上，这些看法在我们的生活中充当着保护性的角色。例如，一个认为世界不安全的人可能会变得高度警惕，对潜在的威胁更为警觉，这可以保护他免受伤害。但是，这些消极的、自我限制的观念同样会导致一个人对控制的执着，使其感觉被孤立且不能被理解，并总是感觉与周遭的世界存在冲突。此外，生活中的负面经历不但会导致我们对周围的世界和身边的人，而且也会对我们自己形成负面的看法。

疾病根源的思索：你感到安全吗？

你在自己的家中、社区中，在身心层面感到安全吗？这是一个非常深刻的问题，超出了我刚开始做咨询工作时给自己的功能医学客户提供的健康问卷的范畴。在我患病的早期阶段，在家中、社区中，身心层面的安全感并不是我为自己或者他人要考虑的事情，但是我很快就看到一种模式呈现出来，尤其是在倾尽我（和他们）的全力，也仍未获得好转的客户身上。

感觉不安全会阻碍你的康复，因为它会将我们置于战斗–逃跑的模式中。正如我在第 2 章中提到的，甲状腺腺体会感知危险并启动免疫应答。我的许多朋友和读者都知道，我是一个忠实的进化爱好者，所以我不禁在想，也许在我们感觉不安全的时候，我们的头脑和身体正在向甲状腺和免疫系统发送某种信息。

尽管我认为自己更注重现实而非精神层面的内容，但是从生理角度看，这种认识是有道理的。作为一种交感神经系统的反应，过度活跃的战斗–逃跑模式通常存在于有创伤病史的人当中，并可能导致我们易于发生自身免疫性疾病——我们的情绪会将身体设置在战斗–逃跑模式，而非休息、消化和康复状态中。

我认为，桥本甲状腺炎是一种适应性生理功能的结果。你的身体会为了生存下去选择适应所处的环境。桥本甲状腺炎成为抗拒压力源和环境威胁的防御机制。威胁可能是毒素、感染、营养缺乏、当前的压力情况或者过去未解决的情绪压力。在下述这些情况中，甲状腺功能减退可以起到保护作用。

- 在受到虐待的情况下，甲状腺功能减退会让我们想要睡觉和退缩，就像战俘那样，我们会有更大的机会存活下来。
- 在受到性侵犯的情况下，甲状腺功能减退会使我们的生育能力下降，并且对潜在施暴者的吸引力也更低（脱发、体重增加、皮肤暗淡）。
- 由于甲状腺细胞的破坏而产生的焦虑症状可能会让人对潜在的危险更加警觉。

研究已经将身体虐待和性虐待与随后生活中超常的体重增加联系在了一起。某个身体边界或性边界遭受侵犯的人会寻找保护其自身的方法，这是有一定道理的。一个受到虐待或感觉易受伤害的人，或许会觉得可以从超常的体重中得到保护。我认为，女性更易遭受性侵犯和自身免疫性甲状腺疾病的痛苦并不是巧合。

在 2014 年，我参加了自然医学医师埃里卡·皮尔森（Erica Peirson）的一场讲座，她专门从事唐氏综合征（Down syndrome）儿童甲状腺疾病的研究。她解释说，在爱尔兰有更多的桥本甲状腺炎患者，这是因为更低的代谢速率帮助他们在土豆饥荒中存活了下来。想象一下——甲状腺疾病在饥荒时期是有利的！这是合乎情理的，因为代谢率低的人可以保持其体重，并在食物缺乏时为自身提供能量。所以，如果你拥有超常的体重，请感谢你的身体拥有这种天才的设计吧，同时你也需要思考一下，究竟是什么原因促使你的身体相信，你正在经历饥荒。

这是在困难时期发生在体内的对话。免疫系统："你在这里不安全。现在不是生育的好时机。"或者"我会通过减缓你的代谢帮助你度过严冬。这将允许你保有更多的体重，用以在食物缺乏时维持你的生存。我会让你感到寒冷和疲倦，这样你就不会冒险走出洞穴了。"

人们很容易意识到环境的威胁和身体受到的虐待，但是由他人掌控的精神虐待可能更容易令你感觉不安全。当你意识到某个你深爱且信任的人正在伤害你时，我知道这会让你感到十分伤痛并感觉遭受了背叛。但是请想一想你的身体正在对你诉说的话语以及相应的原因。

或许，你是某个由于自身过去的创伤而对正常的生活情境感到焦虑、高度警惕和不安全的人。此外，你自己的思维模式也可能加剧你当前的压力状态。

我知道要迈出改变的第一步并不容易，但改变是可能的，你没有必要这样生活下去。我不知道你在自己的生活中经历过怎样的创伤，但是我可以告诉你，你并不孤单，而且你的过去并不能决定你的未来。你可以从自己的过往中恢复过来，并且你有能力夺回属于你的健康和生活！如果你遭受了严重创伤带来的痛苦，你或许应该向一位治疗师寻求帮助。

在本章的最后，我会向你介绍我找到的最为有益的治疗方法。

你感到安全吗？

甲状腺疾病在你的生活中扮演着一种保护性的角色吗？

从哲学的角度看，把负面的自我观念与攻击我们自身机体的免疫系统关联起来并不是荒谬和遥不可及的，但是对所有像我一样心存疑虑的科学家来说，我需要与你们分享一些支持甲状腺和情绪之间关联性的研究内容。

创伤性压力和自身免疫性甲状腺疾病之间存在关联的最初报道可以追溯到1825年，当时一位坐在轮椅上的女性意外地摔下一段楼梯，之后不久她就出现了甲状腺毒症。早在1927年，伊斯雷尔·布莱姆（Israel Bram）博士对3000份甲状腺功能亢进病例进行了回顾，发现在出现甲状腺功能亢进之前，其中85%的患者经历了明显的创伤性压力！

很久以前，大多数研究人员已经认定，压力是格雷夫斯病的一种明确的触发因素。因为甲状腺功能亢进的进展速度明显快于甲状腺功能减退，所以相比桥本甲状腺炎，压力更容易被认为与格雷夫斯病之间存在关联。相比之下，大多数桥本甲状腺炎患者的发病时间要比其得到确诊的时间平均早10年左右。尽管如此，大多数研究者如今已经得出结论，即创伤性压力同样是促使桥本甲状腺炎发生发展的环境因素之一。

研究已将由身体虐待、性侵犯、忽视、家庭关系失衡所造成的童年创伤性压力与日后出现的自身免疫性疾病引起的住院率升高联系起来。这种联系并不局限于童年；遭受身心折磨和性虐待（通常出自追求浪漫的伴侣之手）的受害者存在的受虐者综合征——根据定义，包含诸如哮喘（一种自身免疫疾病）和纤维肌痛（通常与桥本甲状腺炎相关）等与健康有关的病症。

2000年，研究人员斯坦（Stein）和巴雷特·康纳（Barrett-Connor）发现，昔日的性侵犯与乳腺癌、关节炎和甲状腺疾病的患病风险升高有关。下面会介绍更多类似的研究。

- 另外的两项研究发现，遭受性虐待同时存在月经相关性情绪障碍的女性，存在甲状腺激素水平的改变。
- 在儿童时期受过虐待的人存在更高的桥本甲状腺炎的发病率，研究者总结说，“严重的童年创伤相关性压力会促使甲状腺水平发生持续的改变。”
- 1999年，由王（Wang）和梅森（Mason）主持的一项研究报告说，存在战斗相关性创伤后应激障碍（Post-Traumatic Stress Disorder，简称PTSD）证据的前战俘们，其游离T3水平和总体的T3水平出现了下降。这种甲状腺激素水平的变化可能反映了前战俘们“拒绝沟通”（Shutting-Down）或者“不理不睬”（Stonewalling）的精神状态，这些行为相比会使其置身于危险之中的战斗–逃跑反应而言更利于保护生命。更多关于创伤后应激障碍的研究发现，甲状腺激素释放模式出现了多种变化，比如 T4 相对于 T3 的比例升高或者 T4 激素水平变得更低。

- 其他研究发现，在自身免疫性疾病病例中，将近 80%的患者报告其在疾病发生前存在超常的精神压力。

超常的精神压力有一个宽泛的定义——它指出，从失去亲人到搬迁或者工作变动，抑或是家庭添新丁，这当中的任一件事都可以作为触发因素。这些压力源可以引发或加剧潜在的自身免疫性甲状腺疾病。我的客户一次又一次地报告说，在其身边出现了上述提及的任何一种压力源后，他们的感觉开始变得不舒服。

重置自身压力反应方案

我们中的大多数人都经历过一些事件，它们在某种程度上塑造了我们——这是人类本性的一部分。在某些情况下，我们的经历会导致我们对自身和世界产生消极的想法，而这会导致应对策略和防御机制的发生和发展。比如，由于童年的各种经历，我变得认为世界不是一个安全的地方，我不够安全，我必须自己照顾自己。这使我产生了信任和控制方面的问题，以及自我要求过高、完美主义和工作狂的倾向。

在某种程度上，这些应对机制帮助我获得了成功的人生。也要感谢我自身的信任问题，因为它的存在很少有人能够占我的便宜。我对自己的高期望以及工作狂和完美主义的倾向，帮助我在 23 岁取得了博士学位，并让我在众多工作中表现出色。我一度认为，克服悲伤情绪的最佳方式就是工作、让自己保持忙碌并完成既定目标。我尽可能地回避空闲时间，因为独处及给自己留下额外的时间会让我感到悲伤……于是我巩固了这些基于我的性格特征发展出的行为模式。

问题在于，我完全不知道应该如何放松。我只有两种设置：工作和睡觉。即使当我的身体开始排斥通宵开夜车、过度承诺、咖啡因以及繁忙的社交集会时，我仍然在奋力前行，于是我开始失去自身的健康。在某种程度上，你可以认为，我的免疫系统对自身甲状腺进行攻击是我的身体强迫我慢下来的方式。

当我被确诊患有桥本甲状腺炎时，为了让自己恢复健康，我只关注对抗和处理生理性的触发因素。我变成了一名战士，但是当你对抗一种自身免疫性疾病时，你事实上是在与自己作战。

我是如何变得对自身免疫与情绪之间的关联感兴趣的

我个人对创伤性事件并不陌生。我经历的一些创伤相较于其他人所遭受的痛苦可能是微不足道的，但我能感受到它们是如何共同对我自身疾病的发生发展产生显著影响的。

我生命中最为重要的创伤性事件，是在我 20 岁出头时一位亲人的意外离世。对我来说，在其离世后数年，我出现了明显的甲状腺症状，但其实早在其死后的数日内，我的激素水平就发生了变化，眼前出现了飘浮物（我的外周视野中闪烁的光点被认为是甲状腺细胞分解的可能症状）。

我内心的一部分曾认为，这样经历只是一种巧合，但事实是，并非只有我一个人在应对创伤后的疾病发作问题——患有桥本甲状腺炎的读者中有 20% 的人报告说，他们的症状都开始于一个挚爱的亲人死去之后。我现在觉得，为了激励自己和其他患有此病的人，我需要正确处理自身的创伤，并将其公之于众，以免其他人重蹈独自承受痛苦的覆辙。在我使用将于本章中分享的疗法处理创伤后，疼痛的问题得到了解决。如果你经历过一场自己至今尚未能够处理的创伤性事件，或许对甲状腺腺体进行一番治疗会成为将疼痛驱离的入口。

身心疼痛这个术语被用于描述由心理体验和创伤引起的疼痛，而专门从事身体治疗的治疗师报告说，创伤会储存在身体的某些部位。我记得，在我听说自己所爱的亲人已经去世的当天，我经历了有史以来最为糟糕的颈部疼痛，后来我发现，每当我回忆起这名逝者时，我的甲状腺腺体都会疼痛和抽动。我渐渐想知道，是否自己经历的所有痛苦都与我的甲状腺腺体有关；我的甲状腺腺体就仿佛一个可以保存自己所有伤痛和创伤的小盒子，直至某一天创伤变得过于巨大，盒子无法继续容纳它，甲状腺的炎症就开始出现了。虽然我在关注创伤时仅仅留意到了这种疼痛，但我相信炎症反应是始终存在的。在我使用将在本章稍后分享的疗法处理创伤后，疼痛的问题得到了解决。如果你经历过一场自己至今尚未能够处理的创伤性事件，愈合的甲状腺腺体的某个部分或许正在打开，以将痛苦驱离出来。

尽管许多由生理驱动的生活方式的改变可以帮助人们治疗自己的身体，但它们并没有解决延续自身免疫反应的潜在模式问题。许多遵循 DIG-AT-IT 方法、严格执行 T 阶段的所有饮食改变并进入缓解期的完美主义者和 A 型人格的读者，再次回到了最初致其患病的生活模式之中（承担了超出自身能力范围的工作、过度工作以及只顾满足他人），尽管他们当时仍在执行无谷蛋白饮食。这就是一种全面的、从整体着眼的方法对桥本甲状腺炎的治疗来说如此重要的原因。

如果我们能够告诉自己的身体“停止对自身进行攻击”该有多好。事实上我们也可以做到这一点，但是为了产生预期的效果，我们需要用一种身体可以理解的方式向其说明，我们现在很安全。你如何让自己的身体知道你是安全的呢？将你的身体视为神圣的庙宇，善待它，并在饥饿来临时为它提供营养丰富的食物。不要错过每一顿饭；不要让它承受不必要的压力，比如整日工作而不进行娱乐或休息。当你疲倦时就去睡觉。不要给它涂抹刺激性强的化妆品和护肤霜。当你疲倦时不要强迫身体接受更多的咖啡因。要让它休息。当它试图告诉你，你所食用的某种食物没有功效时，不要将其浸入抗酸剂当中。你要像关心一位感觉不适的朋友、宠物或孩童那样倾听它的心声并照顾它。

为你体内的这场战事画上句号的另一部分关键内容可能在于，解决一些你往日的痛苦经历，并重置你对世界和自身认识的思维模式。这些内容是我在自己的治疗过程中经历的必需步骤，在你从桥本甲状腺炎的症状中完全康复之前，它们同样可能是你需要采取的步骤。我建议每个人首先完成下面的步骤。从完成前 4 个步骤开始，如果你需要额外的帮助，再看步骤 5。

步骤 1：践行自爱

人们通常希望被他人救治，但是治愈实际上来自于我们每天做出的种种选择。你能做出的最为重要的一种选择就是，爱自己而非伤害自己。

你如何来展现对自身的关爱呢？你可以给自己一个拥抱作为起始。虽然我承认，拥抱自己听起来有些尴尬和傻傻的，但我强烈建议你尝试一下。立刻。用你的双臂紧紧地抱住自己。你会情不自禁地露出由衷的微笑。

也有一些其他的方法可以让你展现对自身的爱护。每天，问自己这样一个问题：“如果我真的爱自己，我可以做些什么？”如果你正在寻求建议，我在下面列出了部分自我怜惜的行为作为范例。

- 不限时间，泡一个热水澡
- 做一次按摩
- 给你自己购买一项特殊的服务享受一下
- 用美食滋补自己
- 对自己说一些友善的话语

- 为自己仗义执言
- 打个盹儿
- 做些真正对自己好的事情
- 必要时请求他人帮助
- 与某个愿意倾听且不作评判的人交谈

步骤 2：养成一种感激的态度

获得好转的最快方法之一就是开始记录一份感谢日志。每天想 3 件你所感激的事物并将其记录在你的日志中。尽管你可能正生着病，但是仍会有你可以感激的事物存在，比如冰箱中储满了食物、你的小孩讲给你听的趣事、床上舒适的枕头、刚刚购买的芳香肥皂、能让你怀抱自己宝宝的臂弯以及拥抱你所爱的人们……就从每天列出 3 件事情开始，无论事情的大小，然后看看它将带给你怎样的体会。我敢说，你的感觉只会更好，而非更糟。

当我们被确诊患有桥本甲状腺炎时，我们会感觉自己的身体辜负了我们，但这可能是因为我们的身体拥有一种内置的保护机制。这或许听上去有些俗气，但是我想让你试一试。要感激你的身体努力帮助你存活下去，并感谢你的身体让你感知到有些事情不太对劲，而不是感到愤怒，并与你的身体开战。

步骤 3：寻找 α 脑波

将你的大脑切换至积极和放松的思维模式有助于减少消极的思维模式并处理昔日的创伤，或者让你得以宣泄悲伤。我在肾上腺恢复方案中推荐的瑜伽和正念训练可以温和地重塑你的思维模式。我同样推荐神经反馈治疗，一种测量你的脑波并教你拥有更积极的思维模式的疗法。这些疗法具有累积性，这意味着你进行治疗的次数越多，你的感觉会越好。

步骤 4：在社会群体中寻求支持

患有一种看不见的自身免疫性疾病会让人感受到彻底的孤独。尽管朋友和家庭成员经常会围绕在那些存在可见伤害或晚期诊断（比如癌症）的患者周围，但是大多数人并不懂得如何向一个患有桥本甲状腺炎的亲人给予他们的支持。他们可能不理解你的症状，并且不明白为什么你要寻求与传统西方医学相反的、抵制谷物的治疗方法来消除自己的症状。毕竟，你在他们眼中很可能“看上去没有生病”。有件重要的事情你要知道，正如我的朋友斯塔塞·罗宾斯所说的：“你没有发疯，而且你并不孤单！”其他许多人都经历过和你同样的种种挑战，并且他们会为你提供支持和帮助。

无论是一位可信的朋友、一个网络论坛、一名教练还是一位治疗师，你可以找到一个听你倾诉并可为你提供支持的人。

疾病根源研究角：社会压力

作为人类，我们天生就是社会性的生物。从进化的角度看，我们得以生存的原因部分程度上依赖于我们在群体内建立社会关系的能力。因此失败、失望以及被社会所排斥的感觉会促进压力和甲状腺激素水平的变化。

尽管人体研究是不符合伦理的，但是研究人员已经创建了设有对照的社会压力情境，用以检测动物在面临社会压力时的激素反应。科学家们将雄性大白鼠暴露在模拟的社交挫败情景中，即入侵者大白鼠被放入陌生的大白鼠夫妇所在的笼内，并在随后反复受到居住于此的雄性大白鼠的攻击。在被放入不同的鼠笼并被其他大白鼠攻击 4 周之后，入侵者大白鼠的甲状腺激素水平发生了明显变化。在这项社会压力实验结束 1 周后，入侵者大白鼠的 T4 水平和 T3 水平下降了 50% 左右。在 4 周内，这些大白鼠开始表现出可能反映其意志丧失（探索行为减少）并且无法体会快乐（不进食糖类，这是大白鼠最喜爱的活动）的举止。

在一项相关的研究中，从羊群中隔离的绵羊同样被发现存在甲状腺激素水平的改变。

患有一种自身免疫性甲状腺疾病，甚至是克服此病症所需的生活方式的改变，都会令人产生孤立感。我不断看到，处于挣扎状态的人通常都缺乏社会支持，并且感到失败、被排斥及孤立无援。

当你走在自己的人生路上，尤其是在你的健康旅途中时，感受到社会感、支持感，甚至只是一个可以交谈的人的存在是非常重要的。一次又一次的结果证明，做得最好的都是那些在社会群体中找到了支持的人，无论是面对面还是通过网络模式。

步骤 5：愿意寻求更深层次的治疗

大多数人可以从瑜伽和冥想、记日志以及积极的自我肯定中获益，但是部分人为了解决与创伤性压力相关的问题，需要进行超出这些训练范围的治疗。如果你属于后者，我建议你寻找互助小组、自助书籍、情绪自由技巧，甚至可以向一名专业治疗师寻求帮助，以帮助你重塑自己的压力反应。

你可以找到多种类型的疗法，因为我更倾向于把时间花在解决方案而非沉湎于过去的痛苦之中，所以眼动身心重建法（Eye Movement Desensitization and Reprocessing，简称 EMDR）尤为吸引我。眼动身心重建法是心理治疗师用于帮助人们消除创伤性事件持久影响的一种方法。当其他方法无效时，该方法可以帮助人们克服创伤性事件。

弗朗辛·夏皮罗（Francine Shapiro）博士是一位美国心理医师和教育家，在留意到特定的眼部运动减轻了自身的烦恼想法，并在自然环境中散步时减轻了自身的焦虑症状后，首先研发了这种方法。她在创伤受害者中对此方法进行了测试，并于 1989 年发表了她的成果。较之创伤相关的认知行为疗法，眼动身心重建法与之具有同等的功效，而且是用于治疗创伤后应激障碍的一种具有客观证据基础的疗法。我更倾向于选择眼动身心重建法是因为关注创伤的疗法着实会花费很多时间，并且在患者获得好转之前会让他们感觉更为糟糕。眼动身心重建法的一种分支疗法，被称为死后感应通讯（Induced After-Death Communication，简称 IADC）的疗法，对处理由于失去亲人造成的创伤特别有帮助。

顾名思义，关注创伤的疗法以往日的创伤为中心，需要揭开旧疮疤，把经年的泪水像拧开水龙头一样宣泄出来。相比之下，眼动身心重建法为大脑提供了一种新奇的方式来重新处理创伤，并且无须花费数年时间对每次的创伤事件进行深入的探究。

尽管我用了将近 1 年时间对悲伤情绪进行专业的治疗，并且感觉它给予了我很大的帮助，但在失去一位亲人后，仍然发生了创伤后压力反应障碍。许多年以后，我依然觉得这一死讯好像才刚刚传出，我经常会因此做噩梦，并在想起或谈及其去世的事情时，都会控制不住自己的感情或感到精疲力竭。我现在意识到，正是由于我极力压抑创伤，所以它才变得具有毒性。眼动身心重建法帮助我正确处理了这个重大的创伤，以及其他在我们这个世界太过寻常的童年创伤——它们导致我形成了自我限制的想法和观念。

虽然你需要的治疗次数最终取决于你过去曾经经历过的创伤性事件的数量，但是眼动身心重建法在单一阶段内就能够开始产生效果。它成功地让患者变得对以往灾难性的创伤不再敏感！我现在可以区分已发生之事和我所做之事在意义上的差异了，之前这对我来说一直是一个挑战。

疾病根源的思索：改变脑海中的声音

我们之中有多少人从自己的生活中排除了消极的人、对不能提供支持的朋友说再见、尽量减少了同吝啬亲戚之间的接触，却仍然不断地自责呢？我一直是自己最大的憎恶和批判对象，在这方面我相信并非只有我一人如此。下面是部分我曾直接对自己产生的想法。

“你太蠢了，我不敢相信你在某某人面前说了那样的话。”

“你太笨手笨脚了，人们会嘲笑你的。”

“你又起晚了？你真是一个失败者。”

我所意识到的事情是，当我保证不让任何人责备我时，“任何人”中需要包括我自己。

让我们重新进行界定。回想某次你做错事情的时候。你对自己说了什么？现在换位思考一下，如果这是你最好的朋友、小妹或者女儿，你会怎么做呢？设想她经历了一整天的工作和旅行，然后第二天起晚了，并错过了两个会议，你会对她说什么？

很可能，你会以一种更加慈爱的方式给予回应。你不会说：“你这个蠢货！我不敢相信你做了这样的事。你是人生的失败者。”你可能会说：“亲爱的，听说你睡过头并错过了这些重要的会议，我很遗憾。我相信你已经对此感到懊悔了。也许这是你的身体需要更多休息的征象，或者是你一直以来工作太辛苦了。要善待并照顾好自己。”

言外之意，你成为自己最好的朋友是没有问题的。你要像对待自己的小妹或宝贝女儿那样温柔地、友善地对待你自己。

在你的生活中，谁是那个让你无条件去爱的人呢（一个孩子、一个朋友、一个家庭成员，还是一个宠物）？

你会对自己说哪些你永远不会对所爱之人讲的话呢？

如果你像对自己无条件所爱的人那样对待自己，你会对自己说什么呢？

高级肾上腺支持方案

重置我们的压力反应好比一个旅程。我推荐双管齐下，同时解决你自身压力反应功能障碍背后的心理层面和生理层面的问题。现在你已经有了一个解决自己过往问题的行动计划，让我们来谈谈如何解决你当前的压力激素的问题吧。

功能正常的肾上腺可以有规律地产生皮质醇。早晨皮质醇水平的升高有助于我们以一种精神焕发的状态起床，做好面对一天的准备，就寝时皮质醇分泌的减少有助于我们放松和入睡。部分存在肾上腺功能障碍的患者存在一种反转的皮质醇合成节律，他们的肾上腺在早上释放的皮质醇非常少，而在夜间的释放量却过多，这导致他们的活跃和困倦时间出现了紊乱。

还有一些人可能一整天的皮质醇分泌量都异常偏低，并且天天如此。这些人醒来就很疲惫，并且整日感觉疲乏无力（我就是这样的情况——这一点都不有趣）。皮质醇水平低下也会在体内引发不受控制的炎症反应，阻碍康复的进程。

通过使用补剂恢复激素合成的正常节律是可能的。在早上使用甘草根提取液，可以通过延长体内皮质醇的存续时间以提高皮质醇水平，而在睡前使用磷脂酰丝氨酸可以降低皮质醇水平。你也可以服用孕烯醇酮和脱氢表雄酮等非处方激素类补剂平衡体内皮质醇的合成。对于表现不佳的肾上腺，肾上腺腺体产品以及氢化可的松等药物可能会有帮助。

尽管这些激素大多都可以在健康食品店的柜台买到，但它们并非温和的药物，应当在受过训练的专业人士监督下谨慎使用。孕烯醇酮和脱氢表雄酮是激素和类固醇的前体，并且具有加剧激素依赖性肿瘤病情的潜在能力，而甘草则会使高血压症状恶化。在大剂量使用或长时间使用时，氢化可的松可以引起体重增加和下丘脑-垂体-肾上腺轴的抑制。与熟悉这些激素用法的专业人员合作是非常重要的。

需要注意的是，在尝试这些药物之前，你应首先对自己进行肾上腺功能障碍的检测。这是因为，每个阶段的肾上腺功能障碍的治疗需要以不同的剂量、不同的组合使用上述提及的补剂。

我推荐使用生命健康实验室的唾液功能性肾上腺压力概况检测，并使用荷兰人（DUTCH）肾上腺激素检测面板，这些是我发现的最为准确的肾上腺检测产品。想要了解我推荐的补剂品牌，请前往 www.thyroidpharmacist.com/action 网址。

疾病根源的思索：创伤的旅程

你在生活中有没有经历过令你对这个世界产生消极想法的创伤？

这些创伤是否影响到了你的健康状况、身心状态或者幸福感？

如果你没有克服自身创伤的话会发生什么？

你打算如何克服生活中的这些创伤？

"今天我选择爱自己。今天我选择珍惜自己。我将不再自我抨击、自我质疑或者自我加压。我理应变得更好。我应当得到爱、同情、呵护和理解。我不会就此满足。今天我将从自己开始做起。"

肾上腺唾液检测结果

虽然我在第 5 章中分享了部分与肾上腺功能障碍不同阶段相关的症状，并且这些内容能指导你"推测"自己可能存在的肾上腺功能障碍程度，但是为了使用激素，我建议你进行一次肾上腺唾液检测，以确定你的肾上腺功能障碍所处的确切阶段，然后在一位接受过专业训练的医师指导下使用这些激素。

肾上腺唾液检测会在一天中测量 4 次皮质醇的读数（分别在早晨、中午、下午和就寝前），并且还会计算当天的皮质醇总量。皮质醇是一种可以提升我们能量水平的激素。健康的肾上腺节律将从清晨高水平的皮质醇合成开始，使得我们精神焕发并做好开始新一天的准备，随后皮质醇的水平会在一天之内逐渐降低。

入睡前，皮质醇应当处于其最低水平，以便我们可以得到需要的休息。4 次皮质醇读数的变化是一个人在一天内感觉如何的关键。比如，一个在早晨皮质醇水平偏低的人可能难以起床和感觉浑身没劲儿，而一个夜间皮质醇水平很高的人会存在难以入睡的问题。一个皮质醇读数随着时间进展升高的人，可能会在这些读数对应的时刻前后感觉到焦虑或易怒。

在对桥本甲状腺炎患者的数百次肾上腺唾液检测进行回顾之后，我惊讶于它们能准确描绘出一个人的感受。

经过 3 个月至 2 年的治疗，下文中列出的方案帮助我的客户恢复了他们的肾上腺功能。

在肾上腺功能障碍的每个阶段，孕烯醇酮和脱氢表雄酮每天需要给药 2~3 次，而甘草根只能在出现低皮质醇读数之前使用，以帮助提高皮质醇水平，磷脂酰丝氨酸则只能在出现高皮质醇读数前使用，以帮助清除体内过量的皮质醇。

每种唾液检测结果所对应的肾上腺激素方案

阶段 1：高水平皮质醇阶段。在这个初始阶段，下丘脑–垂体–肾上腺轴存在过度响应。肾上腺唾液检测可以显示出高水平的皮质醇总量以及处于临界、低下或正常水平的脱氢表雄酮。

方案：

- 孕烯醇酮：每次 6~8 mg，每天 2~3 次，服用 3~6 个月
- 脱氢表雄酮：每次 4 mg，每天 2~3 次，服用 3~6 个月
- 锡拉（ProThera）品牌的磷脂酰丝氨酸（无大豆）：在高水平皮质醇读数对应的时间点 30 分钟前服用，服用 1~2 周

阶段 2：皮质醇主导的阶段。这个阶段脱氢表雄酮水平很低，或者处于临界状态，皮质醇水平总体正常，但是肾上腺唾液检测可能会显示皮质醇节律性的波动，比如早晨皮质醇水平过高，但在当天晚些时候含量逐渐降低。随着这种情况的持续，肾上腺最终会变得筋疲力尽，并开始燃烧殆尽，患者就进入到了第 3 阶段。

方案：

- 孕烯醇酮：每次 8~12 mg，每天 2~3 次，服用 3~12 个月
- 脱氢表雄酮：每次 2~3 mg，每天 2~3 次，服用 3~12 个月
- 锡拉品牌的磷脂酰丝氨酸（无大豆）：在高水平皮质醇读数对应的时间点 2~4 小时前服用，服用 1~2 周

阶段 3：低皮质醇阶段。在此阶段，脱氢表雄酮水平很低，或者处于临界状态，皮质醇水平总体偏低。

方案：

- 孕烯醇酮：每次 10~15 mg，每天 2~3 次，服用 3 个月至 2 年
- 脱氢表雄酮：每次 1~3 mg，每天 2~3 次，服用 3 个月至 2 年
- 氢化可的松：每日分次服用 5~15 mg，如果皮质醇总量在 15 nmol/L 以下，服用 1~6 个月
- 甘草提取液：在低皮质醇读数对应时间点 4 小时前服用 5~10 滴，服用 3~6 个月（高血压患者不要使用）

警告：尽管我在本书中推荐的大多数制剂都可以被很好地耐受，且不太可能引

更多的肾上腺资料

想要进一步了解关于肾上腺的内容，你可以查阅我的另一本书《桥本甲状腺炎：通过改变生活方式消除病症》，或者下面的优秀资料。

艾伦·克里斯蒂安森著作的《肾上腺重置饮食》(*The Adrenal Reset Diet*)

詹姆斯·威尔逊著作的《肾上腺疲劳》(*Adrenal Fatigue*)

英杰华·罗姆（Aviva Romm）著作的《肾上腺甲状腺革命》(*The Adrenal Thyroid Revolution*)

发不良反应，但激素方案使用的补剂例外。上述所有列出的补剂都有影响激素水平的倾向，而且虽然它们不需要处方就可以获得，但是我建议你在一名受过训练的专业人员的监督之下使用它们。

孕烯醇酮：存在激素依赖性癌症或肿瘤，抑或是甲状腺功能亢进病史的患者不可服用。开始时不要使用全剂量。

脱氢表雄酮：存在激素依赖性癌症、肿瘤、雌激素过多症、高水平脱氢表雄酮、高水平睾酮、甲状腺亢进或者多囊卵巢综合征病史的患者不可服用。开始时不要使用全剂量。剂量过大会引发痤疮，如果出现这种情况，应减少药量或停止用药。

氢化可的松：存在众多潜在需要防范的事情和副作用，包括使用过量时会对垂体和肾上腺产生抑制。可能会抑制免疫系统，并加剧轻度感染的散播。

甘草提取液：高血压患者不要服用。该产品会升高血压。

磷脂酰丝氨酸：肾上腺疲劳进入阶段 3、肾功能减退或饮用咖啡因的患者不可服用。

肾上腺腺体

根据肾上腺功能障碍的起因，你可以使用肾上腺腺体（有时涉及垂体或下丘脑腺体）产品与上述方案联合使用或者作为这些方案的替代品使用，以支持肾上腺激素的合成。优质的腺体产品品牌包括标准过程、生命研究（Biotics Research）和过敏研究组。

后续步骤

正如我们已经讨论过的，创伤和压力在桥本甲状腺炎的发展及其彻底改变你自身症状的方式中扮演着主要的角色。希望高级方案帮助你厘清了这种关联，并为你提供了缓解自身症状所需的指导。与你分享这些至关重要同时又十分私密的信息，让我感觉好多了。要记住，践行富有同情心的自我关爱是帮助你恢复最佳健康状态的一项长期策略。自始至终，都要善待你自己。

第 11 章

用于解决感染的方案

慢性感染是最易被忽视的桥本甲状腺炎的触发因素，识别并对其加以处理可以带来桥本甲状腺炎症状的完全缓解。重视感染非常重要，因为部分感染是逐渐发展的，如果没有及时对其做出相应的识别并加以治疗，会导致越来越多的症状。

本章会讲述针对慢性感染的检测、针对桥本甲状腺炎患者最为常见的感染制订的特异性治疗方案，以及一种在缺少阳性检测结果的情况下可以使用的广谱感染治疗方案。

你或许想知道这些感染会藏匿在体内的哪些地方。事实是，它们可以存在于任何地方，比如你的牙龈、鼻窦、甲状腺腺体和肠道内。根据它们存在的场所，这些感染可以通过多种机制加快自身免疫反应的发展：如果位于甲状腺腺体外，则为分子拟态机制；如果位于甲状腺腺体内，则为旁观者效应或者甲状腺定向自身免疫（更多相关信息参见第 2 章内容）。位于肠道、牙龈或者鼻窦内的感染也可以直接加剧肠道渗透性的改变。

科学家们发现了大量的证据，表明桥本甲状腺炎是由感染引发的。桥本甲状腺炎患者经常在血液检测时出现阳性结果，表明其过去或目前受到了某种感染，许多患者自身免疫性疾病的起源都可以追溯到一场疾病。目前，科学家们尚未确定桥本甲状腺炎就是由感染造成的，他们正在寻找每位桥本甲状腺炎患者是否都存在一种单一感染的证据。但是这并不是一件非黑即白的事情。如果认为每个患有该病的

疾病根源研究角：揭穿桥本甲状腺炎中的卫生假说

我们知道，自身免疫性疾病在经济较为发达的地方更为常见，这导致了自身免疫反应卫生假说的出现。这个理论认为，我们患上自身免疫性疾病，是因为我们太干净了，我们在童年时期没有经历足够的感染，导致免疫系统发育不充分。这种免疫反应被比作一个小镇上的无聊警官，他不是去寻找真正的罪犯，而是以轻罪为由对良善的公民进行骚扰。一些人会把这个理论作为反对治疗桥本甲状腺炎中感染的一个理由，认为感染有助于促进免疫系统的平衡。

尽管卫生假说已经从其他疾病中得到了一些科学验证，但其尚未被证明与桥本甲状腺炎有关联。一项研究发现，在无菌环境中饲养的啮齿动物发生 I 型糖尿病的风险更高，但相同的效应并未在患有桥本甲状腺炎的动物中见到。实际上，在传统环境中饲养的啮齿动物比在无病原体的环境中饲养的啮齿动物发生甲状腺炎的频率更高。2016 年的一项研究揭示，在一个寄生虫感染率很高的秘鲁农村中，其桥本甲状腺炎、哮喘和类风湿关节炎的发病率与工业化国家相当。因此，感染并未被发现有助于防止自身免疫性疾病发生，反而可能会使其变得更糟。所以，如果你发现自身存在感染，我建议你采取相应的治疗措施。

患者都存在某种感染，这种感染就是唯一的疾病根源，而没有该病的人则不存在此种感染的话，就想得过于简单了。在我看来，情况要更加复杂。桥本甲状腺炎更可能是多种因素综合作用的结果：基因与感染 A，也可能是感染 B、感染 C 甚至感染 D 组合，加上营养素的缺乏和有益细菌的减少，会导致某种自身免疫性疾病的发生。

许多具有感染性的病原体可能存在与甲状腺腺体中相似的蛋白质序列，诸多感染具有侵染甲状腺腺体的能力，而且许多类型的感染可以引发肠漏。新近的一些研究甚至指出，即便是对身体有益的细菌（比如乳酸杆菌），也可能存在与甲状腺腺体中相似的蛋白质序列，所以在肠漏的情况下，益生菌进入我们的血流中同样可以引起一种与甲状腺组织发生潜在交叉作用的免疫反应。

上述所有情况就是各种感染会如何导致自身免疫性疾病发生的潜在机制。

与桥本甲状腺炎有关的众多感染

许多感染都牵涉到触发和加剧桥本甲状腺炎的症状。以下是一些我在客户身上发现或者在研究中报道过的感染的名字。

- 汉氏巴尔通体，“猫抓热”
- 人芽囊原虫
- 伯氏疏螺旋体（引发莱姆病的细菌）
- 柯萨奇病毒
- 隐孢子虫
- 巨细胞病毒
- 脆弱双核阿米巴
- 小内蜒阿米巴
- 溶组织内阿米巴
- 肠道病毒
- 红细胞病毒 B19
- 肠兰伯鞭毛虫
- 幽门螺杆菌
- 丙型肝炎
- 疱疹病毒
- 人类疱疹病毒 6 型
- 人类细小病毒
- 人类 T 淋巴细胞病毒 1 型（HTLV-1）
- 布氏嗜碘阿米巴
- 腮腺炎
- 鸟分枝杆菌副结核亚种
- 风疹
- 鼻窦感染
- 小肠细菌过度生长
- 刚地弓形虫
- 小肠结肠炎耶尔森菌

如果你患有桥本甲状腺炎，并且症状一直很难得到缓解的话，那你很有可能存在一种感染。在我的客户中，80%通过改变饮食没有获得缓解的人在使用功能医学的检测方法后检测出了一种或多种感染。就像我们在药学课堂上所说的那样，“每种小病都需要一种不同的药物”，这意味着每种感染都有其独特的治疗方案。我很乐意与客户分享最为可靠的检测方法，用于了解他们是否存在一种或多种感染，为他们选择适当的治疗方案提供方便。不过你要明白，没有哪种检测是完美的，而且也可能会出现假阴性结果。尽管如此，假阳性结果是不存在的。

尽管可能触发桥本甲状腺炎的感染很多，但是我在自己的客户群体中所见到的最常见的感染是由小肠细菌过度生长、幽门螺杆菌、酵母菌过度生长、人芽囊原虫和再活化的 EB 病毒引起的，所以接下来我们会重点关注上述这些感染。

检测感染

- **幽门螺杆菌：**我建议使用粪便抗原检测查找幽门螺杆菌，较之于幽门螺杆菌呼吸测试甚至内窥镜检查，这项检测更加灵敏。与因为既往感染而呈现阳性结果的血液检测不同，阳性的粪便抗原检测结果可以揭示当前存在一种感染。2015 年，我的客户中有 20%的人被检测出幽门螺杆菌呈阳性。可靠的粪便抗原检测包括来自生命健康实验室的 401/401H 检测、诊断解决方案实验室（Diagnostic Solutions Lab）的肠胃地图（GI-MAP）检测、医生数据的粪便综合性分析（Comprehensive Stool Analysis）、诊断相关实验室（DRG Lab）的肠胃病原超全景（GI Pathogen Plus Profile，简称 GPPP）检测以及热那亚诊断的肠胃全景效应–粪便（GI Effects Comprehensive Profile-Stool）检测。
- **人芽囊原虫：**这种原生动物寄生虫是我在桥本甲状腺炎患者中发现的最为常见的寄生虫。2015 年，我的客户中有 35%的人被检测出原生动物寄生虫阳性。对该寄生虫进行检测的功能医学粪便检测方法包括生命健康实验室的 401/401H 测试、诊断解决方案实验室的肠胃地图检测、医生数据实验室的粪便综合性分析检测、诊断相关实验室的肠胃病原超全景检测以及热那亚诊断实验室的肠胃全景效应–粪便检测。
- **酵母菌过度生长：**酵母菌过度生长同样可以通过生命健康实验室的 401/401H 检测、诊断解决方案实验室的肠胃地图测试、医生数据实验室的粪便综合性分析检测、诊断相关实验室的肠胃病原超全景检测和热那亚诊断实验室的肠胃全景效应–粪便检测以及其他多家实验室提供的有机酸测试等粪便检测中被发现。
- **小肠细菌过度生长：**2007 年的一项研究揭示，54%的患有甲状腺功能减退症的患者存在小肠细菌过度生长的情况。不幸的是，大多数粪便测试并不对小肠细菌过度生长进行检测。为了正确检测小肠细菌过度生长，我们需要进行呼吸测试，以确定产气细菌的存在。一些消化中心有进行呼吸测试的仪器；除此之外，你可以订购一套使用乳果糖刺激细菌释放气体的呼吸测试试剂盒。小肠细菌过度生长呼吸测试可由下述实验室提供：联合体实验室（Commonwealth Lab）、生命健康实验室和热那亚诊断实验室。

- **EB 病毒再活化：**我们中的大多数人都曾感染过 EB 病毒。在某些情况下，病毒可能没有得到适当的抑制，从而引发或加剧了自身免疫性疾病。血液检测被用于了解患者是否存在病毒活化形成的感染。以下是需要检测的内容（我建议检测全部三项内容，因为只检测一项可能会出现阳性反应），以及结果可能意味着什么。
    - **通过酶联免疫吸附测定（ELISA）检测 EB 病毒衣壳抗原免疫球蛋白 G/ 免疫球蛋白 M（EBV–VCA IgG/IgM）：**免疫球蛋白 G 阳性意味着你曾经或目前存在感染；免疫球蛋白 M 阳性意味着病毒再度活化形成感染。
    - 通过酶联免疫吸附测定检测 EB 病毒 1 型核抗原免疫球蛋白 G（EBV-EBNA-1 IgG）：阳性检测结果通常与既往的感染有关系。
    - 通过酶联免疫吸附测定检测 EB 病毒早期抗原免疫球蛋白 G（EBV-EA-D IgG）：早期抗原免疫球蛋白 G 的阳性反应可能意味着活动性感染或病毒再度活化形成感染。

桥本甲状腺炎患者的肠道感染：概述和推荐方案

以下是我在自己的桥本甲状腺炎客户身上见到的最为普遍的肠道感染，以及用于解决每种感染的治疗方案。我列出了针对这些感染的药物治疗、草药治疗和支持性治疗方案。一般来说，处方药物治疗方案本质上更激进，持续时间更短暂，并伴随着更多的副作用。相比之下，草药治疗方案通常更为温和，可以被更好地耐受，而且作用更持久。在许多情况下，草药治疗方案可以作为药物治疗方案的替代方法，抑或是作为辅助手段在药物方案之前或之后使用。支持性方案是作为补充方案使用的，其可以与药物或草药方案联合使用，以加快康复速度，但是它们本身不大可能主动抑制感染。你应该就每种治疗方案的风险和优点与你的医生进行商讨，并且治疗方案应当基于你的病史、症状和目标量身定制。我建议你找一位见识广博的医生进行合作，以帮助你确定最适合自己的治疗方案。

幽门螺杆菌

幽门螺杆菌是一种革兰阴性螺旋体形细菌，潜伏于我们的胃黏膜中，可以分泌尿素酶中和胃酸。同这种细菌产生的其他化合物一样，尿素酶中和胃酸的副产物对上皮细胞有毒害作用，会导致细胞的损伤、细胞紧密连接的破坏以及炎症反应。

这种细菌会触发免疫反应，并且被认为涉及众多的自身免疫性疾病，其中包括桥本甲状腺炎。尽管幽门螺杆菌在无症状人群中很常见——可能影响着全世界多达50%的人群——但是我相信，与所有的自身免疫触发因素一样，对一个遗传层面具有易感性和易损性的个体来说，幽门螺杆菌是这场完美风暴的一部分。

幽门螺杆菌被认为与溃疡有关，而且会加剧胃酸偏低的症状，导致患者无法正常地消化食物。反过来，消化不良的食物无法被正确降解，作为这种感染的一个结果，患者最终会出现多种食物敏感症。只有一小部分，大概 5% ~10%感染幽门螺杆菌的患者会发生溃疡，其他人可能会出现反酸症状。幽门螺杆菌是通过人与人以及人与宠物之间经口传播的（谁会抗拒狗狗的亲吻呢，对吧？）。

幽门螺杆菌治疗方案

这里有一些你可以与自己的医生进行商讨的潜在治疗选项。尽管治疗方法取决于你和你的医生，但是部分患者倾向于在无症状情况下使用更持久、更温和的方法治疗，在出现症状的情况下使用更强效、更短期的治疗方法。

药物治疗

下面的药物疗法被认为是治疗幽门螺杆菌感染的标准选项。

三联疗法：

- 奥美拉唑、阿莫西林和克拉霉素（OAC），服用 10 天
- 碱式水杨酸铋、甲硝唑和四环素（BMT），服用 14 天
- 兰索拉唑、阿莫西林和克拉霉素（LAC），服用 10 天或者 14 天

四联疗法：

- 质子泵抑制剂、铋盐、四环素和甲硝唑，服用 7~14 天

草药和替代疗法

- 乳香胶：每次 500 mg，每天 2~3 次（早餐、午餐、晚餐），服用 60 天

- 解甘草甜素补剂（DGL Plus）：每次 1 片，每天 3 次（早餐、午餐、晚餐），服用 60 天
- 布拉酵母菌：每次 50 亿 ~150 亿菌落形成单位，每天 2~4 次，服用 60 天（请注意，多种抗生素的使用会导致菌群失调以及肠道问题加剧。在抗生素治疗过程中辅以布拉酵母菌可以把肠道菌群失调的风险降至最低。）

支持性治疗

- 甘蓝汁：每天 4 oz（118.3 ml），饮用 28 天

人芽囊原虫

到目前为止，人芽囊原虫是我在桥本甲状腺炎患者身上发现的最常见的寄生虫。许多传统的西医将这种寄生虫视为一种共生微生物，并认为没有必要对其进行治疗，但是很多研究已经指出，它与肠易激综合征和荨麻疹的发生有关。这两种疾病与桥本甲状腺炎存在密切联系。我曾经感染过人芽囊原虫，在其被解决掉之后，我才获得了彻底的好转。

人芽囊原虫的感染症状包括腹胀、腹泻、恶心、胀气、不定的排便习惯、腹痛、荨麻疹和疲劳。此外，这种病原体以引发多种食物敏感症而臭名昭著。真正的食物敏感症，比如乳糜泻，一旦排除敏感性食物，症状通常就会消除，但是感染人芽囊原虫的患者会患有多种食物敏感症，并且敏感食物的数量还会不断增加。拿我自己来说，在我清除了人芽囊原虫之后，我开始可以耐受之前无法耐受的食物了，比如谷物、乳制品和蛋类。我的很多客户也经历了类似的过程，他们在得到治疗后，食物敏感性、身体疼痛、疲劳等症状得到了缓解，甲状腺抗体水平出现下降。在研究资料库中，一项 2015 年发表的病例报告讲述了如何清除人芽囊原虫，从而使甲状腺功能正常化以及甲状腺抗体水平下降。

通常，芽囊原虫会与幽门螺杆菌相伴出现，部分专家甚至会在只发现其中一种的情况下，为患者直接制订同时治疗两种感染的方案。

人芽囊原虫治疗方案

药物治疗

- 硝唑尼特：每次 1000 mg，每天 2 次服用 3 天，2 周后重复该过程，2 周之后再次重复

- 替代选项：硝唑尼特每次 500 mg，每天 2 次服用 30 天，或者硝唑尼特每次 1000 mg，每天 2 次服用 2 周（但是硝唑尼特会杀死大量有益菌，而且你可能会出现严重的好转反应症状，比如精疲力竭、身体疼痛和情绪变化等）
- 制霉菌素 500000 单位：每次 2 粒胶囊，每天 3 次，服用 30~90 天，可以与硝唑尼特配合服用，或者在治疗后使用，以解决真菌的过度生长

草药和替代疗法

- 坎迪菌素腰部以下型（CandiBactin-BR）：每次 2 粒胶囊，每天 3 次，服用 60 天
- 牛至油 150 mg：每次 2 粒胶囊，每天 3 次，服用 60 天
- 布拉酵母菌：50 亿 ~150 亿菌落形成单位，每天 2~4 次（最高每天 8 次），服用 60 天
- 含苦艾的抗寄生虫药：每次 600 mg，每天 2 次，服用 7 天，2 周后重复（有肝炎病史或肝酶升高情况者忌用）

支持性治疗

- 执行疾病根源原始饮食或疾病根源自身免疫饮食，持续 90 天
- 含脂肪酶的消化酶——倍宜健康胶囊品牌的超级消化酶（Digestive Enzymes Ultra）：按需随餐服用 60~90 天

酵母菌过度生长

酵母菌是一种条件致病性微生物，其会在你的整体健康状况受损或免疫系统被损坏时引发疾病。大多数桥本甲状腺炎患者都存在酵母菌（尤其是念珠菌属）过度生长的情况。治疗这种过度生长对恢复健康非常有帮助。

有关念珠菌要注意：念珠菌可以是一种主要或次要的致病根源。尽管传统西医对酵母菌过度生长问题存在诊断不足的现象，但是自然医学从业人员似乎又会对酵母菌诊断过度，甚至会把念珠菌作为所有小病小恙的致病原因。对大多数桥本甲状腺炎患者来说，我建议使用一种念珠菌治疗方案，但是如果你已经执行了一种类似的方案，并且发现它只能短时间起效的话（无论症状反复还是检测中阳性结果反复出现），你应当考虑，自己可能存在其他的潜在致病根源。下面这些潜在的致病根源可以导致酵母菌过度生长或产生与酵母菌感染类似的症状。

- 寄生虫感染

- 菌群失衡
- 重金属中毒：每当有重金属出现时，酵母菌就会过度生长
- 小肠细菌过度生长

酵母菌过度生长治疗方案

药物治疗

- 制霉菌素 500000 单位：每次 2 粒胶囊，每天 3 次，服用 30~90 天（大扶康是替代选项）

草药和替代疗法

- 牛至油 150 mg：每次 2 粒胶囊，每天 3 次，服用 60 天
- 布拉酵母菌：每次 50 亿 ~150 亿菌落形成单位，每天 2~4 次（最高每天 8 次），服用 60 天
- 活性炭：每日睡前 2~4 粒胶囊，服用 60 天（可能会导致镁的消耗）

支持性治疗

- 抗酵母菌饮食，比如身体生态饮食，持续 60~90 天

小肠细菌过度生长

一般来说，小肠内的细菌应该比结肠内更少，但是在有些情况下，因为身体试图除掉细菌，更多的细菌可能会进入小肠并促进肠道渗透性的改变。小肠细菌的这种过度生长可以由各种各样的问题引发，比如胃酸水平偏低、抗生素或抑酸药物的使用、胃肠运行减慢以及食物中毒等。

小肠细菌过度生长会导致许多的消化道症状，比如腹胀、反酸、嗳气和肠易激综合征（腹泻、便秘或其混合型）等，并且可能导致维生素 B_{12} 和铁的耗竭。此外，小肠细菌过度生长会导致许多消化酶的破坏，比如乳糖酶（消化乳制品中的乳酸）和淀粉酶（消化淀粉），造成诸多食物的消化变得更加困难。

小肠细菌过度生长治疗方案

药物治疗

- 对于产氢细菌：利福昔明每天 1200 mg，服用 14 天

关于饮食在感染过程所起作用的重要提示

虽然我已经针对桥本甲状腺炎中常见的感染列出了对应的支持性饮食，但请记住，大多数的感染是不能单独依靠饮食来治疗的。人们可以通过饮食缓解其自身的症状，但无法实现完全的治愈。小肠细菌过度生长可能是个例外，其症状可通过执行一种为期 **2~3** 周的要素饮食而得到消除。所以，你要确保与你的医生合作，以得到全面的治疗！

- 对于产甲烷细菌：利福昔明每天 1600 mg，服用 10 天，联合新霉素（每天 1000 mg，服用 10 天）或甲硝唑（每天 750 mg，服用 10 天）使用

草药和替代疗法

- 坎迪菌素腰部以下型：每次 2 粒胶囊，每天 3 次，服用 60 天
- 牛至油 150 mg：每次 2 粒胶囊，每天 3 次，服用 60 天
- 对于产甲烷细菌，添加大蒜素（Allicillin，提取自大蒜）：每次 2 粒胶囊，每天 3 次，服用 60 天

支持性治疗

- 薄荷茶：每天 2~3 杯
- 用综合医疗品牌的医生要素饮食替代食物，执行 2~3 周（可能会加剧肾上腺问题）
- 执行特定的碳水化合物饮食 60~90 天
- 肠道心理综合征（Gut and Psychology Syndrome，简称 GAPS）饮食，食用 60~90 天
- 低水平短链碳水化合物饮食，食用 60~90 天

重新检测

为了保证小肠细菌过度生长的症状确实已经被消除而不只是得到了缓解，在完成小肠细菌过度生长治疗的 2 周内，重新进行一次呼吸测试很重要。

在某些情况下，一个人可能会由于胃酸水平偏低、心脏瓣膜异常或者胃肠道蠕动较差而再次出现小肠细菌过度生长的症状。在这些情况中，预防性地使用甜菜碱盐酸胃蛋白酶以促进胃酸的生成，预防性地使用促进肠胃蠕动的胃肠动力药，比如

低剂量纳曲酮、低剂量红霉素、鼠李糖乳酸杆菌和双歧乳酸杆菌，以及德国的药草混合物伊比利亚嘉仕达（Iberogast），有助于预防其复发。

广谱肠道清洁方案

如果你不愿检测肠道感染，或者你的检测结果为阴性，你也可以尝试广谱的自然治疗方案，用以帮助并支持身体对抗肠道感染。为了获得最佳效果，在执行下文介绍的肠道清洁方案时，你要确保同时对自身的解毒通路和肾上腺给予了支持。

尽管这种更广谱的肠道清洁方案会帮助一些人根除肠道病原体，清除一些寄生虫，并改善或消除小肠细菌过度生长、肠道菌群失调以及酵母菌过度生长的症状，但是并非每个人遵循这种单一治疗方法都会取得成功。当然，进行全面的肠道清洁比什么都不做要强，但是因为不同的病症对各种药物（和草药）的敏感性不一样，所以可能需要更为特异的治疗方案。

广谱自然治疗方案可以对抗多种病原体，而且有助于平衡你的肠道菌群。

如果你的甲状腺抗体水平升高，你要在完成广谱治疗方案之后对其重新测量，以确保你处在正确的轨道上。

疾病根源广谱肠道清洁方案

- 牛至油 150 mg：每次 2 粒胶囊，每天 3 次，服用 60 天
- 坎迪菌素腰部以下型：每次 2 粒胶囊，每天 3 次，服用 60 天
- 布拉酵母菌：每次 50 亿 ~150 亿菌落形成单位，每天 2~4 次（最高每天 8 次），服用 60 天
- 含苦艾的抗寄生虫药：每次 600mg，每天 2 次，服用 7 天，2 周后重复（有肝炎病史或肝酶升高情况者忌用）

肠道感染之外的因素

功能医学已经告诉我们，肠道是自身免疫性疾病围绕的中心。但是要记住，肠道渗透性的改变不仅可以由肠内感染引起，而且可以由牙龈和鼻窦，以及全身各处的感染导致。在这里，我会向你介绍可能导致桥本甲状腺炎的治愈过程更为复杂的、最为常见的肠道外感染。这些感染可能都要寻求专家的帮助才能诊断和治疗。我建议你与一位生物牙医合作，以筛查口腔感染，并接受对鼻窦感染的评估。

牙周炎

牙周炎是一种牙龈的炎症，可以导致牙龈萎缩、牙齿松动，甚至牙齿脱落。牙周炎的症状包括牙龈出血（尤其是在使用牙刷或牙线时）、牙龈肿胀、牙龈萎缩、牙齿上形成牙菌斑、牙齿松动、下颌骨骨质疏松以及口臭等。桥本甲状腺炎患者经常被发现存在牙周炎，并且氟化物（添加在我们的饮水和牙膏产品中，可防止龋齿的物质）的存在会加重相关的症状。

研究表明，可以引发牙周炎的病原体会通过分子拟态机制，加剧类风湿关节炎和桥本甲状腺炎的症状。

尽管以往的研究表明，口腔细菌是引发牙周炎的原因，但是加拿大籍法裔牙科医生马克·邦纳（Mark Bonner）发现，大多数牙周炎的病例是由两种牙龈寄生虫——龈内阿米巴和口腔毛滴虫——的感染造成的。龈内阿米巴被发现存在于69%的患者的龈袋中，但其在健康的牙龈组织中是不存在的。这种病症是通过人与人之间的亲吻传播的，也可能存在于狗、猫和马的口腔中。口腔毛滴虫这种寄生虫被发现存在于另外的 5% ~20%的牙周炎病例中，而且同样存在于人、猫和狗的口腔中。

如果你有这些症状，或者你怀疑自己的口腔中可能存在牙周炎或其他类型的感染，我建议你与当地的一位生物牙医合作，并要求进行感染筛查。

牙周炎的治疗

牙周炎的晚期病例需要牙科手段的干预，包括使用抗感染药物和对牙龈进行专业牙科清洁。拥有对抗阿米巴活性的抗原虫药物，诸如甲硝唑、硝唑尼特（Alinia），以及疾病根源广谱肠道清洁方案，对抑制这种病原体的生长有所帮助，但是它们渗入龈袋的深度可能不足以触及所有的微生物。

如果你在进行抗原虫药物或草药治疗之后仍存在牙周炎症状，或者在数月后牙周炎重新出现，你可能需要其他的牙科干预措施。因为这种阿米巴原虫是经过人与人的亲吻传播的，所以你也应该确保你的亲吻对象接受相应的治疗。

邦纳医生已经创立了一种包含药物使用（抗原虫药、抗真菌药和抗生素）和高级牙科清洁方法以及牙周袋检测的治疗方案，以确保根除龈内阿米巴和口腔毛滴虫，以及恢复健康的牙龈菌群。他报告说，这是一种可以治愈牙周炎的方法，并且已经对 600 名以上的牙科医师进行了这种方法的培训。想要获得更多关于邦纳医生治疗方案和额外的牙科指导的信息，我推荐你阅读他的《吻还是不吻》(*To Kiss or Not to Kiss*) 这本书以及 www.parodontite.com 网站的信息。

牙周炎的抑制性疗法

在某些情况下，用抑制性疗法治疗牙周炎有助于管控症状。抗生素强力霉素已经成了牙周炎治疗的首选药物，因为较之其他药物，其作用于龈缝的效力更强。它比其他药物渗入牙龈的有效性高出 7~20 倍。有趣的是，通过抑制牙周炎或其他病原体的“食物来源”，这种抗生素据说能够清除部分患者的甲状腺过氧化物酶抗体，因此可以考虑将其用于同时患有桥本甲状腺炎和牙周炎的患者。

强力霉素以三种有益的方式对牙周炎起效（下面是一位牙科医师可能开具的处方药治疗方案的例子）。

- **可对抗牙周炎中多种口腔病原体：**强力霉素推荐的首日服药剂量是每次 100 mg，每天 2 次，接下来每次 100 mg，每天 1 次，服用 21 天。
- **抑制导致牙龈破坏的酶系：**这种药物的亚抗菌剂量被认为过低，难以医治病菌感染，但其对减轻牙周炎症状仍然是有效的。作为牙周炎的辅助治疗方法，应每次服用 20 mg，每天 2 次，持续服用 9 个月。
- **预防下颌骨骨质疏松：**强力霉素可以缓解牙周炎中的骨质疏松症状。根除方案则可以彻底扭转骨质疏松！

天然和互补性抑制方法

将病原菌从牙齿中清除，减轻可能会加剧桥本甲状腺炎症状的牙周炎相关炎症，相应的策略包括将你的饮食调整为疾病根源类型的饮食、正确的刷牙方法、清除口腔病原菌以及遵循基本的疾病根源牙科方案。我们已经讨论了多种饮食方法，现在让我们来仔细看看刷牙、清除细菌和这个治疗方案的内容。

正确的刷牙方法

我们中的许多人并不熟悉正确的刷牙技术。刷牙的时候你要对准牙龈线，因为这里是大多数病原菌滞留的地方。你可以通过向上倾斜牙刷以触及上牙龈，并向下倾斜牙刷以触及下牙龈。

最有助益的刷牙方法是，使用轻压和轻微晃动的动作模式，声波牙刷可以为你做到这一点。使用牙线清洁牙缝也是一项重要的生活习惯。这会帮你除去食物颗粒

（亦称病原菌的食物）。

清除口腔病原菌

清除口腔病原菌是有挑战性的，因为口腔细菌会形成生物膜（也称为牙菌斑），可以保护细菌免于被常规方法清除。以下是一些可以帮助你清除病菌的策略。

- **洁碧系列产品（Waterpikking）：**应用洁碧产品有助于置换病原菌，从而使其可以被清除。
- **创造一种碱性环境：**减少甜食、苏打水、茶和咖啡的摄入可以降低口腔内的酸度。用小苏打刷牙 1 周，可以帮助在口腔内创造一种碱性环境，使病原菌更加难以存活。
- **油拔法：**油拔法是一种阿育吠陀疗法，要求晨起后首先将 1 汤匙的香油或椰子油倒入口中，于齿间含漱 5~20 分钟，直至油液发白。理论上，这种方法有助于打破细菌的"居所"，因为细胞膜本质上是一种油性的微囊。尽管水无法渗透这些微囊，但是香油和椰子油可以，而且它们会轻而易举地与病菌混合，并转变为白色。之后将油液连带其中所含的毒素一并吐出即可。
- **饮用蔓越莓汁：**蔓越莓汁被发现具有抗黏附的性质，而且能够溶解细菌的保护性被膜。
- **服用口腔益生菌：**口服益生菌是加快有益菌进入口腔的一种快捷方式，这些益生菌可以置换病原菌并减少口腔内的炎症反应！杰弗里·希尔曼（Jeffrey D. Hillman）医生可以从拥有健康牙齿和牙龈的志愿者身上辨识出益生菌菌株。他将这些细菌进行了分离，并把它们制成了名为专业比亚奥拉 3（ProBiora3）的益生菌混合物，你可以在多种产品中找到它，其中包括埃武拉专业（EvoraPro）这样的品牌产品。这种细菌混合物可以置换出病原菌，并有报告说它还可以美白牙齿、降低牙龈出血、减轻炎症反应以及破坏病原菌的生物膜结构。这种益生菌可以制成非常美味的口服可溶性薄荷糖，每天服用 2 次，持续 30~90 天。
- **使用益生菌牙膏：**由健康设计生产的生命牙周（PerioBiotic）牙膏是一种特殊益生菌牙膏，其中不含氟和三氯生，而且充满益生菌。从这种牙膏中获得最大收益的关键在于刷完牙之后不要漱口，使有益细菌能够更长久地留存于你的口腔中。最初感觉可能会有些奇怪，但是你最终会习惯这样做，并开始真正享受它带来的好处。

疾病根源基础牙科方案

疾病根源基础牙科方案可以减轻炎症并改善自身免疫反应，我建议大多数桥本甲状腺炎患者使用，以改善其牙齿健康。

在 6 周的时间内，使用木糖醇、一种含银的口腔洗液以及益生菌牙膏清理口腔，每天 3 次，可以帮助减少口腔中的病原体。尽管在许多情况下需要牙科手术和抗生素的帮助，但是以下三种自我护理的步骤可以帮助消除病原菌和牙菌斑，它们会引发或加剧口腔炎症，并导致自身免疫反应。

步骤 1：列出你的牙齿健康状况清单

照照镜子，在刷牙和用牙线洁牙之前检查一下你的牙齿。观察并记录以下内容：

- 牙龈萎缩
- 黑斑
- 牙齿疼痛
- 牙菌斑
- 牙齿松动

现在，刷牙并用牙线清洁牙齿，并注意以下情况：

- 牙龈出血
- 疼痛

保存好这份评估表，因为你会在 6 周后重新进行评估和比较。

步骤 2：执行新的牙科护理路线

1. 从使用油拔法开始。晨起后首先将 1 汤匙的香油或椰子油倒入口中，于齿间含漱 5~20 分钟，直至油液发白。
2. 用 1 茶匙的胶体银溶液漱口并吐出，每天 3 次，共 60 秒。请注意：不要尝试自己配制胶体银溶液。不正确的制备方法会导致银中毒，或者蓝皮人综合征。我仅推荐以下品牌：健康设计、至尊银（Sovereign Silver）以及我特殊调配的疾病根源药理学品牌。
3. 将木糖醇喷雾喷洒于你的牙龈和牙齿上，每天 3 次，以帮助破坏细菌生物膜，或者咀嚼木糖醇口香糖（如果你的牙齿中含有汞齐填充物则不能咀嚼木糖醇口香糖，因为任何形式的咀嚼都会释放出汞蒸气）。你可以通过购买散装的木糖醇粉剂，自己配制木糖醇喷雾——健康设计是我所喜爱的品牌。将 1 茶匙粉剂加入到 8 oz（236.6 ml）的无氟水中混匀即可使用。
4. 使用不含氟和三氟生的牙膏，并像前文描述的那样轻轻地刷牙，每天 3 次。

5. 服用口腔益生菌，每天 3 次。生命之园微笑益生菌（Garden of Life Probiotic Smile）是一种极佳的品牌。你也可以选择使用富含益生菌的牙膏。

步骤 3：检查你的进展

在执行了 6 周的牙科治疗方案之后，从步骤 1 开始再次进行评估，以检查你的口腔健康情况是否有所改善。如果你看到了改善，请继续执行干预措施，并检查自身的甲状腺抗体水平（如果它们升高了的话），看其是否出现了下降。通常在 4 周之内就可以看到抗体水平的下降，但干预措施的完整效力可能需要 3 个月才会显现出来。

口腔护理应当是一个持续的过程，因为牙菌斑的形成是口腔内的一种正常现象。但是再过 6 周之后，你或许就可以降低牙科常规护理的强度了。

鼻窦感染

触发性感染也可能存在于你的鼻窦中。这些感染通常是由酵母菌或霉菌引起，但它们可能导致继发性的细菌感染（同样需要进行治疗），因此对酵母菌和霉菌进行评估很重要。鼻窦炎的症状包括鼻窦、鼻部、耳部、面部或咽喉的疼痛，以及流涕、头痛、慢性咳嗽、鼻后滴漏、打喷嚏、充血、咽喉不适、嗅觉丧失和耳部发炎等。患者也可能会发热，但是在甲状腺疾病中这个症状可能会被忽视。

如果你有鼻窦炎的任何症状，请与你的耳鼻喉科医生约定时间，做一次适当的评估。要找到感染所在，医生可能需要对你的鼻窦进行一次扫描。

为了帮助缓解与鼻窦炎有关的部分症状，我建议实施以下举措：每天用洗鼻壶清洗 1~2 次鼻腔，使用疾病根源广谱肠道清洁方案、酵母菌过度生长方案以及一种银色 23（Argentyn 23）这样的含银喷鼻剂。使用银色 23 含银喷鼻剂时，每天每侧鼻孔喷 5~10 次，持续 7~14 天，之后每天每侧鼻孔喷 2 次，直至感染得到解决。

在某些情况下，抗生素和抗真菌药物这样更为激进的方法可能是必要的。你的医生可能会针对细菌性鼻窦感染开具抗生素，并针对真菌或酵母菌感染开具抗真菌药物。有些人发现，由复合药剂师配制的一种专门的制霉菌素洗鼻液对清除鼻窦中的真菌感染非常有帮助。此外，复合药剂师也能调配同时治疗鼻内真菌和细菌感染的喷雾剂。

关于鼻窦炎应该注意，在许多情况下，鼻窦炎是你目前或曾经受到霉菌感染的一种标志。如果霉菌是你的疾病根源，你需要将它从家中清除掉（如果无法清除，你可能需要考虑搬家），并与一名霉菌专家合作，你也应当与自己的医生探讨使用抗真菌药物治疗的问题。想了解更多战胜霉菌的策略，参见第 12 章。

EB 病毒

我怀疑许多桥本甲状腺炎患者正在遭受隐匿于甲状腺腺体中的 EB 病毒的感染。我对 2209 名桥本甲状腺炎患者进行了调查，他们之中 11%的人报告说他们是在感染 EB 病毒后开始感觉不适的，而且在我读大学一年级时，EB 病毒就是引发我自身慢性疲劳综合征的病毒。

2005 年，一项波兰的研究在 80%的桥本甲状腺炎患者的甲状腺细胞中发现了这种病毒的存在，而对照组人群的甲状腺腺体内不存在 EB 病毒。此外，一种细胞持续增生的状态——一种缓慢发展的感染——也被发现存在于桥本甲状腺炎患者组人群中。

当一个人感染了 EB 病毒时，人体的天然防御机制就开始将矛头对准这种病毒。不幸的是，在一个营养不良和存在身体缺陷的人身上，这种病毒可能会击垮并耗竭机体的免疫反应，导致一种低度潜伏感染以及多种缺陷和失衡，诱发自身免疫反应的出现。

EB 病毒也被认为是许多其他慢性和自身免疫性疾病的触发因素，比如多发性硬化症、纤维肌痛症以及慢性疲劳综合征。

EB 病毒和其他疱疹病毒在初次感染之后会在宿主体内存留多年。即使过了很多年，这些病毒也可能重新被激活。尽管我曾建议在开始治疗前先对病毒进行检测，但是有证据显示，即便病毒重新被激活的检测结果为阴性，EB 病毒可能仍然是问题的根源。

EB 病毒治疗方案

药物治疗

- 更昔洛韦：每天 1800 mg，服用 3 周，然后每天 900 mg，服用 6 个月或更长时间

草药和替代疗法

狭缝芹（Lomatium）是一种来自于巴洛草药专业（Barlow Herbal Specialties）公司的广谱抗病毒草药，对 EB 病毒、人乳突瘤病毒（HPV）、疱疹病毒和巨细胞病毒（CMV）在内的多种病毒具有潜在的治疗效果，并可预防诸如禽流感和普通

感冒这样的病毒感染。

狭缝芹（Lomatium）可以引起一次性皮疹，该皮疹类似于病毒性皮疹，会在人体清除体内病毒时出现。为了防止出现这种皮疹，建议以免疫刺激（MunityBoost）作为起始，这是一种肝脏支持性草药与低剂量狭缝芹（Lomatium）的混合药物。

如果不使用狭缝芹，你可以考虑下面的草本疗法：

- 冬虫夏草（Cordyceps）750 mg：每次 2 粒胶囊，每天 3 次，服用 90 天
- 橄榄叶提取物：每次 1 粒胶囊，每天 2 次，服用 60 天

支持性治疗

- N–乙酰半胱氨酸：每天 1800 mg
- 专业提高（ProBoost）品牌的胸腺蛋白 A：雅各布·泰特鲍姆（Jacob Teitelbaum）医生，一位专精于治疗慢性疲劳综合征的内科大夫，建议每天服用 3 包，服用 90 天，以帮助身体对抗病毒
- 适应原（南非醉茄、五味子、黄芪）
- 维生素 D：每天 5000 IU，依据实验室检测结果确定准确剂量
- 维生素 C：每天 500~3000 mg
- 沐浴阳光或参加日晒沙龙
- 赖氨酸
- 静脉输注维生素 C

免疫刺激和狭缝芹用量表

周数	免疫刺激	狭缝芹
1	每次 15 滴，每天 2 次	无
2	每次 25 滴，每天 2 次	无
3	每次 25 滴，每天 2 次	每次 25 滴，每天 2 次
4+	无	每次 25 滴，每天 2 次

后续步骤

追查一种感染经常会让人感觉像是在大海捞针。但是我希望本章中介绍的步骤能够为你提供一份明确的行动计划。成功识别并清除感染及其根源可以收获最好的回报：从桥本甲状腺炎中痊愈（以及消除由感染引发的其他疾病和症状）。

第 12 章

清除毒素的方案

在肝脏支持方案中，你学会了如何通过购买更优质的清洁产品、烹饪餐具、个人护理用品等，使你最大限度地减少与毒素的接触。但是，如果毒素评估把你带到了这里，你可能既往或一直暴露在某种特定的毒素中。

当考虑某种物质是否会成为一种毒性触发因素时，有两点主要因素需要考虑。首先，毫无疑问，是毒素的剂量。16 世纪的毒理学之父帕拉塞尔苏斯（Paracelsus）曾说："毒素存在于所有事物中，没有哪种东西不存在毒素。剂量决定其是一种毒药还是一种药物。"毒素的剂量越高，就越可能超出身体的解毒能力，进而导致我们生病。这就是减少毒素暴露在康复旅途中十分关键的原因。

第二个需要考虑的因素，是暴露在毒素中的个体对毒素的潜在敏感性。比如患有乳糜泻的人，其对谷蛋白的反应相较于存在谷蛋白敏感性的患者要大得多。对前者来说，即使是微量的谷蛋白也可以引起严重的反应，而对后者来说，在症状出现之前，其可以耐受的剂量更高。

尽管部分敏感性是由遗传因素预先决定的，但是我们可以采取一些措施降低自身的反应性。基础的肝脏支持方案、肾上腺恢复方案和肠道平衡方案的重点是增强你自身的韧性，使你对周遭环境不那么敏感和具有反应性。在某些毒性反应的情况中，还必须考虑第三种因素：将毒素从体内清除。

尽管我们依靠自身就能够减少接触毒素并增强身体的韧性，但是对于从体内清除毒素的高级方案，你应当在一位有资质的专业医务人员指导下完成。本章将会更深入地探讨用于克服化学敏感性、电磁场（EMF）敏感性、霉菌、乳房植入引发的疾病、重金属毒性以及与牙科治疗相关的毒素暴露的策略。

化学敏感性

桥本甲状腺炎患者更易于出现多重化学敏感性（MCS），这些化学物质包括双酚 A、对羟基苯甲酸酯、甲醛以及存在于塑料、个人护理产品、家具和床垫等日常用品中的卤化物等。

多重化学敏感性的部分症状包括下述内容。

- 免疫功能异常
- 自身免疫性疾病
- 对多种物质过敏
- 哮喘样症状和呼吸困难

减少接触这些化学物质始终是一个很棒的主意，而基础的肝脏支持方案分享了使用芽菜、室内盆栽植物和空气净化器这样的策略，以支持我们的身体自然清除这些化学物质。但是，对这些物质中的一种或多种存在免疫反应的患者来说，他们可能需要对生活和环境进行重大改造，才能促进自身健康的恢复。

克服多重化学敏感性的策略

赛瑞克斯实验室（The Cyrex Laboratories）的阵列 11–化学免疫反应筛选（Array 11-Chemical Immune Reactivity Screen）可以帮助你确定自己是否对 19 种化学物质中的任何一种敏感。如果你被发现具有反应性，你可能需要重大的环境改变来帮助恢复健康。

想要寻求指导，请参阅家庭毒素表。

家庭毒素

化学物质	分布	策略
双酚 A	塑料、收据	从你的烹饪和食物储藏用具中清除塑料产品
甲醛	刨花板家具、汽车座椅	上车之前放出车内空气，避免购买新的刨花板家具
苯	焦黑的食物中	回避炭烧、烤制和烧焦的食物

（续表）

家庭毒素		
化学物质	**分布**	**策略**
四氯乙烯	干洗过程	选择不使用这些化学物质的“绿色”干洗，或者完全不做干洗。在穿着干洗衣物前先散散气味
四溴双酚 A	阻燃剂，尤其是在床垫中	购买由羊毛这样的天然阻燃物质制成的无溴床垫
对羟基苯甲酸酯	个人护理用品，比如化妆品、剃须膏、护肤液和洗发液	购买无防腐剂的、有机的个人护理用品

电磁辐射敏感性

桥本甲状腺炎患者存在的另一种敏感类型，是对电磁场的敏感，比如荧光灯、手机、Wi-Fi、无绳电话和电源线产生的电磁场。电磁辐射敏感性的症状包括睡眠紊乱、精神紧张、疲劳、头痛、皮疹、烧灼感、身体疼痛、脑雾和心悸，随着在电磁辐射（EMF）中的暴露增加，任何和全部的症状都有可能加剧。

克服电磁辐射敏感性的策略

在对电磁辐射敏感的情况下，这里提供一些有助于好转的策略。

- 使用网线而非 Wi-Fi 连接互联网
- 不要在大腿上使用笔记本电脑
- 关闭你的开关箱，在无电的卧室内睡觉
- 减少或避免使用手机和无绳电话——选择有线电话
- 移除调光器和荧光灯
- 花更多时间置身于大自然中

关于电磁辐射敏感性的说明：我的大多数对电磁辐射敏感的客户也同时患有莱姆病。

霉菌

你可能听说过戴夫·阿斯普雷（Dave Asprey），他是一名卓越的生物黑客、防弹咖啡（Bulletproof Coffee）品牌的创立者以及纽约时报畅销书《防弹饮食》(*The Bulletproof Diet*) 一书的作者，但是你可能并不知道，防弹咖啡和防弹饮食其实源自达沃探索如何战胜桥本甲状腺炎的过程。

某段时期，达沃的体重一度高达 300 lb（136.1 kg)，尽管执行了一种热量摄入水平非常低的饮食计划，并且每周锻炼 6 天，但他仍存在持续的脑雾和疲惫症状。他最终被诊断为桥本甲状腺炎。达沃发现，谷蛋白和毒性霉菌是导致其患病的主要触发因素。

为了回避含有毒性霉菌的食物，他创立了防弹咖啡——一种霉菌和交叉反应毒素含量很低的饮品——防弹饮食以及许多补剂产品！达沃现在是一个高效的海报肌肉男，他成功经营着一家公司，并且其桥本甲状腺炎症状也得到了缓解。

在肝脏支持方案中，我曾经告诉你，霉菌是许多自身免疫性疾病的强力触发因素，受其影响的疾病包括自身免疫性甲状腺疾病、哮喘和过敏。发现霉菌是疾病根源的潜在线索之一，是当你搬入新家之后，自身健康状况开始恶化。

请注意，并非所有人都会受到同一方式的影响。例如，拥有不同基因背景的某个家庭成员可能不会发生桥本甲状腺炎，但是可能会在搬入新家后不久出现哮喘或过敏性鼻炎症状，其他家庭成员则可能不会出现任何明显的症状！

你可能暴露在毒性霉菌中的其他线索包括脑雾、呼吸问题、认知损伤、免疫抑制、疲劳、抑郁症、关节炎、消化问题、睡眠不佳、炎症和关节疼痛。打喷嚏、咳嗽、流鼻涕和哮喘是最常见的存在霉菌的标志。

对霉菌进行检测

你可以去实时实验室（RealTime Laboratories）对自己尿液中的霉菌代谢产物进行检测，以确定霉菌是否已经“定居”在你的体内。此外，你也可以使用来自阿尔卡特实验室（ALCAT Lab）的霉菌检测面板来确定你的身体对哪些霉菌存在反应。如果你已经完成了粪便检测，有时该检测结果可以显示出肠道中霉菌的过度生长。当出现“酵母菌–分类不可用”的结果时，表明存在霉菌。如果你怀疑自己家中存在霉菌，你可以与自己所在区域的霉菌检验员进行合作，或者自行订购一份“霉菌检测”（MOLDetect）这样的霉菌检测产品。

克服霉菌的策略

你可以在自己家中实施相关策略、遵循药物治疗方法（比如专业医疗人员提供的处方）以及服用有益的补剂，以应对霉菌。让我们来看看每一种策略的具体细节。

使家中的霉菌数量最小化

- 搬新家（说起来容易做起来难）。尽管这并不总是可能的，但或许是必要的
- 与专业人员合作，清除家中的霉菌
- 为家里添置一台空气净化器
- 清洁家中的通风管道

药物治疗

- 氟康唑或伊曲康唑等抗真菌药物：服用 30~90 天，用于杀灭体内的霉菌
- 考来烯胺粉剂：服用 30~90 天，用以结合霉菌并将其从体内带走

草药和替代疗法

- 牛至油：每次 2 粒胶囊，每天 3 次，服用 30~60 天
- 布拉酵母菌：每次 50 亿 ~150 亿菌落形成单位，每天 2~4 次（最高可以每天 8 次），服用 60 天
- 胶性银（Argentyn）喷鼻剂：每侧鼻孔喷 1 次，每天 1~2 次（用以治疗鼻窦内的真菌）
- 活性炭：睡前 2 粒胶囊（可能造成镁耗竭）
- 倍宜健康胶囊出品的纯正氯化胆固醇（CholestePure，大豆来源）产品：每次 1~2 粒胶囊，每天 3 次（随餐），服用 30~90 天

关于饮食的调整，请阅读第 9 章内容。

乳房植入引发的疾病

如果你发现，你的许多症状是在乳房植入手术之后开始出现的，那么你并不孤单！我的许多客户都发现，隆胸可能是桥本甲状腺炎和其他未知的自身免疫性疾病的触发因素。为了恢复健康，你或许应考虑实施乳房手术，用于移除植入物。我建议你阅读由苏珊 · 科勒贝（Susan E. Kolb）创作的《乳房植入物的赤裸真相：从伤害到痊愈》（*The Naked Truth About Breast Implants*：*From Harm to Healing*）一书，用以确定你的选择。

我的部分读者在移除乳房植入物之后，分享了她们的体会。以下是一位女士在

完成植入物移除手术 2 个月后写给我的留言："我感觉好多了！我的精力得到了极大的改善，再也不用每天中午打盹儿，我感觉我又重新做回了自己。我为能够做家务及外出逛上不止一家商店，并且不再因这些活动而精疲力竭感到非常兴奋。我的睡眠更好了，不再有记忆力减退或者焦虑及抑郁症。这简直难以置信！"此外，在移除乳房植入物后的数周内，她的促甲状腺激素水平、甲状腺抗体水平、反 T3 以及炎症反应等实验室标志物就出现了显著的下降！

这位读者的经历告诉你，乳房植入物会对你的健康产生多么巨大的影响，尤其是对甲状腺的影响。尽管这个例子可能并不适合所有的人，但是如果你患有桥本甲状腺炎并做过乳房植入手术，那么探索植入手术之后的健康时间表就显得非常有意义了。

有毒金属

许多有毒金属都具有扰乱甲状腺功能和免疫系统功能的潜在能力。人体可以累积金属，在活体组织检查中，金属被发现存在于甲状腺腺体内。在某些情况下，我们可能受到一种金属的影响，而在另外一些情况中，我们也能受到多种金属的影响。我们知道，重金属效应可以是独立的，也可以是叠加的、协同的。

重金属检测可以通过功能医学从业人员进行安排，他们可能会使用诸如金属度量（Metametrix）实验室和医生数据实验室的检测方法。这些检测通常会使用一种二巯基丁二酸（DMSA）这样的螯合剂将体内的重金属拔出，进而确定全身的重金属负荷。由于贝类可以造成重金属检测的假阳性结果，所以我建议在测试之前的 3 天内禁食贝类。

在尝试高级解毒方案之前，我建议对你的基因进行检测，比如由 23andMe 公司提供的基因检测，以确定你的体内是否存在任何可能导致解毒功能受损的基因突变。解毒过程涉及大量的基因，但是我发现有两种基因与我们关注的问题尤为相关，它们是亚甲基四氢叶酸还原酶基因和胱硫醚 β-合酶（Cystathionine-Beta-Synthase，简称 CBS）基因。

如果你存在亚甲基四氢叶酸还原酶基因突变，在进行激发尿液检测之前，为了确保金属在测试中能够被拔出，应至少服用 1 周的 N-乙酰半胱氨酸、甲基叶酸和维生素 B_{12} 等补剂。头发检测同样可以帮助分析患者的毒性金属负荷，但是许多医疗从业人员不知道如何正确解读头发检测的结果，导致一些阳性检测结果常常被忽略掉。

如果你了解重金属和重金属毒性，你可能也对使用二巯基丁二酸、二巯基丙磺酸钠（DMPS）和乙二胺四乙酸（EDTA）这类螯合剂所进行的螯合疗法有所了解。螯合是一种用于去除体内金属的疗法。它非常有效，但同时也具有危害性，尤其是在执行治疗的医护人员并不十分通晓螯合技术的时候（他们当中的大多数人都不够专业！）。螯合作用会导致毒素再次循环并出现在身体的其他部位，造成其他不良反应，甚至引起自身免疫性疾病。螯合剂的副作用是很常见的，尤其是二巯基丁二酸会引起硫的敏感反应，因此不应该用在存在胱硫醚 β-合酶基因突变的患者身上。在尝试螯合疗法之前，患者务必首先到 23andMe 这样的公司进行检测以检查胱硫醚 β-合酶基因突变的情况。此外，螯合作用会导致镁、钼、锌、铜、锰和铁等重要营养素的耗竭。由于螯合作用的危险性，我倾向于用一种更温和的毒素去除方法作为开始（起始治疗方案见第 250 页）。

基于你接触的元素种类，有毒金属导致的症状多种多样。以下是特定金属毒性综合征的一些较易识别的症状。

- **镍：**镍敏感性会表现为皮肤和身体内部的症状，比如荨麻疹、湿疹、皮肤瘙痒、头痛、疲劳和腹腔样肠道症状。像桥本甲状腺炎一样，镍敏感性是一种Ⅳ型超敏反应。多达 17% 的女性可能受其影响，而且镍敏感性已被确认与桥本甲状腺炎有关。
- **汞：**汞的毒性症状包括情绪波动、脑雾、肌肉抽搐、肌肉萎缩、烦躁、头痛、口中有金属味、失去平衡、视力障碍、疲劳等。
- **砷：**如果你接触过过量的砷，你可能会出现肢端刺痛、疲劳、脱发、抑郁症、皮肤暗淡、虚弱、肌肉萎缩和咳嗽等症状。
- **铜：**其毒性反应的症状包括疲劳、烦躁、焦虑、情绪不稳定、毛发变黄、痤疮、注意力不集中、皮疹和伤口愈合不良等。
- **铅：**铅毒性反应症状可能表现为肌肉无力、疲劳或嗜睡、多动症、烦躁、肌痛、关节疼痛或关节炎、食欲不振、味觉异常、头痛、失眠、性欲下降、体重减轻、性格改变、神经系统疾病、神经病、恶心、呕吐、记忆力减退、抑郁和共济失调等。

克服金属毒性反应的策略

与其采取强硬措施排出体内的重金属，我更喜欢通过减少接触、使用对我们有利的竞争性营养素结合桑拿疗法（尤其是对康复非常有帮助的红外线桑拿），温和地将它们送走。我们首先看一下这些策略以及综合性的温和金属解毒方案（Gentle Metal Detoxification Protocol）。然后，我会深入讨论针对硫和铜的具体治疗方案。

减少暴露

正如我之前提到的，减少接触任何元素或物质的关键是首先了解它们存在于何处。你可以使用下面的表格帮助你减少与镍、铅、砷、汞以及镉的接触，并协助你的身体清除它们。

毒性金属来源

金属种类	食物	环境	有助于清除的方法
镍	巧克力、坚果、罐头食品、红茶、贝类、含馅料和肠衣的加工肉食、菜豆、小扁豆、大豆、豌豆、花生、小麦、燕麦、荞麦、种子、豆芽、抱子甘蓝、芦笋、西蓝花、花椰菜、菠菜、蔬菜罐头	不锈钢厨具和餐具、含镍维生素、自来水	每餐服用维生素C、食用铁含量高的食物、服用锌补剂以及替换不锈钢厨具。出汗
铅	大米、用铅弹狩猎的野味、红酒	室内灰尘、化妆品（例如唇膏）、汽油、水晶、玩具、铅管	服用维生素D、锻炼以及食用绿色蔬菜
砷	大米、鸡肉、贝类	井水、唇膏、杀虫剂、铜处理的木材、阿育吠陀补剂	服用姜黄根粉、N-乙酰半胱氨酸和叶绿素。服用甲基化支持补剂，比如那些用于治疗亚甲基四氢叶酸还原酶基因突变的药剂
汞	某些鱼类，尤其是鲭鱼、马林鱼、橘棘鲷、鲨鱼、剑鱼、方头鱼、黄鳍金枪鱼和肥壮金枪鱼	燃煤发电厂、汞合金、疫苗	服用镁或钾补剂碱化尿液，以增强清除效力。服用硒补剂
镉	贝类、器官类肉	香烟的烟雾、农药喷雾、空气	服用镁或钾补剂碱化尿液，以增强清除效力。出汗

增加竞争性营养素

清除毒素，甚至阻止其与体内受体结合的关键之一，是使那些受体保持被营养素和正确的矿物质占据的状态。这就是我推荐使用多种维生素和矿物质来防止毒素结合进体内的原因。硒、锌、钼、碘和 B 族维生素是其中尤为有益的矿物质和维生素。

确保体内拥有足够的谷胱甘肽也很重要，这是一种可以解除重金属毒性的重要分子。我已经推荐过 N-乙酰半胱氨酸和硒代甲硫氨酸，它们可以帮助你增加体内的谷胱甘肽水平，你也可以口服谷胱甘肽脂质体来提高其水平。

桑拿疗法

桑拿疗法可以帮助我们提升体温，为试图提高激素分泌量的甲状腺提供急需的休息。桑拿已经在缓解慢性疲劳综合征、身体疼痛和纤维肌痛等症状中展现出了优势。在为期 1~3 个月的时间里每周进行 1~5 次桑拿，是被研究得最为深入的时间安排。

我的大多数患有桥本甲状腺炎的客户非常喜爱桑拿疗法，并报告说桑拿让他们感到舒适、愉悦和放松，同时也赋予了他们更多的活力。但是桑拿疗法并不对每个人都适用，如果你正在饮酒或者处于宿醉状态，请避免桑拿浴，因为这种组合会导致危险的电解质失衡。与桑拿相关的不良反应报道很罕见，但是心脏病、糖尿病及其他慢性疾病的患者，应当在开始桑拿疗法之前与其医生进行商议。下面介绍了一些度过一段绝佳的桑拿时光的注意事项。

- 保持水分。桑拿过程中你会出非常多的汗，所以很容易脱水。我建议饮用纯净水，这样你不会通过饮水重新摄入毒素。
- 如果你感到头晕或不适，立刻离开桑拿室。
- 开始桑拿时应停留较短的时间，随着你的身体适应并能更好地应对桑拿环境，你可以逐渐延长停留时间。

温和的金属解毒方案

解毒作用的两个重要组成部分分别是动员毒素和吸附毒素。毒素的动员可以用处方开具的螯合剂或高浓度的芫荽叶进行。由于我经常发现桥本甲状腺炎患者报告称，在使用处方螯合剂后感觉更糟而非更好，因此我倾向于使用芫荽叶开始。

解毒作用第二个重要部分是吸附毒素，以便它们黏附在某种物质上并被排出体外，而非游离在体内。有多种物质被用于吸附毒素，例如小球藻、活性炭以及苹果果胶或车前子壳纤维。我个人比较喜欢活性炭和车前子壳纤维，因为部分桥本甲状腺炎患者使用小球藻存在一定问题，这是由于其具有高碘含量以及与海藻相关的免疫调节特性。

以下内容是一份用于清除重金属的温和治疗方案。治疗持续时间取决于毒素的负荷。

- 一种车前子壳混合剂可以帮助吸收肠道中的毒素，并通过刺激胆汁分泌防止其被重吸收。车前子壳具有降低胆固醇和血糖、防止胆结石形成以及提升可增加有益细菌的结肠丁酸酯水平等额外益处。木炭和车前草应当一起使用，因为车前子可以防止木炭诱发的便秘。在 8 oz（236.6 ml）水中加入 1 茶匙的车前子壳并混合均匀。喝下混合剂，之后再喝 8 oz（236.6 ml）的水。务必将其与食物和其他补剂隔开 2 小时。每天使用这种混合剂 1~3 次。
- 活性炭可以帮助清除小肠肠道和阑尾内的毒素，并防止毒素再次循环进入肝脏。以每天 1 粒活性炭胶囊作为起始，于进餐时间之外服用（对大多数人而言，在下午 3:00~4:00 服用效果最佳），随后将剂量增加至每天 3 粒胶囊。务必补充柠檬酸镁，因为活性炭会将镁耗尽，并导致便秘和其他镁缺乏症状。
- 用芫荽叶动员毒素。餐前服用，每次 2 滴，每天 2 次（也可以在使用活性炭或车前草混合剂 30 分钟后），持续服用 1 周，然后停服 3 周。可以如此重复，每月服用 1 周，以逐步地、温和地清除毒素。
- 苹果果胶或米糠纤维也可以作为纤维来源帮助清除体内毒素。每天服用 7~10 g。
- 硫辛酸是一种含硫补剂，可以帮助减少体内重金属并提高谷胱甘肽的水平。每天服用 100~300 mg。存在胱硫醚 β-合酶基因突变的患者应避免使用。

关于纤维需要注意，当你致力于排毒时，理想情况下，你可以消除任何肠道感染，尤其是小肠细菌过度生长。但含有纤维的解毒方案会使小肠细菌过度生长、菌群失调以及其他类型的肠道失衡症状加剧。

如果你的体内的确存在毒素，当你致力于将其从体内清除时，持续服用维生素 C、复合维生素、甜菜碱盐酸胃蛋白酶（重金属会消耗胃酸）、益生菌、镁、锌、硒以及 N-乙酰半胱氨酸也会有帮助。此外，在解毒过程中，你可能还需要重复基础的肝脏支持方案。

确保你的尿液呈碱性也会有所帮助，这样可加强清除毒素的效果。推荐将尿液 pH 值维持在 7 以上。如果你发现自身尿液的 pH 值持续降低（或者说更偏酸性），你可以尝试补充镁补剂以增强尿液碱性。你可以在网上购买 pH 试纸，用来测量尿液的 pH 值。

硫敏感性

我发现，存在胱硫醚 β–合酶基因突变的个体更容易患上硫敏感症。患者需要特殊的治疗方案来促进硫的清除。在某些情况下，硫毒性反应或敏感性会出现于存在汞毒性反应的人身上，我的部分客户在使用二巯基丁二酸（DMSA）进行治疗后报告了这种反应。硫的毒性反应症状包括皮疹以及对鸡蛋、大蒜等富含硫的食物存在反应性。

硫毒性反应治疗方案

- 遵循 2 周时间的严格素食主义饮食的净化方案（如果可以耐受的话）。
- 避免食用富含硫的食物，比如鸡蛋、大蒜、洋葱和十字花科蔬菜，持续 4~8 周。
- 使用含有丁酸酯、钼、维生素 B_{12}、左旋肉碱和硫胺素的补剂 4~8 周，以帮助清除多余的硫。
- 避免使用含硫补剂，包括 N–乙酰半胱氨酸、硒代甲硫氨酸、谷胱甘肽和硫辛酸，持续 4~8 周。

铜毒性

铜毒性是桥本甲状腺炎一种相对常见的疾病根源，其症状包括疲劳、易怒、焦虑、情绪不稳、毛发变红、痤疮、注意力不集中、皮疹以及伤口愈合不良等。

你可能已经通过流经老旧铜管的水流、食物、复合维生素、避孕药、铜制宫内节育器以及一些牙科手术接触到了过量的铜。铜毒性反应也可能是肾上腺功能不良或者过量雌激素导致的结果。

以下是一些用于检测铜毒性的方法。

- **头发检测：**铜含量的升高可以直接显现出来，也可以是隐性的，在后一种情况下，铜含量看上去是正常的，但是结果表现为钙含量偏高、锌铜比偏低，或者钙和汞的含量同时偏高。
- **血液检测：**铜毒性可以表现为碱性磷酸酶水平偏低。
- **热那亚诊断检测中心使用的 DMPS/DMSA 激发的全方位尿液成分图谱（Comprehensive Urine Element Profile provked with DMPS/DMSA）：**这项检测会显示铜含量的升高。

支持肾上腺、平衡雌激素、服用补剂并执行一种低铜饮食有助于消除铜毒性。下表给出了一些饮食建议。

铜解毒饮食

可以吃的食物 高锌，低铜	不能吃的食物 高铜
蛋类	器官类肉，比如肝脏
家禽	贝类
野味	虾
红肉	龙虾
鱼	螃蟹
蔬菜	牡蛎 *
生姜	植物蛋白（菜豆、花生、大豆）
肉桂	坚果
过滤水	种子
南瓜籽 **	蘑菇
豆科作物 **	巧克力 *
无谷蛋白的谷类 **	牛油果
	啤酒酵母
	咖喱
	黑胡椒
	红茶
	啤酒

注：* 表示铜含量非常高；** 表示偶尔食用（每周 1 次）。

铜毒性治疗方案（按重要程度排序）

请注意，治疗持续时间取决于整体的铜负荷。

- 无铜复合维生素，比如倍宜健康胶囊品牌的营养素 950：每天 6 粒
- 吡啶甲酸锌：每天 30~60 mg，用以置换铜
- 钼：每天 100~500 μg，用以清除血液中的铜
- 锰：每天 5~30 mg，用以置换铜
- 维生素 C：每天 500~3000 mg，用以螯合铜
- 维生素 B_6：每天 50~200 mg，帮助缓解铜毒性症状
- α-硫辛酸：每天 50~150 mg，用以螯合铜
- 月见草油：每次 500 mg，每天 2 次，用以改善锌的吸收

铜的释放

值得注意的是，在治疗的最初 10 天，铜治疗方案可能会导致症状轻度的恶化。明显的改善会出现在 3~4 周，而完全的治疗效果会在 3~12 个月内出现。在最初的几天内，你可能会经历铜的释放，这可能会在你开始大量清除铜时出现。伴随的症状包括有恶心、胡思乱想、焦虑、易怒、情绪波动和皮肤红肿。

想要了解更多关于克服铜毒性的内容，我强烈建议你阅读《为什么我总是这么累？》（*Why Am I Always So Tired*？）——这部由安·路易斯·格特曼（Ann Louise Gittleman）撰写的优秀著作。

由于铜毒性经常与肾上腺功能障碍同时出现，因此如果你存在铜毒性反应，持续服用鱼油、N–乙酰半胱氨酸、镁、维生素 B 复合物并给予肾上腺支持是明智之举。此外，添加更高剂量的月见草油（每天 2000~3000 mg）有助于缓解包括脱发在内的多种症状。

亚甲基四氢叶酸还原酶基因突变

在肝脏支持方案中，我向你介绍了亚甲基四氢叶酸还原酶基因突变，这种基因的损伤可能会使部分用于帮助桥本甲状腺炎患者的治疗方案变得复杂。亚甲基四氢叶酸还原酶基因突变会造成潜在的甲基化损伤，甲基化是机体清除重金属的主要途径之一，存在此种突变的个体会存在重金属清除能力受损的倾向。

亚甲基四氢叶酸还原酶基因突变会导致同型半胱氨酸水平升高，后者会继而引起叶酸、维生素 B_6 和维生素 B_{12} 等营养素的缺乏。存在亚甲基四氢叶酸还原酶基因突变的个体，可能也难以处理存在于低质量的补剂以及加入到加工食品中的叶酸（一种合成形式的叶酸）。

除了生活方式的改变之外，存在亚甲基四氢叶酸还原酶基因突变和高水平同型半胱氨酸的个体可以从活性形式的叶酸、维生素 B_6 和维生素 B_{12} 中获益，它们对应的实物范例分别是甲基叶酸（亦称为 L-5-MTHF）、吡哆醛–5'–磷酸（P5P）和甲基钴胺素。这些补剂很重要，因为我们可能无法单独从食物中获取足够的必需营养素。疾病根源药理学甲基化支持剂、倍宜健康胶囊同型半胱氨酸因子和健康设计高纯同型半胱氨酸是包含所有上述营养成分的补剂，可以帮助存在亚甲基四氢叶酸还原酶基因突变的患者，为其甲基化过程提供支持。

可以通过许多实验室对同型半胱氨酸和亚甲基四氢叶酸还原酶基因突变进行检测。23andMe 公司提供对亚甲基四氢叶酸还原酶基因的检测，许多患者可以从他们的内科医生那里预约检测，而且这项检测在医保覆盖的范围之内。

许多有助于桥本甲状腺炎的生活方式干预措施也对存在亚甲基四氢叶酸还原酶基因突变的患者有帮助。值得注意的是，并非每个桥本甲状腺炎患者都存在这种突变。近期，由新川（Arakawa）与其同事针对患有桥本甲状腺炎和格雷夫斯病的甲状腺患者完成的一项研究发现，多态性现象在自身免疫性疾病中与在正常人群中一样常见。

亚甲基四氢叶酸还原酶基因补剂方案

我建议添加甜菜碱盐酸胃蛋白酶（以获得额外的三甲基甘氨酸）和倍宜健康胶囊品牌的营养素 950，用作复合维生素。

亚甲基四氢叶酸还原酶突变方案

疾病根源药理学甲基化支持剂、倍宜健康胶囊同型半胱氨酸因子和健康设计高纯同型半胱氨酸是含有活性维生素 B_6（比如核黄素-5'-磷酸）、活性叶酸以及甲基钴胺素和三甲基甘氨酸这样的维生素 B_{12} 的亚甲基四氢叶酸还原酶基因突变的支持性补剂

同型半胱氨酸检测结果	每天胶囊粒数
＜ 6 μmol/L	1
6~9 μmol/L	2
9~15 μmol/L	3
＞ 15 μmol/L	5

牙科治疗

最大限度地减少接触毒素的另一个重要环节，需要你对多年来所做的牙科手术进行评估，因为这些手术可能使你接触到了某些重金属和辐射。作为高级方案中清除毒素的一部分，我建议你仔细回顾一下自己所做的任何牙科治疗，以及其在你的甲状腺症状中扮演了怎样的角色。让我们来更深入地探讨部分可能的重金属源以及用于解决它们的策略吧。

牙科汞合金（汞齐）

你知道吗，如果你的牙齿上有汞合金填充物（也称为银填充物），你其实已经

将汞含在了自己的口中！实际上，汞合金中含有 50%的汞，也含有少量的银、锡、铜和锌。汞合金是普通人群接触汞的主要途径，人类接触到的汞金属有 2/3 来自这个途径。每当咀嚼时，汞都会从填充物中持续释放出来，因为汞不是一种具有化学稳定性的物质。从汞合金填充物中吸收汞的速率是 9~17 μg/d，摄取速率估算为 12 μg/d。

2006 年的一项法医研究发现，来自汞合金的汞的确会在甲状腺组织中积累。在这项研究中，一个人牙齿中的汞填充物越多，其甲状腺腺体中的汞含量就越高。此外，该研究还发现，汞也会在大脑、脑垂体和肾脏中聚集。另一项研究发现，拥有汞合金填充物的妇女，其宝宝的器官内也存在汞的沉积，从而对甲状腺功能造成影响。母亲血液中的汞水平越高，孩子体内的促甲状腺激素水平也会越高。

搜集到的研究已经揭示了汞接触与自身免疫反应之间的联系。以下是部分研究的亮点。

- 意外摄入汞的病例报告显示，汞可以在某些人体内触发一种自身免疫反应。
- 有充分的证据表明，汞具有内分泌活性，并且被发现可以造成 T4 水平过高，具有生物活性的 T3 水平降低。
- 汞会耗尽体内的硒以及需要硒的抗氧化剂。硒以及抗氧化剂的缺乏已被认定是桥本甲状腺炎的触发因素。
- 在 2010 年，科贝诺娃（Hybenova）及其同事报告说，部分个体可能对镍或汞表现出一种迟发性的超敏反应。这种反应可以通过市售的淋巴细胞转换试验-记忆淋巴细胞免疫刺激试验（Lymphocyte transformation testing- Memory Lymphocyte Immunostimulation Assay，简称 LTT-MELISA）进行测定。
- 在 2006 年，有 39 名桥本甲状腺炎患者通过淋巴细胞转换测试-记忆淋巴细胞免疫刺激试验对无机汞的超敏反应进行了测试。存在汞超敏反应并进行了汞合金置换的患者，其甲状腺球蛋白抗体、甲状腺过氧化物酶抗体水平均出现了显著的下降。
- 另一项研究使用淋巴细胞转换测试-记忆淋巴细胞免疫刺激试验对部分自身免疫性疾病的调查报告发现，用复合材料填充物替换汞合金填充物会给 70%的汞过敏患者带来健康状况的改善。体外淋巴细胞汞特异性反应和抗甲状腺抗体水平等实验室指标参数也都恢复了正常。

基于这项研究成果，如果你患有桥本甲状腺炎并拥有汞合金填充物，我鼓励你使用淋巴细胞转换试验-记忆淋巴细胞免疫刺激试验进行检测。你可以从一位拥有能够提供此项检测的实验室账号的生物牙医处订购这种检测。这项检测将帮助你确认是否应优先移除填充物，或者是否应优先考虑其他干预措施。

如果你确定需要移除汞合金填充物，安全完成是很重要的。如果移除操作没有按正确的方法进行，这个过程会造成你吸入额外的汞蒸气。你会突然吸入大剂量的汞，而不是低剂量、缓慢释放的汞。如果你存在亚甲基四氢叶酸还原酶基因突变和肠道渗透性改变，所有这些汞会令你的解毒通路负荷过重。

我的许多客户报告说，在不正确地移除汞合金填充物之后，他们开始出现桥本甲状腺炎症状或者症状有所加剧。你应要求牙医执行下面的预防措施，以安全移除牙齿中的汞合金填充物。

- 牙医应当使用橡皮障。
- 你应得到一个氧气面罩和皮肤覆盖物。
- 操作台附近应布置适当的抽吸装置，以将汞蒸气从你的身边抽走。
- 操作完成之后，务必用活性炭漱口，以吸附口腔内的残留物。

理想情况下，在你尝试将自身汞合金填充物移除之前，我还会建议你完成肝脏支持方案和肠道平衡方案。这将为你的排毒过程提供额外的支持。部分牙医还会要求你在移除自身汞合金填充物之前、过程中及之后服用N-乙酰半胱氨酸或其他肝脏支持性补剂。

如果你没有采取正确的预防措施就将汞合金填充物进行了替换，我会再次建议你完成肝脏支持和肠道平衡方案，然后与你的医生合作，通过一种尿液重金属驱动试验对残留的重金属进行检测，以确定你是否需要进行额外的医疗干预措施。

牙科 X 射线

即便是小剂量的辐射也被发现对甲状腺腺体具有危害，所以减少在辐射中的暴露是明智的。数字 X 射线装置比胶片 X 线装置更为安全，辐射量也更少。我也强烈建议你使用甲状腺保护罩。不幸的是，部分牙科助理可能只会给你一件护胸。不要让他们迫使你在没有正确保护自身甲状腺腺体的情况下进行 X 线照射！你也可以自己购买甲状腺保护罩，在诊断时使用。

牙科材料生物相容性

填充物、高嵌体、桥体、牙套、隐形矫正（Invisalign）塑料矫正器以及其他用于牙科治疗的材质类型会在部分个体中触发免疫反应。

大多数情况下，移除这些材料是不必要或不可行的——隐形矫正产品例外，因为其可轻易移除。但是，为了未来的牙科诊治，我会鼓励任何患有自身免疫性疾病的人及其家属寻找一名生物牙医进行合作，进行生物相容性检测。每个人都是独一无二的，可能会对不同的材料产生反应，所以当要置入新的或替换旧有的填充物时，需要针对你自身独特的生物化学特性，由生物牙医帮你确定何种材料最为安全（据说在填充完成后，复合材料填充物的寿命为 7~20 年不等）。

在牙科治疗中，为了确定你是否对化学品和材质存在敏感性，可以向使用克利福德材料反应（Clifford Materials Reactivity）检测法的生物牙医寻求帮助。

后续步骤

我希望本章内容帮助你消除了毒性触发因素并从中恢复了健康，也希望该流程不仅消除了你自身的症状，而且让你产生了主观的强烈解脱感。我知道，对于我自己以及我的许多客户来说，情况就是这样——没有什么事比摆脱某种对你造成伤害并窃取你健康的事物更让人感觉舒心了！

作者的话

我真心地希望，本书可以在你恢复健康的旅程中为你提供服务！

对你们中的许多人来说，本书中的方案将促成一种完全的健康转变——你可以在精力充沛、活力四射、热情洋溢且目标明确的状态下自由自在地生活，你曾经的症状将很快成为遥远的记忆！对有些人而言，本书可能只是未来岁月中帮助你重获健康的起点。

无论你当前处于生命旅途中的哪一段，你都要记住，你并不孤单，而且你拥有取回自身健康的能力。有许多用于治疗的途径可供选择，而我希望我的指导可以帮助你找到属于你自己的方法。

我很荣幸能够成为你旅程中的一部分，希望我们能够保持联系。伴随着每项新的发现、每个成功的故事以及每件促使我寻求更多解决方法的客户需求，我对帮助桥本甲状腺炎患者的热情愈发深切。

我喜欢与读者联系，了解他们的成功经验和面临的挑战，而且我乐于分享有关战胜桥本甲状腺炎的最新及最有价值的进展。让我们保持联系！你可以通过社交媒体和我的个人网站找到我。我也希望能在那里见到你！

伊莎贝拉·温兹，药学博士
美国顾问药剂师学会专家会员
www.thyroidpharmacist.com
www.facebook.com/thyroidlifestyle

致　谢

我想对以下这些人表示感谢，他们帮助我把本书从脑海中的构思转变为现实的产品并摆上书架，让本书得以改变无数人的生活。

迈克尔·温兹（Michael Wenz），我亲爱的老公——感谢你始终如一的爱与支持，感谢你伴我同行，感谢你在这段旅途中一直牵着我的手！我喜欢与你一同追逐梦想、一起成长，开拓属于我们的道路。我知道，只要我们拥有彼此，一切皆有可能。

玛塔·诺萨达科（Marta Nowosadzka），我美丽聪慧的母亲，你激励我成为一名医者并每天给予我鼓舞——感谢你始终信任并支持着我，你是最好的妈妈，是一个女孩儿所梦寐以求的最佳榜样！亚当·诺萨达基（Adam Nowosadzki），我热情聪明的父亲——感谢你培育了我的同理心和同情心，感谢你始终理解我敏感的心灵，感谢你鼓励我开拓自己的道路。罗伯特·诺萨达基（Robert Nowosadzki），我最爱的哥哥——感谢你激励我创造自己的命运之路，感谢你始终支持着我！阿曼达·诺萨达基（Amanda Nowosadzki），我知心的妹妹——感谢你带给我的体贴、爱护和鼓励！温兹全家——感谢你们给予我的爱与接纳！

布列塔尼（Brittany）、凯蒂（Katie）、安娜（Anna）、克劳迪娅（Claudia）、希瑟（Heather）以及其他幕后的疾病根源支持者们——感谢你们始终坚守岗位，使我能够专心做我最擅长的事情！我很幸运能够拥有这样一个真正关心我们所做之事的团队。

艾伦·克里斯蒂安森——感谢你的友谊和鼓励，感谢你将一个小小的药剂师置于你的庇护之下。与你进行合作是我梦寐以求的事情！中山安德烈亚（Andrea Nakayama），我亲爱的桥本甲状腺炎姐妹——感谢你在我不断向前延伸的旅途中给予我大姐姐般的鼓励，感谢你的友谊和建议。马格达莱娜·斯策尔莱基（Magdalena

Wszelaki)，我的波兰籍桥本甲状腺炎姐妹——感谢你的友谊、你的美食以及彼此间推心置腹的对话！我永远感激你在圣地亚哥沙滩上对我的教导！杰·维珍（JJ Virgin）——感谢你是一位如此慷慨的导师和向导！唐娜·盖茨（Donna Gates）——感谢你对我的信任，并对我说有时改变世界的人就是拥有柔声细语的娇小女性！达蒂斯·哈拉齐安——感谢你对我工作的鼓励。这对我来说意味着整个世界！

我的疾病根源反抗者朋友们：史蒂夫·赖特（Steve Wright）、利安娜·伊利（Leanne Ely）、米基·特雷斯科特（Mickey Trescott）、桥本意识（Hashimoto's Awareness）、甲状腺改变（ThyroidChange）、桥本 411（Hashimoto's 411）、戴纳·特伦尼（Dana Trentini）、马克·赖恩（Marc Ryan）、埃里克·奥斯斯基（Eric Osansky）、香农·加勒特（Shannon Garrett）、柯克·盖尔、米歇尔·科里（Michelle Corey）、玛丽·肖蒙（Mary Shomon）、詹姆斯·马斯克尔（James Maskell）、戴夫·阿斯普雷、克蒂·韦尔斯（Ktie Wells）、马克·海曼、凯利·布罗根、苏西·科恩（Suzy Cohen）、肖恩·克罗克斯顿（Sean Croxton）、丹娜·鲍曼（Danna Bowman）、克里斯塔·奥雷基奥（Christa Orecchio）、英杰华·罗姆、彼得·奥斯本（Peter Osborne）、特鲁迪·斯科特（Trudy Scott）、乔琳娜·布莱顿（Jolene Brighten）、迈克尔·罗斯勒明（Michael Roesslein）、戴维·布雷迪（David Brady）、汤姆·奥布赖恩（Tom O'Bryan）、梅兰妮（Melanie）和詹姆斯·罗什（James Roche）以及许多其他人——感谢我们正在共同创造着的改变！

我沿途遇到的才华横溢的医者们，尤其是埃伦娜·科尔斯（Elena Koles）、戴维·卢切（David Luce）和凯瑟琳·沃德（Katherine Ward）——感谢你们在我的旅途中帮助了我。

我的出版梦之队——塞莱斯特·芬（Celeste Fine）和约翰·马斯（John Maas），我杰出的作品经纪人——感谢你们给予我崭露头角的机会，感谢你们对我充满信心，感谢你们在出版过程中给予我的每一步支持。遇到你们我感觉就像中了彩票一样！哈珀万（Harper One）的策划明星，尤其是吉迪恩·韦尔（Gideon Weil）和格雷琴·利斯（Gretchen Lees）——感谢你们与我合作创作了本书，并将其塑造得尽可能平易近人而且有所助益！考特尼·肯尼（Coutney Kenney）——感谢你绝妙的主意和项目管理造诣！

我的客户和读者——感谢你们对治疗的好奇和投入。我为你们能对自身健康进行掌控而感到自豪，我为能成为你们康复旅途中的一部分而表示感激！我杰出的读者，特雷斯卡·旺科奇斯（Tereska Wankowicz），感谢你要求我写一本基于治疗方案的书籍。

出版声明

本书涉及医疗保健方面的建议和信息。它们应该用于补充而非代替你的医生或其他专业卫生人员的建议。如果你知道或怀疑自身健康存在问题，在开始任何治疗前请向医生咨询。截至出版之日，出版社和作者已尽一切努力确保本书内容的准确性。出版社和作者对因应用本书建议的方法而可能产生的任何医疗结果不承担任何责任。

参考书目

为了使本书中的有用信息最大化，以及由于出版商所要求的篇幅限制，我选择带给你更多内容，这就需要对本书中提供的参考文献进行限制。我选择了关键文献的列在这里。如果你想查阅本书中相关的科学依据，你可以登录 www.thyroidpharmacist.com/action 网站免费查找完整文献的最新版本以及详尽的书目。

Ajjan, R. and Weetman, A. 2015. The pathogenesis of Hashimoto's thyroiditis: Furtherdevelopments in our understanding. *Hormone and Metabolic Research*, 47 (10):702-710. doi:10.1055/s-0035–1548832.

Arena, S., et al. 2015. Chroniclymphocytic thyroiditis: Could it be influenced by a petrochemical complex? Datafrom a cytological study in South-Eastern Sicily. *European Journal of Endocrinology*, 172 (4): 38-389. doi:10.1530 /eje-14–0864.

Bajaj, J., Salwan, P. and Salwan, S. 2016. Various possible toxicants involved in thyroiddysfunction: A review. *Journal of Clinical and Diagnostic Research*, 10 (1): FE01-03. doi:10.7860/jcdr/2016/15195.7092.

Baldini, M., et al. 2009. Neuropsychological functions and metabolic aspects in subclinical hypothyroidism: The effects of l-thyroxine. *Progressin Neuropsychopharmacology and Biological Psychiatry*, 33 (5): 854-859. doi:10.1016/j.pnpbp.2009.04.009.

Bellis, M., et al. 1996. Antinuclear antibodies andthyroid function in sexually abused girls. *Journal of Traumatic Stress*, 9 (2): 369-378. doi:10.1007/bf02110669.

Bertalot, G., et al. 2004. Decrease in thyroid autoantibodiesafter eradication of *Helicobacter pylori* infection. *Clinical Endocrinology*, 61 (5):650-652. doi:10.1111/j.1365–2265.2004.02137.x.

Bozkurt, N., et al. 2012. Theassociation between severity of obstructive sleep apnea and prevalence of Hashimoto'sthyroiditis. *Endocrine Journal*, 59 (11): 981-988. doi:10.1507/endocrj.ej12–0106.

Bunevicius, A., Leserman, J. and Girdler, S. 2012. Hypothalamic pituitary-thyroid axisfunction in women with a menstrually related mood disorder. *Psychosomatic Medicine*, 74 (8): 810-816. doi:10.1097/psy.0b013e31826c3397.

Carta, M., et al. 2004. The link between thyroid autoimmunity (antithyroid peroxidase autoantibodies) with anxiety and mood disorders in thecommunity: A field of interest for public health in the future. *BMC*

Psychiatry, 4 (1). doi:10.1186/1471–244x-4–25.

Contis, G. and Foley, T. 2015. Depression, suicide ideation, and thyroid tumors amongUkrainian adolescents exposed as children to Chernobyl radiation. *Journal of Clinical Medicine Research*, 7 (5): 332-338. doi:10.14740/jocmr2018w.

Costantini, A. and Pala, M. 2014. I. Thiamine and Hashimoto's thyroiditis: A reportof three cases. *Journal of Alternative and Complementary Medicine*, 20 (3): 208-211. doi:10.1089/acm.2012.0612.

Daher, R. 2009. Consequences of dysthyroidism on the digestive tract and viscera. *World Journal of Gastroenterology,* 15 (23): 2834. doi:10.3748/wjg.15.2834.

Davies, T. 2016. Pathogenesis of Hashimoto's thyroiditis (chronic autoimmune thyroiditis). *Uptodate.com*. Accessed August 30, http://www.uptodate.com/contents/pathogenesis-of-hashimotos-thyroiditis-chronic-autoimmune-thyroiditis.

Drutel, A., Archambeaud, F. and Caron, P. 2013. Selenium and the thyroid gland:More good news for clinicians. *Clinical Endocrinology*, 78 (2): 155-164. doi:10.1111/cen.12066.

Duntas, L. 2009. Autoimmunity: Does celiac disease trigger autoimmune thyroiditis? *Nature Reviews Endocrinology*, 5 (4): 190-191. doi:10.1038/nrendo.2009.46.

Eglite, M., et al. 2009. Clinical aspects of the health disturbances in Chernobyl nuclear power plant accidentclean-up workers (liquidators) from Latvia. *Inflammopharmacology*, 17 (3):163-169. doi:10.1007/s10787-009-0001–4.

Farahid, O., et al. 2014. Prevalence of coeliac disease amongadult patients with autoimmune hypothyroidism in Jordan. *Eastern MediterraneanHealth Journal*, 20 (1): 51-55.

Fasano, A. 2011. Zonulin and its regulation of intestinal barrier function: The biologicaldoor to inflammation, autoimmunity, and cancer. *Physiological Reviews*, 91 (1):151-175. doi:10.1152/physrev. 00003. 2008.

Fasano, A. 2012. Leaky gut and autoimmune diseases. *Clinical Reviews in Allergy &Immunology*, 42 (1): 71-78. doi:10.1007/s12016-011-8291-x.

Friedman, M., et al. 2005. Thyroid hormone alterations among women with posttraumatic stress disorder dueto childhood sexual abuse. *Biological Psychiatry*, 57 (10): 1186-1192. doi:10.1016/j.biopsych.2005.01.019.

Galletti, P. and Joyet G. 1958. Effect of fluorine on thyroidal iodine metabolism inhyperthyroidism. *Journal of Clinical Endocrinology & Metabolism*, 18 (10): 1102-1110.doi:10.1210/jcem-18–10–1102.

Garber, J., et al. 2012. Clinical practice guidelines for hypothyroidismin adults: Cosponsored by the American Association of Clinical Endocrinologistsand the American Thyroid Association. *Thyroid*, 22 (12): 1200-1235. doi:10.1089/thy.2012.0205.

Gartner, R. 2002. Selenium supplementation in patients with autoimmune thyroiditisdecreases thyroid peroxidase antibodies concentrations. *Journal of Clinical Endocrinology & Metabolism*, 87 (4): 1687-1691. doi:10.1210/jc.87.4.1687.

Gierach, M., et al. 2012. Hashimoto's thyroiditis and carbohydratemetabolism disorders in patients hospitalised in the Department of Endocrinologyand Diabetology of Ludwik Rydygier Collegium Medicum in Bydgoszczbetween 2001 and 2010. *Endokrynologia Polska*, 63 (1): 14-17.

Hadithi, M. 2007. Coeliac disease in Dutch patients with Hashimoto's thyroiditisand vice versa. *World Journal of Gastroenterology*, 13 (11): 1715. doi:10.3748/wjg.v13.i11.1715.

Haviland, M., et al. 2006. Thyroid hormone levels and psychologicalsymptoms in sexually abused adolescent girls. *Child Abuse & Neglect*, 30 (6): 589-598. doi:10.1016/j.chiabu.2005.11.011.

Heckl, S., et al. 2015. Evidence ofimpaired carbohydrate assimilation in euthyroid patients with Hashimoto's thyroiditis. *European Journal of Clinical Nutrition*, 70 (2): 222-228. doi:10.1038/ejcn.2015.167.

Hoang, T., et al. 2013. Desiccated thyroid extractcompared with levothyroxine in the treatment of hypothyroidism: A randomized, double-blind, crossover study. *Journal of Clinical Endocrinology & Metabolism*, 98 (5): 1982-1990. doi:10.1210/jc.2012–4107.

Höfling, D., et al. 2014. Effects of low-level laser therapyon the serum TGF-β1 concentrations in individuals with autoimmune thyroiditis. *Photomedicine and Laser Surgery*, 32 (8): 444-449. doi:10.1089/pho. 2014.3716.

Höfling, D., et al. 2010. Low-level laser therapy in chronicautoimmune thyroiditis: A pilot study. *Lasers in Surgery and Medicine*, 42 (6): 589-596. doi:10.1002/lsm.20941.

Hybenova, M., et al. 2010. The role ofenvironmental factors in autoimmune thyroiditis. *Neuroendocrinology Letters*, 31 (3): 283-289.

Jack, A., et al. 2013. fMRI reveals reciprocal inhibition betweensocial and physical cognitive domains. *NeuroImage*, 66: 385-401. doi:10.1016/j.neuroimage.2012.10.061.

Janegova, A., et al. 2015. The role of Epstein-Barr virus infection in the development of autoimmune thyroid diseases. *Endokrynologia Polska*, 66 (2): 132-136. doi:10.5603/EP.2015.0020.

Joung, J., et al. 2014. Effect of iodine restriction on thyroid function insubclinical hypothyroid patients in an iodine-replete area: A long period observationin a large-scale cohort. *Thyroid*, 24 (9): 1361-1368. doi:10.1089/thy.2014.0046.

Juby, A., Hanly, M. and Lukaczer, D. 2016. Clinical challenges in thyroid disease: Time for a new approach? *Maturitas*, 87: 72-78. doi:10.1016/j.maturitas.2016.02.001.

Katarzyna, K., et al. 2013. L-thyroxine stabilizes autoimmuneinflammatory process in euthyroid nongoitrous children with Hashimoto's thyroiditisand type 1 diabetes mellitus. *Journal of Clinical Research in Pediatric Endocrinology*, 5(4): 240-244. doi:10.4274/jcrpe.1136.

Kogelnik, A., et al. 2006. Use of valganciclovir in patients with elevated antibody titers against humanherpesvirus-6 (HHV-6) and Epstein-Barr virus (EBV) who were experiencing centralnervous system dysfunction including long-standing fatigue. *Journal of Clinical Virology*, 37:S33-S38. doi:10.1016/s1386–6532(06)70009–9.

Kvantchakhadze, R. 2002. Wobenzym in the complex treatment of autoimmune thyroiditis. *International Journal of Immunorehabilitation*, 4 (1): 114.

Lauritano, E., et al. 2007. Association between hypothyroidismand small intestinal bacterial overgrowth. *Journal of Clinical Endocrinology &Metabolism*, 92 (11): 4180-4184. doi:10.1210/jc.2007–0606.

Luiz, H., et al. 2014. IgG4-related Hashimoto's thyroiditis: Anew variant of a well known disease. *Arquivos Brasileiros de Endocrinologia & Metabologia*, 58 (8): 862-868. doi:10.1590/0004–2730000003283.

Mansournia, N., et al. 2014. The associationbetween serum 25OHD levels and hypothyroid Hashimoto's thyroiditis. *Journal of Endocrinological Investigation*, 37 (5): 473-476. doi:10.1007/s40618-014-0064-y.

Mariani, M., et al. 2013. Hashimoto's thyroiditis:An accidental discovery of a lingual thyroid in a 7-year-old child. *BMJ CaseReports*, August 21. doi:10.1136/bcr-2013–200247.

Mehrdad, M., et al. 2012. Frequency of celiac disease in patients with hypothyroidism. *Journal of Thyroid Research*, 2012:1-6. doi:10.1155/2012/201538.

Messina, G., et al. 2016. Effects of low-carbohydrate diettherapy in overweight subject with autoimmune thyroiditis: Possible synergism withChREBP. *Drug Design, Development and Therapy*, 214 (10): 2939-2946. doi:10.2147/dddt.s106440.

Moncayo, R. and Moncayo, H. 2015. Proof of concept of the WOMED model ofbenign thyroid disease: Restitution of thyroid morphology after correction of physicaland psychological stressors and magnesium supplementation. *BBA Clinical*, 3:113–22. doi:10.1016/j.bbacli.2014.12.005.

Moncayo, R. and Moncayo, H. 2015. The WOMED model of benign thyroid disease: Acquired magnesium deficiency due to physical and psychological stressors relates to dysfunction of oxidativephosphorylation. *BBA Clinical*, 3:44-64. doi:10.1016/j.bbacli.2014.11.002.

Müssig, K., et al. 2012. Thyroid peroxidase antibody positivityis associated with symptomatic distress in patients with Hashimoto's thyroiditis. *Brain, Behavior, and Immunity*, 26 (4): 559-563. doi:10.1016/j.bbi.2012.01.006.

Naiyer, A., et al. 2008. Tissue transglutaminase antibodiesin individuals with celiac disease bind to thyroid follicles and extracellular matrixand may contribute to thyroid dysfunction. *Thyroid*, 18 (11): 1171-1178. doi:10.1089/thy.2008.0110.

Nanan, R. and Wall, J. 2010. Remission of Hashimoto's thyroiditis in a twelve-year-oldgirl with thyroid changes documented by ultrasonography. *Thyroid*, 20 (10): 1187-1190. doi:10.1089/thy.2010.0102.

Nexo, M., et al. 2014. Exploring the experiences of peoplewith hypo-and hyperthyroidism. *Qualitative Health Research*, 25 (7): 945-953. doi:10.1177/1049732314554093.

Pacini, F., et al. 1998. Prevalence of thyroid autoantibodiesin children and adolescents from Belarus exposed to the Chernobyl radioactive fallout. *Lancet*, 352 (9130): 763-766. doi:10.1016/s0140–6736(97)11397–6.

Patil, B. and Giri, G. 2012. A clinical case report of Hashimoto's thyroiditis and itsimpact on the treatment of chronic periodontitis. *Nigerian Journal of Clinical Practice*, 15 (1): 112. doi:10.4103/1119–3077.94113.

Patil, B. Gururaj, T. and Patil, S. 2011. Probable autoimmune causal relationship betweenperiodontitis and Hashimoto's thyroiditis: A systemic review. *Nigerian Journal of Clinical Practice*, 14 (3): 253. doi:10.4103/1119–3077.86763.

Peckham, S., Lowery, D. and Spencer, S. 2015. Are fluoride levels in drinking waterassociated with hypothyroidism prevalence in England? A large observational studyof GP practice data and fluoride levels in drinking water. *Journal of Epidemiology &Community Health*, 69 (7): 619-624. doi:10.1136/jech-2014–204971.

Plaza, A., et al. 2010. Childhood sexual abuse and hypothalamus-pituitary-thyroid axis in postpartum major depression. *Journal of Affective Disorders*, 122 (1-2): 159-163. doi:10.1016/j.jad.2009.07.021.

Popławska-Kita, A., et al. 2015. High serumIgG4 concentrations in patients with Hashimoto's thyroiditis. *International Journal of Endocrinology*, 2015:1-6. doi:10.1155/2015/706843.

Prummel, M. and Wiersinga, W. 2005. Thyroid peroxidase autoantibodies in euthyroidsubjects. *Best Practice & Research Clinical Endocrinology & Metabolism*, 19 (1): 1-15. doi:10.1016/j.beem.2004.11.003.

Rajič, B., et al. 2015. Eradication of Blastocystis hominis prevents the development of symptomatic Hashimoto's thyroiditis: A case report. *Journal of Infection in Developing Countries*, 9 (7): 788-791. doi:10.3855/jidc.4851.

Rotondi, M., et al. 2014. Serum negative autoimmunethyroiditis displays a milder clinical picture compared with classic Hashimoto's thyroiditis. *European Journal of Endocrinology*, 171 (1): 31-36. doi:10.1530/eje-14–0147.

Sategna-Guidetti, C. 2001. Prevalence of thyroid disorders in untreated adult celiacdisease patients and effect of gluten withdrawal: An Italian multicenter study. *American Journal of Gastroenterology*, 96 (3): 751-757. doi:10.1016/s0002–9270(00)02410–2.

Staii, A., et al. 2010. Hashimotothyroiditis is more frequent than expected when diagnosed by cytology which uncoversa pre-clinical state. *Thyroid Research*, 3 (1): 11. doi:10.1186/1756–6614–3–11.

Sterzl, I., Procházková, J. and Hrda, P. 2006. Removal of dental amalgam decreasesanti-TPO and anti-Tg autoantibodies in patients with autoimmune thyroiditis. *Neuroendocrinology Letters*, 27, suppl. 1: 25-30.

Strieder, T. 2008. Prediction of progression to overt hypothyroidism or hyperthyroidismin female relatives of patients with autoimmune thyroid disease using the Thyroid Events Amsterdam (THEA) score. *Archives of Internal Medicine*, 168 (15): 1657.doi:10.1001/archinte.168.15.1657.

Sugiyama, A., H. Nishie, S. Takeuchi, M. Yoshinari, and M. Furue. 2015. Hashimoto'sdisease is a frequent comorbidity and an exacerbating factor of chronic spontaneousurticaria. *Allergologia et Immunopathologia* 43 (3): 249–53. doi:10.1016/j.aller.2014.02.007.

Şükran, D., et al. 2011. Clinical course of Hashimoto's thyroiditis and effects of levothyroxine therapy on the clinical course of the disease in children and adolescents. *Journal of Clinical Research in Pediatric Endocrinology*, 3 (4): 192-197. doi:10.4274/jcrpe.425.

Toulis, K., et al. 2010. Seleniumsupplementation in the treatment of Hashimoto's thyroiditis: A systematic review anda meta-analysis. *Thyroid*, 20 (10): 1163-1173. doi:10.1089/thy.2009.0351.

Vojdani, A. and Tarash, I. 2013. Cross-reaction between gliadin and different food andtissue antigens. *Food and Nutrition Sciences*, 4 (1): 20-32. doi:10. 4236/fns. 2013. 41005.

Vykhovanets, E., et al. 1997. 131I dose-dependent thyroidautoimmune disorders in children living around Chernobyl. *Clinical Immunologyand Immunopathology*, 84 (3): 251-259. doi:10.1006/clin.1997.4379.

Wang, J., et al. 2015. Meta-analysis of the association between vitaminD and autoimmune thyroid disease. *Nutrients*, 7 (4): 2485-2498. doi:10.3390/nu7042485.

Wentz, I. 2015. Top 9 takeaways from 2232 people with Hashimoto's. *Thyroid Pharmacist*, Accessed August 30, 2016. http://www.thyroidpharmacist.com/blog/top-10-takeaways-from-2232-people-with-hashimotos.

Wentz, I. and Nowosadzka, M. 2013. *Hashimoto's Thyroiditis*, Lexington, KY: Wentz,LLC.

Xu, J., et al. 2011. Supplemental selenium alleviates the toxic effectsof excessive iodine on thyroid. *Biological Trace Element Research*, 141 (1-3): 110-118. doi:10.1007/s12011-010-8728–8.

Yang, S. 2010. Exposure to flame retardants linked to changes in thyroid hormones. *Berkeley News*, June 21. Accessed October 19, 2016. http://news.berkeley.edu/2010/06/21/pbde/.